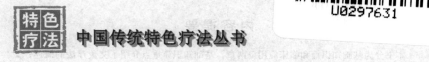

中国传统特色疗法丛书

艾灸疗法

AI   JIU   LIAO   FA

总主编 常小荣 伦 新

主 编 刘 密

副主编 石 佳 艾 坤 刘未艾

编 委（按姓氏笔画排序）

王德军 阳晶晶 何亚敏

张国山 杨 舟 林海波

易 展 谢文娟 谢 华

中国医药科技出版社

内 容 提 要

　　本书分为基础知识篇和临床应用篇两章。基础知识篇重点介绍了艾灸疗法的概述；艾灸疗法的治疗作用；艾灸疗法的特点；艾灸常用方法；艾灸穴位及定位；艾灸疗法的适应证、禁忌证；异常情况的处理及预防；施灸的注意事项。临床应用篇介绍了艾灸疗法治疗内科、儿科、妇科、皮外科、骨科、五官科及急症等临床常见疾病的具体运用。本书内容简洁，配以图表解释艾灸疗法的操作方法、辨证分型、随证取穴，一目了然。因此，本书具有临床实用性、指导性，不仅适合从事针灸临床的医务工作者，而且适合中医针灸爱好者。

图书在版编目（CIP）数据

　　艾灸疗法/刘密主编．—北京：中国医药科技出版社，2012.9

　　（中国传统特色疗法丛书/常小荣，伦新主编）

　　ISBN 978 - 7 - 5067 - 5462 - 0

　　Ⅰ．①艾…　Ⅱ．①刘…　Ⅲ．①艾灸　Ⅳ．①R245.81

　　中国版本图书馆 CIP 数据核字（2012）第 061418 号

美术编辑　　陈君杞

版式设计　　郭小平

出版　中国医药科技出版社

地址　北京市海淀区文慧园北路甲 22 号

邮编　100082

电话　发行：010 - 62227427　邮购：010 - 62236938

网址　www.cmstp.com

规格　958×650mm ¹⁄₁₆

印张　21¾

字数　296 千字

版次　2012 年 9 月第 1 版

印次　2024 年 1 月第 5 次印刷

印刷　大厂回族自治县彩虹印刷有限公司

经销　全国各地新华书店

书号　ISBN 978 - 7 - 5067 - 5462 - 0

定价　39.00 元

本社图书如存在印装质量问题请与本社联系调换

弘扬传统
融汇新知　书贺

中国传统疗法丛书出版

陈可冀
二〇二年初夏

总　序

　　中国传统特色疗法两千多年前已形成了较完整的理论体系，以后历经各代医家的不断补充和完善，在中华民族的繁衍过程中具有重要的医疗和保健价值。随着现代科技的日新月异，这门传统学科也在不断地吸收着新知识，丰富自身的理论，以求得更大的发展。尤其是近几年来，针灸学已经作为中医学的代表学科，首先走出国门，为世界上大部分国家和地区所接受，成为世界医学的组成部分。

　　本丛书共分 19 册，包括《体针疗法》、《头针疗法》、《耳针疗法》、《埋线疗法》、《水针疗法》、《电针疗法》、《皮肤针疗法》、《腕踝针疗法》、《刮痧疗法》、《艾灸疗法》、《子午流注针法》、《壮医点灸疗法》、《挑针疗法》、《火针疗法》、《微针疗法》、《蜂针疗法》、《穴位贴敷疗法》、《拔罐疗法》、《刺血疗法》。每册书均分两部分，第一部分为基础知识，系统介绍各种疗法的历史源流、作用机制、疗法特点、应用范围、治疗部位、操作方法、注意事项及异常情况防治等；第二部分为临床应用，均以临床的内、外、妇、儿、五官、皮肤、骨伤等科分类，每论一方一法即治一病，按病因病机、辨证、方法、按语等逐项叙述，均采用图表与文字相结合的体裁，条目井然，明晰易懂，易学易做，融科学性、知识性、实用性为一体，适合于中医临床各科医生、基层医务工作者、医学院校师生、中医药爱好者及城乡广大群众阅读。本套丛书所述疗法，有承袭先贤之经验，也有作者长期临证之自得，融古今疗法与现代保健知识于一体，用之得当，效如桴鼓。

　　本丛书以"普及医疗，方便患者"为宗旨，力图从简、便、廉、验四个方面，以简明通俗的语言、丰富翔实的内容，向读者展现中医药简便疗法的特色。所谓"简",即方法简而易，易操作，易掌握；所谓"便"，即取法方便，患者乐于接受；所谓"廉"，即治疗价格较低，患者可以接受；所谓"验"，即用药取法均符合中医中药基本理论和医疗保健的基本原理，组方合理，药量准确，方法可靠，疗效明显。

几千年来，中医学对中华民族的健康繁荣起到了重要作用，殷切希望中国传统特色疗法能为世界人民的健康、幸福做出更大的贝献。

2012 年 2 月

前　言

艾灸疗法作为中国传统疗法的重要组成部分，以其独特的临床疗效而备受历代医家的青睐，在中医学中占有重要的地位。"针所不为，灸之所宜"为数千年临床实践所证实。灸疗是通过燃烧艾绒等产生的温热刺激或某些药物对皮肤的直接刺激作用于体表一定部位而取效的，是我国传统医学的外治法之一，具有温散寒邪、温通经络、活血逐痹、回阳固脱、消瘀散结以及防病保健的功效。由于操作简便、疗效显著、经济安全等优点，深受广大医生和患者的欢迎。

本书突出中医学传统疗法特色，介绍了艾灸疗法的基础知识、分类操作和临床应用，分为艾灸疗法基础知识篇和艾灸疗法临床应用篇两大部分。基础知识篇重点介绍了艾灸疗法的概述、艾灸常用方法、艾灸穴位及定位、艾灸疗法的适应证及禁忌证；异常情况的处理及预防、施灸的注意事项。临床应用篇介绍了艾灸疗法治疗内科、儿科、妇科、皮外科、骨科、五官科及急症等临床常见疾病的具体运用，内容包括疾病的病因病机、病位病性、辨证与治疗、临床荟萃（医案精选、验方验法、名家论坛），以供读者参考。本书内容简洁，配以图表解释艾灸疗法操作方法、辨证分型、随证取穴，一目了然。因此，本书具有临床实用性、指导性，不仅适合从事针灸临床的医务工作者，而且适合中医针灸爱好者。

限于编者的水平，不足之处敬请读者指正，以利修订提高。

编　者
2012 年 3 月

目 录

第一章 >>>
基础知识

第一节 概 述

一、起源和发展

灸疗的产生不是人们主观想像、猜测的结果，而是我国劳动人民从不断的医疗实践中，历经千百年的探索，逐步总结而来的。灸疗法的历史悠久，源远流长，起源于原始社会氏族公社制度时期。在文字上可稽者，见内经《素问·异法方宜论》云："北方者，天地所闭藏之域也。其地高陵居，风寒冰冽，其民乐野处而乳食。藏寒生满病，其治宜灸焫。故灸焫者，亦从北方来。"这段记载，说明灸疗之发源，当自北方始，究其发源之时期，则是人类对火的发现和应用之后。灸疗形成之初，火是其产生的重要起源因素。在风餐露宿、食果披叶的原始社会里，大自然一片荒凉，古人劳动、生存的能力极低，然而火的发现和应用，给人类带来了寒冬的温暖和战胜猛兽饥饿的武器，对人类的生存和繁衍起作重要作用，同时也为灸疗的发明创造了必要的条件。原始社会的人们群居而生，猎取的食物以火烤之，寒冷侵袭时围火取暖，在这些日常生活中人们发现，原本身体不适的部位和疼痛之处，受火的熏烤和热熨后，不适和疼痛减轻甚至彻底消除了。人们从这无意识的发现，到后来有意识的主动去探索。随着岁月的流逝，人类思想的进步，人们逐渐认识到温热刺激是可以治病的。人们有逐渐积累了不少经验如：热物熨腹，可以缓解因受寒而致的腹痛、肠鸣；熏烤关节可以减轻寒湿造成的关节疼痛等等。由偶然源于火的体验到主动用火祛病防病，这时灸疗已作为一种独特的外治方法被人们所接受和认可，并被后人沿用和发展。

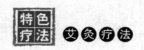

灸疗自形成以后，在人们的生活实践中得到了广泛的应用和推广。随着历史的前进，灸疗也在不断发展，从单纯的治疗逐步地过渡到经验的积累和理论的形成与提高。据早期可考文字记载，马王堆汉墓出土的医学帛书中已有《阴阳十一脉灸经》和《足臂十一脉灸经》两部经脉著作，其中就描述了经脉的循行部位、所主疾病及灸疗所宜等。在战国时期的内经《素问·异法方宜论》中也记载了与灸疗相关的内容："北方者………藏寒生满病，其治宜灸焫。"《灵枢·经脉》篇云："陷下则灸之。"《灵枢·官能》篇曰："针所不为，灸之所宜。"这说明灸疗在当时已较为盛行，并得到了广泛的应用。至春秋战国时期，出现了以"灸攻针达"的治病医家。《左传》中记载了这样一个故事，公元前581年晋景公病了，秦国派良医医缓前往诊治，医缓给晋景公看完病后言："疾不可也，病在肓之上，膏之下，攻之不可，达之不及。"这里所说的"攻"就是指的灸，"达"就是指的针。《孟子·离娄篇》说："犹七年之疾，求三年之艾，苟为不蓄，终身不得。"说明春秋战国时期，就有蓄艾蒿以备治病之用。

随着社会的进步，灸疗法有了进一步发展。东汉时期医圣张仲景在《伤寒论》中涉及灸疗的就有十二条之多，且重点论述了灸疗的禁忌证和某些疾病的灸治方法。书中有"可火，不可火"的记载，并提出"阳证宜针，阴证宜灸"的见解。三国时期《曹氏灸经》的问世标志着我国最早的灸疗专著诞生，此书是集秦汉以来灸疗经验之大成，为促进我国灸疗的发展起到了很大作用。可惜因年代已久，此书已遗。晋代医家葛洪，他是以炼丹闻名于世的，他著了一本书叫《肘后备急方》，将灸疗用于急证之中，如卒死、五尸、霍乱、吐痢等。他的妻子鲍姑，是我国历史上有记载的第一位女灸家，她好医术，技精湛，尤善于灸疗。

到了唐代，灸疗得到了进一步发展，如唐代著名医家孙思邈在《千金方》中就记载了用竹筒及苇筒塞入耳中，在筒口施灸以治耳病。他还提出"非灸不精，灸足三里，"称之为"长寿灸"，那个时候孙思邈就认识到了，灸疗具有防病治病、强身健体，抗衰老的作用。宋代闻人耆年的《备急灸疗》认为："仓卒救人者，唯灼艾为第一。"宋代还有一个叫窦材的人，他的著作《扁鹊心书》就注重灸关元、气海、中脘等穴，可以延年益寿。《骨蒸病灸方》一书，主要论述了灸痨病的方法，使四花穴灸疗流传百世。

宋元时期灸疗有了较大发展，如宋太祖亲自为其弟施灸，并取艾自灸，为后人传为佳话。《太平圣惠方》、《普济本事方》、《圣济总录》等医籍中均收录了大量灸疗的内容。使灸疗成为当时的急救措施之一。元代著名医家朱丹溪创立了热病可灸理论。

明代时期针灸名家辈出，《针灸大成》、《针灸大全》、《针灸聚英》等一批针灸名著相继问世。这个时候就有了艾绒加药物的"雷火神针"、"太乙神针"等新灸疗。同时还出现了"桑枝灸"、"灯火灸"、"阳燧灸"等等，为丰富灸疗的内容做出了贡献。

清代初期灸疗还是有所创新和发展的，《神灸经论》就是这个时期出版的一部灸疗学专著，它标志着我国灸疗学发展的一个新高度。到了清代末年，由于清朝政府的腐朽、帝国主义的入侵、西洋文化的传入使灸疗学如同中医、针刺法样，备受摧残，濒于灭迹。

新中国成立之后，灸疗如同中药、针术一样也得到了较大发展。随着现代科学技术的发展，有着数千年历史的灸疗越来越显示出广阔的前景。我们深信灸疗将会更好的为人民的，医疗卫生保健事业服务，在防治疾病，康复保健中发挥更大的作用，造福于人类。

二、治疗作用

（一）疏风解表，温散寒邪

艾灸疗法因有熏烤，温热性能而具有温散寒邪的作用，其寒包括外感寒邪和中焦虚寒。中医学认为，外感寒邪可因感受外界寒凉或过食生冷等所致而多见恶寒、肢冷、冷痛、喜暖、蜷卧等症状；中焦虚寒多因内伤久病，人体阳气损耗而表现为肢冷蜷卧，口不渴，痰涎涕清稀，小便清长，大便稀溏等。用灸法能祛除寒邪，回复阳气，使寒邪尽散，肢冷渐温。按现代医学的观点，灸法的温热特性使患者机体局部毛细血管扩张，组织充血，血流加速，代谢加快，使缺血、缺氧、缺营养的部位得到改善而发挥温散寒邪的作用，故可以依据该作用治疗外感风寒表证及中焦虚寒的呕吐、腹痛、泻泄等症状。

（二）温通经络，活血逐痹

中医学认为，人体气血津液是人生存的基本物质，且周身运行。其运行的通道是人体全身经脉，若经脉阻塞不通或通行不畅时而发生四肢关节疼痛，或活动无力，或脏腑气机失调而出现疾病。经脉通行不畅常因寒邪客于经脉或气机不畅或经脉受损而表现为四肢活动障碍，关节疼痛，头痛，腰痛，腹痛，痛经或中风瘫痪，口眼㖞斜等症状。取灸作用于穴位，起到温通经脉的作用。据现代医学观点，灸法加速局部组织代谢，使炎症致痛物加速运转，排出体外，同时，调节神经兴奋性，使过于兴奋的神经抑制而功能减退的神经得以兴奋，从而达到了止痛，治疗神经麻痹，肢体瘫痪等目的，故灸有温经止痛，活血逐痹的作用。

（三）回阳固脱，升阳举陷

阴阳为人之本。阳衰则阴盛，阴盛则为寒、为厥，甚则欲脱。人体常因久病体虚，或气血暴脱等而卫阳不固，腠理疏松，易伤风感冒；甚者中气下陷，脏器下垂或阳衰至极，阴阳离决，面色苍白，四肢厥冷，大汗淋漓，血压下降等。用灸发挥其温热性，可温补扶助虚脱之阳气，提升虚脱的功能。从现代医学的角度来看，灸法可以调整人体应激性，提高耐受力，调整各种腺体功能，维护机体生理功能。故用灸可以治疗脾肾阳虚所致久泻久痢、遗精、阳痿、虚脱及中气下陷所致的脏器下垂以及崩漏等症。

（四）消瘀散结，拔毒泄热

关于瘀与结，中医认为，瘀、结多因寒凝或气血运行无力而痰湿阻滞或为血瘀而表现为痈疽、结块或血瘀。灸能使气机通调，营卫和畅，故瘀结自散。所以，临床常用于气血凝滞之疾，如乳痈初起、瘰疬、瘿瘤等。按西医学研究，灸法可使中性白细胞增多，吞噬能力增强，炎症渗出减少，故灸法温热以散寒凝、消肿、痈疽消散，或令脓成者速溃或令气不足、收口慢者祛腐生肌而达到消瘀散结、活血止痛的效果。

（五）防病保健，延年益寿

《扁鹊心书》说："人于无病时，常灸关元、气海、命门、中脘，虽未得长生，亦可保百余年寿矣。"由此说明灸法可起防病保健的作用，也就是说无病施灸，可以激发人体的正气，增强抗病的能力，使人精力充沛，长寿不衰。西医学研究提示：艾灸足三里、百会穴等能降低血液凝聚，降低血脂及胆固醇，故无病自灸，可增强抗病能力，使精力充沛，长寿延年。

三、特点

艾灸疗法作为中医学的一部分，与其他医疗治病的方法一样具有防病治病的功效，同时作为中医的一大特色，也具有自己特点。其特点可以概括为以下几点。

（一）适应范围广

艾灸疗法的适应范围广泛，临床各科都有适应证。凡内科、儿科、妇科、男科、皮肤科、外科、骨伤科、眼科和耳鼻喉科诸多常见多发病都可用本疗法治疗。同时灸疗还能激发人体正气，增强抗病能力，起到防病保健的作用。

（二）治病有奇效

临床上无数的实践证明，艾灸疗法在临床治疗上见效快，疗效高，同时还可以弥补针药之不足。凡是适合本疗法治疗的疾病和美容、保健，都有较好的疗效，有的用 1 次即可见效。即使对久治不愈的慢性疾病，只要耐心坚持治疗，亦多获奇效。

（三）方便又及时

本疗法不仅在医院使用，家庭也可作自疗和互疗之用。方便及时，正符合中医"贵在早治"的医疗观点。艾卷灸操作很简便，只要指定灸的部位和灸的时间，患者可以自灸，也更易于调节温度。有些慢性胃肠炎和神经衰弱的患者，每天到医院针灸，往返麻烦。如患者学会自灸，自己可以在家多灸几次，效果更好。

（四）简便而易学

艾灸疗法具有简便易学，入门容易，比较容易掌握与应用的特点。因此，诸多民间医生和普通群众都会使用，并取得了很好的疗效。有文化基础的人当然更好，即使不懂医，没有文化的，也能学会使用，很适合城乡家庭民众互疗和自疗之用。若具有中医学知识，掌握脏腑经络学说理论的，则学起来更快，效果更好。

（五）安全且价廉

艾灸疗法无任何不良反应，比针刺疗法更加安全，它少有滞针、弯针、断针和晕针等现象，即使艾炷瘢痕灸会产生灸疮，但也有助疗效的提高。本疗法除了安全外，还经济实惠，所用主要材料是艾叶，而且可自己采集，自己加工制成艾炷和艾条，点燃即可治病。艾叶遍布城乡，采集容易，故不花钱也能治好病。能大大减轻患者

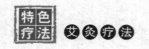

的经济负担，因此，在缺医少药的地区，特别是边远农村山区更适用本疗法。

第二节　艾灸常用方法

一、原料及制作

（一）艾叶的性能

艾叶气味芳香，味苦，微温，无毒。《本草从新》曰："艾叶纯阳之情，能回垂绝之阳，通十二经，走三阴，理血气，逐寒湿，暖子宫，止诸血，温中开郁，调经安胎，……以之灸火，能透诸经而除百病"，说明用艾叶作施灸材料，有通经活络、祛除阴寒、回阳救逆等作用。艾叶经过加工，制成细软的艾绒，它的优点在于，便于搓捏成大小不同的艾炷，易于燃烧，气味芳香；燃烧时热力温和，能窜透皮肤，直达深部。又由于艾产于各地，便于采集，价格低廉。所以，几千年来一直为针灸临床所应用。

（二）艾绒的采制

每年 3～5 月间，采集肥厚新鲜的艾叶，放置日光下曝晒干燥，然后放在石臼中捣碎，筛去杂梗和泥砂，再晒再捣再筛，如此反复多次，就成为淡黄色洁净细软的艾绒。一般若作直接灸，可用细艾绒；若作间接灸，可采用粗艾绒。劣质艾绒，生硬而不易团聚，燃烧时火力爆躁，常有爆裂的弊端，散落燃烧的艾绒易灼伤皮肤，须加注意。

（三）艾绒的保藏

艾绒以陈久为好，故制成后须经过一段时期的贮藏。因其性吸水，故易于受潮，保藏不善，则易霉烂虫蛀，影响燃烧。因此，平时应保藏在干燥之处，或密闭于干燥的容器内存放。每年当天气晴朗时要重复曝晒几次，以防潮湿和霉烂。

（四）艾炷（条）的制作

1. 艾炷制作方法

以艾炷灸施灸时，所燃烧的锥形艾团，称为艾炷。每燃尽一个艾炷，称为一壮。

制作艾炷的方法，一般用手捻（图 1－2－1）。取纯净陈久的艾绒置于平板上，用拇、食、中三指边捏边旋转，把艾绒捏成上尖下平的圆锥形小体，不但放置方便平稳，而且燃烧时火力由弱到强，患者易于耐受。此外，可用艾炷器（图1－2－2）制作。艾炷器中铸有锥形空洞，洞下留一小孔，将艾绒放入艾炷器的空洞中，另用金属制成下端适于压入洞孔的圆棒，直插孔内紧压，即成为圆锥形小体，倒出即成艾炷。根据临床的需要，艾炷的大小常分为三种规格，小炷如麦粒大，可直接放于穴位上燃烧（直接灸）；中炷如半截枣核大；大炷如半截橄榄大，常用于间接灸（隔物灸）一般临床常用中型艾炷，炷高1 cm，炷底直径约0.8cm，炷重约0.1 g，可燃烧3～5分钟（图1－2－3）。

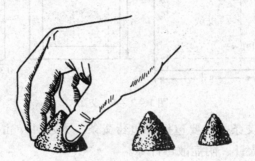

图1－2－1　手工制作艾炷

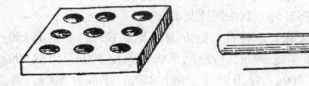

图1－2－2　艾炷器

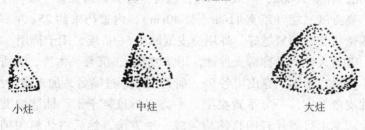

小炷　　　　　　中炷　　　　　　　　大炷

图1－2－3　艾炷

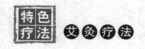

2. 艾条的制作方法

艾条又称艾卷，指用艾绒卷成的圆柱形长条。根据内含药物之有无，又分为纯艾条（清艾条）和药艾条两种。一般长 20 cm，直径 1.2 cm。

（1）纯艾条　取制好的陈久艾绒 24 g，平铺在 8 寸（26 cm）长、8 寸（26 cm）宽，质地柔软疏松而又坚韧的桑皮纸上，将其卷成直径约 0.35 寸（1.5cm）的圆柱形，越紧越好，用胶水或浆糊封口而成（图 1 - 2 - 4）。

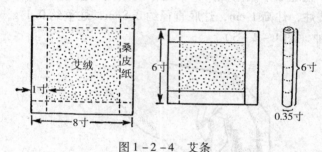

图 1 - 2 - 4　艾条

（2）药艾条　主要包括普通药艾条、太乙针、雷火针、百发神针、消癖神火针、阴症散毒针等。

①普通药艾条　取肉桂、干姜、木香、独活、细辛、白芷、雄黄、苍术、没药、乳香、川椒各等份，研成细末。将药末混入艾绒中，每支艾条加药末 6g。制法同纯艾条。

②太乙针　又称太乙神针，处方为：人参 125g，参三七 250g，山羊血 62.5g，千年健 500g，钻地风 500g，肉桂 500g，川椒 500g，乳香 500g，没药 500g，穿山甲（土炮）250g，小茴香 500g，蕲艾 2000g，甘草 1000g，防风 2000g，麝香少许，共研为末。取棉皮纸一层，高方纸二层（纸宽 41cm，长 40cm），内置药末约 25g 左右，卷紧成爆竹状，越紧越好，外用桑皮纸厚糊 6~7 层，阴干待用。

③雷火针　又称雷火神针，用艾绒 94g，沉香、木香、乳香、茵陈、羌活、干姜、穿山甲各 9g，研为细末，过筛后，加入麝香少许。取棉皮纸二方，一方平置桌上，一方双折重复于上。铺洁净艾绒于其上。拿木尺等轻轻叩打使均匀成一平方形，然后将药料匀铺于艾绒上，卷成爆竹状，外涂鸡蛋清，以桑皮纸厚糊 6~7 层，阴干勿令泄气待用。

④百发神针 药物处方：乳香、没药、生川附子、血竭、川乌、草乌、檀香末、降香末、大贝母、麝香各9g，母丁香49粒，净蕲艾100g。其制作同太乙针。

⑤消癖神火针 药物处方：蜈蚣1条，五灵脂、雄黄、乳香、没药、阿魏、三棱、木鳖、莪术、甘草、皮硝各3g，闹羊花、硫黄、山甲、牙皂各6g，麝香9g，甘遂1.5g，艾绒60g。其艾卷制法与"太乙神针"相同。

⑥阴证散毒针 药物处方：乳香、没药、羌活、独活、川乌、草乌、白芷、细辛、牙皂、硫黄、山甲、大贝、灵脂、肉桂、雄黄3g，蟾酥、麝香各1g，艾绒30g。艾卷制法同"太乙神针"。

二、灸法分类及操作

艾灸包括艾炷灸、艾条灸，温针灸等，临床上以艾炷灸和艾条灸最为常用，是灸法的主体部分。在使用艾炷灸时，根据艾炷是否直接置于皮肤穴位上燃灼的不同，又分为直接灸和间接灸两法。艾灸的分类可见图1-2-5。非艾灸类如灯火灸、药物灸、电热灸等临床亦较常用。

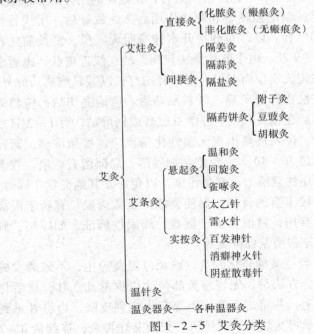

图1-2-5 艾灸分类

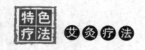

（一）艾炷灸

将艾炷放在穴位上施灸，称为艾炷灸。艾炷灸可分为直接灸和间接灸两种。

1. 直接灸

将艾炷直接放在皮肤上施灸的方法，称为直接灸（图1－2－6）。根据灸后有无烧伤化脓，又分为无瘢痕灸和瘢痕灸。

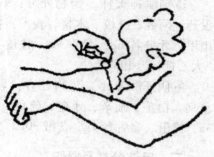

图1－2－6　直接灸

（1）瘢痕灸　又称化脓灸、烧灼灸，艾炷直接放在穴位上施灸，局部组织经烫伤、溃破、化脓，留永久瘢痕。方法是，①点穴：因施治时间较长，疼痛剧烈，要求体位平正、舒适。待体位摆妥后，可用圆棒蘸龙胆紫或用墨笔在穴位上划点标记。②施灸：首先按要求制作好艾炷，除单纯采用细艾绒外，也可在艾绒中加入一些芳香性药末，如丁香、肉桂（丁桂散）等，有利于热力的渗透。然后，在施灸的穴位处涂以少量的葱汁或凡士林，以增强粘附和刺激作用。艾炷放好后，用线香将之点燃。每灸完一壮。以纱布蘸冷开水抹净所灸穴位，复按前法再灸，一般可灸7～9壮。由于此种灸法较痛，故在烧近皮肤，患者感到灼痛时，可在施灸穴位周围用手指轻轻拍打，以减轻痛感。此外，还有用麻醉的方法以防止灸痛。③敷贴药膏：灸治完毕后，应将局部擦拭干净，然后在施灸穴位上敷贴玉红膏或创可贴，可1～2日换贴1次。数天后，灸穴逐渐出现无菌性化脓反应，如脓液多，膏药亦应勤换，约经过30～40天，灸疮结痂脱落，局部留有疤痕。在灸疮化脓时，局部应注意清洁，避免污染，以免并发其他炎症。同时，可多食一些营养较丰富的食物，促使灸疮的正常透发，有利于提高疗效。本法古代常用，目前多用于疑难、顽固性病证，如哮喘、脱骨疽、肺痨、风寒湿痹及保健灸等。

（2）无瘢痕灸　又称非化脓灸，施灸以温熨为主，不致透发成灸疮，不留瘢痕。方法是，先将施灸部位涂以少量凡士林，然后将小艾炷放在穴位上，并将之点燃，不等艾火烧到皮肤，当患者感到灼痛时，即用镊子将艾炷夹去或压灭，更换艾炷再灸，连续灸3～7

壮，以局部皮肤出现轻度红晕为度。因其不留瘢痕，易为患者接受。本法适应于虚寒性病证，小儿各种虚弱症，如腹痛、腹泻、腰痛、痛经、阳痿等。

2. 间接灸

又称间隔灸或隔物灸，指在艾炷下垫一衬隔物放在穴位上施灸的方法，称间接灸（图1-2-7）。因其衬隔药物的不同，又可分为多种灸法。其火力温和，具有艾灸和药物的双重作用，患者易于接受，较直接灸法常用，适用于慢性疾病和疮疡等。

（1）隔姜灸　将新鲜生姜切成约0.3cm厚的薄片，中心处用针穿刺数孔，上置艾炷，放在穴位上，当患者感到灼痛时，可将姜片稍许上提，使之离开皮肤片

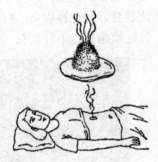

图1-2-7　间接灸

刻，旋即放下，再行灸治，反复进行。或在姜片下衬一些纸片，放下再灸，直到局部皮肤潮红为止（图1-2-8）。生姜味辛，性微温。具有解表，散寒，温中，止呕的作用。故此法多用于治疗外感表证和虚寒性疾病，如感冒、咳嗽、风湿痹痛、呕吐、腹痛、泄泻等。

（2）隔蒜灸　用独头大蒜切成约0.3cm厚的薄片，中间用针穿刺数孔，放在穴位或患处，用艾炷灸之，每灸4壮，换去蒜片（图1-2-9）。每穴一次可灸5~7壮。因大蒜液对皮肤有刺激性，灸后容易起泡，故应注意防护。大蒜味辛，性温。有解毒、健胃、杀虫之功。本法多用于治肺痨、腹中积块及未溃疮疖等。

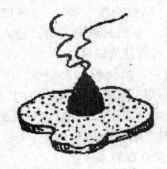

图1-2-8　隔姜灸

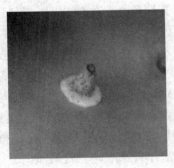

图1-2-9　隔蒜灸

（3）隔盐灸 又称神阙灸，本法只适于脐部（图1-2-10）。其方法是：患者仰卧屈膝，以纯白干燥的食盐，填平脐孔，再放上姜片和艾炷施灸。如患者脐部凸出，可用湿面条围脐如井口，再填盐于脐中，如上法施灸。该方法具有回阳救逆之功，凡大汗亡阳、肢冷脉伏之脱症，对急性腹痛、吐泻、痢疾、四肢厥冷和虚脱等证，可用大艾炷连续施灸，不计壮数，直至汗止脉起体温回升，症状改善为度。

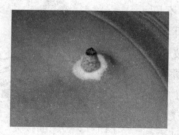 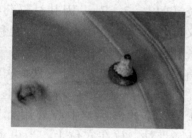

图1-2-10 隔盐灸　　　　图1-2-11 隔附子（饼）灸

（4）隔附子（饼）灸 以附子片或附子饼（将附子切细研末，以黄酒调和作饼，厚约0.3cm，直径约2cm）作间隔，上置艾炷灸之（图1-2-11）。由于附子辛温火热，有温肾补阳的作用，故用来治疗各种阳虚证，如阳痿、早泄以及外科疮疡窦道盲管，久不收口，或既不化脓又不消散的阴性虚性疮疡。可根据病情选取适当部位灸治，饼干更换，直至皮肤出现红晕为度。近人有以附子，或其他一些温热、芳香药物制成药饼作间隔灸。灸时在药饼下衬垫纱布，以防烫伤，药饼灸后可重复再用。

（5）隔豆豉饼灸 用淡豆豉为细末，过筛，量疮之大小，以适量药末和入黄酒作饼，软硬适中，约厚0.3cm，放于疮孔周围，上置艾炷灸之，勿使皮破，每日灸1次，以愈为度（图1-2-12）。豆豉味苦，性寒，功能解表发汗，除烦。本法对疮疽发背，恶疮肿硬不溃，不敛，疮色黑暗者最为有效，可促使疮口愈合。

（6）隔胡椒饼灸 以白胡椒末适量，加面粉和水制成，厚约0.3cm，直径2cm圆饼，使中央呈凹陷形，置适量药末（如丁香、麝香、肉桂等）于内填平，上置艾炷灸之（图1-2-13）。每次5~7壮，以觉温热舒适为度。胡椒味辛性热，有温中散寒之功。主要用于治疗胃寒呕吐、腹痛泄泻、风寒湿痹和面部麻木等症。

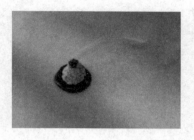

图 1 - 2 - 12　隔豆豉饼灸

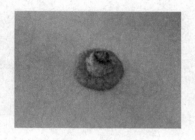

图 1 - 2 - 13　隔胡椒饼灸

(7) 隔巴豆灸　取巴豆 10 粒, 捣碎研细, 加入白面 3g, 成膏状, 捏作饼, 放于脐中 (神阙穴), 上置艾炷施灸。亦可与隔葱灸合用, 疗效更佳。此外, 还有用巴豆 10 粒, 捣碎研细, 加入黄连末适量, 二药混合制成膏状, 放于脐中, 上置艾炷灸之 (图 1 - 2 - 14)。每次灸 8 ~ 5 壮, 每日或隔日一次。本法具有通便、利尿、理气止痛、消积、散结的作用。可用于食积、腹痛、泄泻、便秘、小便不通、结胸、瘰疬等症。

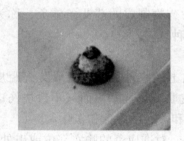

图 1 - 2 - 14　隔巴豆灸

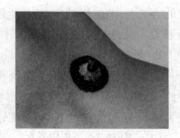

图 1 - 2 - 15　隔黄土灸

(8) 隔黄土灸　取净黄土和水制成泥饼, 厚约 0.6cm, 宽约 5cm, 用针扎孔, 放于患处, 上置艾炷施灸 (图 1 - 2 - 15)。本法具有活血散瘀的作用。可用于痈疽肿毒、跌扑损伤等症。

(9) 隔核桃壳灸　本法又称隔核桃壳眼镜灸。取核桃 1 个从中线劈开, 去仁, 取壳 (壳有裂缝者不可用) 备用。用细铁丝制成一副眼镜形, 镜框的外方再用铁丝向内弯一个钩形, 高和长均约 2cm, 以备施灸时插艾卷用。灸治前先将核桃壳放于菊花液中浸泡 3 ~ 5 分钟, 取出套在眼框上, 插上艾卷长约 1.5cm, 点燃后戴在患眼上施灸 (图 1 - 2 - 16)。本法具有祛风明目、活血通络、消炎镇痛等作用。可用于结膜炎、近视眼、中心性视网膜炎及视神经萎缩等症。

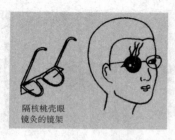

图1-2-16 隔核桃壳灸

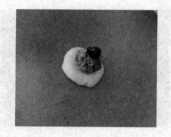

图1-2-17 隔面灸

（10）隔面灸 取面粉适量和水制成面饼，厚约0.5cm用细针穿刺数孔，放于患处，上置艾炷灸之（图1-2-17）。面由小麦磨粉筛去麸皮而成。其性昧《本草纲目》云："新麦性热，陈麦平和。小麦面甘，温。"入心、脾，肾经。功能养心、益肾、除热、止渴、消肿。本法适用于恶疮，痈肿，外伤血瘀等症。

（二）艾条灸

艾条灸是艾灸法的一种，其用特制的艾条在穴位上薰灸，或灼烫的方法。如在艾绒中加入辛温芳香药物制成的药艾条施灸，称为药条灸。艾条灸有悬起灸和实按灸两种。

1. 悬灸

是将点燃的艾条悬于施灸部位之上的一种灸法。一般艾火距皮肤约3cm，灸10~20分钟，以灸至皮肤温热红晕，而又不致烧伤皮肤为度。悬起灸的操作方法又分为温和灸、回旋灸和雀啄灸。

（1）温和灸 将艾卷的一端点燃，对准应灸的腧穴部位或患处，距离皮肤2~3cm，进行熏烤（图1-2-18），使患者局部有温热感而无灼痛为宜，一般每穴灸10~15分钟，至皮肤红晕为度。如遇到昏厥或局部知觉减退的患者及小儿时，医者可将食、中两指置于施灸部位两侧，这样可以通过医生的手指来测知患者局部受热程度，以便随时调节施灸距离，掌握施灸时间，防止烫伤。适用于各种病证。

（2）雀啄灸 施灸时，艾卷点燃的一端与施灸部位的皮肤并不固定在一定的距离，而是像鸟雀啄食一样，一上一下地移动（图1-2-19）。用于治疗小儿疾病或急救晕厥等。

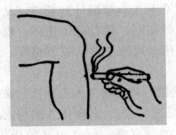

图 1 - 2 - 18　温和灸

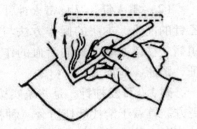

图 1 - 2 - 19　雀啄灸

（3）回旋灸　施灸时，艾卷点燃的一端与施灸皮肤保持在一定的距离，但位置不固定，而是均匀地向左右方向移动或反复旋转地进行灸治（图 1 - 2 - 20）。适用于风湿痹痛、神经性麻痹及病变面积较大的皮肤病等。

2. 实按灸

旋灸时，先在施灸腧穴或患处垫上布或纸数层，然后将药物艾卷的一端点燃，趁热按到施术部位上，使热力透达深部（图 1 - 2 - 21）。由于用途不同，艾绒里掺入的药物处方各异，又有太乙神针、雷火神针、百发神针等。

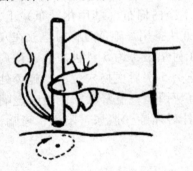

图 1 - 2 - 20　回旋灸

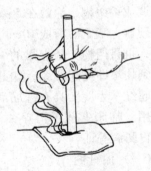

图 1 - 2 - 21　实按灸

（1）太乙针　又称太乙神针。操作时，用乙醇灯点燃特制药条的一端，以粗布数层包裹，趁热按熨于腧穴或患部，待冷后再烧，再熨，每次每穴灸 5 ~ 7 次。亦可先在施灸部位铺上 6 ~ 7 层棉纸或布，将艾火直按其上，稍留 1 ~ 2 秒，若火熄灭，再点再灸，如此 5 ~ 7 次。此法具有通经活络、散瘀活血、温中散寒、祛风除湿、辟秽解毒、宣痹镇痛的作用。适用于风寒湿痹、痿证和虚寒证。

（2）雷火针 又称雷火神针。首见于《本草纲目》卷六，是太乙针的前身。本法的操作方法与太乙针相同。具有温中化湿、理气镇痛、祛风通络、舒筋活血的作用。用于风寒湿痹、关节痉疼、痿证、腹痛、泄泻等。

附1：**百发神针** 是艾条实按灸法的一种，实为太乙神针的又一更方。首载于清代叶桂所著《种福堂公选良方》，其操作方法与太乙针相同。具有活血祛瘀、化痰散结、搜风宣痹、行气止痛的作用。适用于偏正头风，漏肩风，鹤膝风，半身不遂，痞块，腰痛，小肠疝气及痈疽等证。

附2：**消痹神火针** 《串雅外编》卷二记载有"消癖神火针"。其操作方法与"太乙神针"相同。具有通经活络，散瘀活血、消痞破积、化痰软坚，宣痹镇痛的作用。主治偏食消瘦、积聚痞块等证。

附3：**阴证散毒针** 《串雅外编》记载有"阴证散毒针"。操作方法同"太乙神针"。具有温经通络、散瘀活血、化痰散结、消阴解毒的作用。主治痈疽阴证。

附4：**艾火针衬垫灸**简称衬垫灸 取干姜片15g煎汁300ml，与面粉调成稀浆糊，涂敷在5~6层的干净白棉布（禁用化纤布）上，制成硬衬，晒干后剪成10cm左右的方块备用。施灸时将衬垫放在穴位上，再将药物艾条点燃的一端按在衬垫上，约5秒钟左右，待局部感到灼热即提起艾条，如此反复施灸5次后更换穴位，以施灸处皮肤起红晕为度。具有舒筋活络，宣痹镇痛，益肾壮阳，止咳定喘等作用。临床上适于治疗关节痛、骨科痛症、遗尿、阳痿、哮喘，慢性胃肠病等证。

（三）温针灸

温针灸是针刺与艾灸相结合的一种方法。适用于既需要针刺留针，又需施灸的疾病。操作时，在针刺得气后，将针留在适当的深度，在针柄上穿置一段长约1.5cm的艾卷施灸，或在针尾搓捏少许艾绒点燃施灸，直待燃尽，除去灰烬，再将针取出（图1-2-22）。此法是一种简便而易行的针灸并用方法。其艾绒燃烧的热力，可通过针身传入体内，使其发挥针与灸的作用，达到治疗的目的。应用此法须注意防止艾火脱落烧伤皮肤或衣物，灸时嘱患者不要移动体位，可在施灸的下方垫一纸片，以防艾火掉落烫伤皮肤。本法具有温中逐冷，搜风躅湿，宣痹通络，散瘀活血，强身保健的作用。适用于风寒湿痹等证，并可用于防病保健。

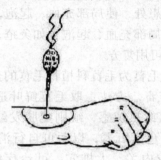

图 1 – 2 – 22　温针灸

（四）温灸器灸

温灸器是一种专门用于施灸的器具，用温灸器施灸的方法，叫温灸器灸。常用的有温灸筒（图 1 – 2 – 23）、温灸盒（图 1 – 2 – 24）、温灸架（图 1 – 2 – 25）3 种类型。施灸前，先将艾绒或艾卷放入温灸器的小筒内燃着，然后，用手持柄将温灸器置于拟灸的穴位，或患病部位上来回熨烫，直到局部发红为止。本法具有温中散寒、祛风除湿、舒筋活络、宣痹镇痛的作用。适用于风寒湿痹、腹痛、腹泻、腹胀、痿证等证及妇人、小儿及惧怕灸治者，因此目前应用较广。

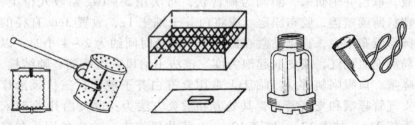

图 1 – 2 – 23　温灸筒　　图 1 – 2 – 24　温灸盒　　图 1 – 2 – 25　温灸架

（五）其他常用灸法

其他疗法，是指不用艾而是用某种药物，涂或敷贴在施灸的穴位或身体上，或用其他物质烧灼穴位，收到与艾灸同样效果的一种治疗方法。例如天灸，此外，还有"灯火灸"、"敷灸"、"线香灸"等。

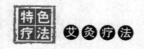

1. 天灸（药物发泡法）

天灸又称自灸、药物灸、发泡灸，是用某些对皮肤有刺激性的药物，涂敷于穴位或患处，使局部充血、起泡，从而治疗疾病的一种方法。因其用药后局部充血、起泡犹如灸疮，故名天灸。所用药物多为单味中药，也可用复方。

（1）毛茛叶灸　毛茛为毛茛科植物毛茛的全草及根，又名老虎脚爪草，辛、温，有毒。方法：取毛茛鲜叶适量捣烂，外敷于穴位或患处，初有痒感或热辣感，继则皮肤发红充血，稍时即起水泡，发泡后，局部有色素沉着，以后可自行消退。一般施灸1~2小时。如敷于经渠或内关、大椎穴，可治疗疟疾；敷于膝眼穴，待发生水泡，以消毒针刺破，放出黄水，再以消毒纱布覆盖，治鹤膝风；如与食盐合用制成药丸敷于少商、合谷穴，可治疗急性结膜炎。

（2）蒜泥灸　将大蒜（最好用紫皮蒜）捣成泥状，取3~5g贴敷在穴位上，敷灸时间为1~3小时，以局部皮肤灼热或发痒发赤为度。主要用于治疗各种出血性疾病，咽喉肿痛、痢疾、呕吐和神经性皮炎，也可用于痛经。如敷涌泉穴治疗咯血、衄血，敷合谷穴治疗扁桃腺炎，敷鱼际穴治疗咽喉肿痛等。

（3）白芥子灸　白芥子味辛、性温，归肺经，有温肺祛痰、利气散结、消肿止痛之功效。白芥子灸用于治疗寒痰喘咳最为有效。取白芥子研末，醋调为糊膏状，每次用5~10g贴敷穴位上，塑料薄膜覆盖，胶布固定。或将白芥子细末1g，放置3cm直径的圆形胶布中央，直接贴敷在穴位上。敷灸时间约为2~4小时，以局部充血潮红，或皮肤起泡为度。该法主治风寒湿痹痛、肺结核、哮喘、口眼㖞斜等症。临床上常用复方白芥子敷灸在三伏天治疗支气管哮喘和支气管炎，其处方和敷灸方法为：取灸白芥子21g，元胡21g，甘遂12g，细辛12g，上药共研细末，贮瓶备用，在夏季起伏天使用。敷灸时每次用上药末三分之一量，加生姜汁调如糊膏状，并加麝香少许，分别摊在6块直径为3cm的油纸上，敷于肺俞、心俞、膈俞、膏肓、百劳、膻中等处，胶布固定即可。每次敷灸约4~6小时。每隔10天敷灸1次，即初伏、中伏、末伏各1次，每年共敷3次，连续治疗3年敷贴9次。此法具有发泡作用，皮肤过敏者慎用。

（4）旱莲草灸　用新鲜旱莲草捣烂如泥膏状，敷于穴位，上胶布固定即可。敷灸时间约为 1～4 小时，以局部充血潮红或起泡为度。适于治疗疟疾等症。

（5）斑蝥灸　斑蝥，辛温有毒，入肝、胃经，有破癥散结、攻毒蚀疮及抗肿瘤作用。取斑蝥适量研为细末备用。使用时取胶布一块，中间剪一黄豆小孔，将其贴在施灸穴位上，以暴露穴位并保护周围皮肤，将斑蝥粉少许置于孔中皮肤上，再在上面贴一胶布固定，以局部起泡为度。也可将斑蝥粉与凡士林混合成膏状，涂抹穴位或患处；还可将斑蝥浸于醋中或浸于 95% 酒精中，10 天后涂抹患处。贴敷时间为 2～3 小时，主要用于治疗哮喘、牛皮癣、神经性皮炎、神经痛、关节炎等。注意斑蝥有强烈刺激作用并有剧毒，操作过程中切勿将其粘附到其他部位皮肤上，更不能误入口中。

（6）威灵仙灸　取威灵仙叶（以嫩者为佳）捣成糊状，加入少量红糖搅拌均匀备用。将此药贴在穴位上，上盖以消毒纱布，如果局部出现蚁走感，应立即将药物除去，以起泡为度，不可刺激过强。如贴足三里穴治痔疮下血；贴太阳穴治疗急性结合膜炎，贴身柱穴治疗百日咳；贴天容穴治扁桃体炎等。

（7）葱白灸　取葱白适量，洗净后捣如泥膏状，敷于穴位或患部。如治疗急性乳腺炎可将其敷贴于患部。治疗小儿营养不良将葱白、生姜、鲜溶积草共捣如膏泥状，晚上临睡前敷于涌泉穴，第二日清晨除去。

（8）半夏灸　取制半夏、葱白各等分，共捣烂如膏状，贴于穴位或患处。适于治疗急性乳腺炎。也可将药膏揉成栓状，塞于一侧鼻孔，每次 30 分钟，每日 2 次。

（9）巴豆霜灸　取巴豆霜、雄黄各等分，研细混匀，收贮瓶中备用。于疟疾发作前 5～6 小时，取绿豆大药面，放在 1.5cm×1.5cm 胶布中央，敷贴于患者两耳后的乳突部（相当于完骨穴处），敷灸 7～8 小时取下。用于治疗疟疾。

2. 药物敷灸

又称药物效贴，药物敷灸虽然也用药物外敷穴位，形式与天灸同，但一般不发泡，是利用药物的药效发挥治疗作用，选择的药物多为辛香走窜，具有一定刺激穴位、皮部的作用，因此将之作为灸法的一种。由于选用药物不同，功用不同，适应范围广泛。

（1）马钱子灸　取马钱子适量，研为细末，敷在穴位上，胶布固定。如敷颊车、地仓治疗面神经麻痹等。

（2）天南星灸　取天南星适量，研为细末，用生姜汁调成糊膏状，敷于穴位上，外覆塑料薄膜和纱布，胶布固定。如敷于颊车、颧髎穴治疗面神经麻痹等。

（3）甘遂灸　取甘遂适量，研为细末，敷于穴位上，胶布固定。也可用甘遂末加入面粉适量，用温开水调成糊膏状，贴于穴位上，外以油纸覆盖，胶布固定。如敷大椎穴治疗疟疾，敷肺俞穴治疗哮喘，敷中极穴治疗尿潴留等。

（4）吴茱萸灸　取吴茱萸适量，研为细末，用醋调如糊膏状，敷于穴位上，塑料薄膜覆盖，胶布固定。一般 1～2 日换 1 次，7 次为 1 个疗程。如敷双涌泉穴治疗高血压、口腔溃疡及小儿水肿；敷脐治疗消化不良、脘腹冷痛，胃寒呕吐及虚寒久泻；也可与黄连合用，共研细末，加醋调如糊膏状，敷于涌泉穴治疗急性扁桃腺炎。

（5）生附子灸　取生附子适量，研为细末，加水调如糊膏状。如敷涌泉穴治疗牙痛等。

（6）五倍子灸　取五倍子、何首乌各等分，共研细末，用醋调如糊膏状，敷于穴位上，油纸覆盖，胶布固定。如此每晚临睡前将上药敷于脐部（神阙穴），翌日晨取下，治疗遗尿症。

（7）蓖麻仁灸　取蓖麻仁适量，去壳，捣如泥膏状，敷于穴位上，胶布固定。如敷涌泉穴治疗滞产，敷百会穴治疗子宫脱垂、脱肛、胃下垂等。

（8）细辛灸　取细辛适量，研为细末，加醋少许调如糊膏状，用泊纸覆盖，胶布固定。如敷涌泉或神阙穴治疗小儿口腔炎。

（9）生姜灸　取鲜姜适量，捣烂如泥膏状，敷于穴位或患部，用油纸或纱布覆盖，胶布固定。如敷患处治疗冻伤。

（10）荆芥穗灸　取荆芥穗适量，揉碎后炒热，迅速装入布袋内，敷于患处．适于治疗荨麻疹等。

（11）乌梅灸　取乌梅肉适量，加醋捣成泥膏，敷于患处。如治疗鸡眼、脚垫，敷灸前患处先用温开水浸泡，用刀刮去表面角质层，取上药贴于患处，每次敷 12 小时。

（12）小茴香灸 取小茴香 100g，干姜末 50g、醋糟 500g。将上药炒热，装入布袋中，敷于穴位或患处施灸，每次 5 ~ 10 分钟。适于治疗腹腔寒痛、寒痹等证。

（13）鸦胆子仁灸 取鸦胆子仁适量，捣烂如泥膏状，敷于患部，胶布固定。注意不可将药敷在正常皮肤上，主要用于治疗寻常疣。

（14）白胡椒灸 取白胡椒适量，研为细末，敷于穴位上，胶布固定。如敷大椎穴能治疗疟疾。

（15）芫花灸 取芫花 100g，加醋浸 1 天，雄黄 12g，胆南星 20g，白胡椒 10g，上药共研细末备用。取药末适量纳入脐中（神阙穴），使与脐平，胶布固定。用于治疗癫痫等。

3. 硫黄灸

是用硫黄作为施灸材料的一种灸法。早在宋初王怀隐等著《太平圣惠方》卷六十一就有详细记载"其经久瘘，即用硫黄灸之。"灸洗先用硫黄一块子，随疮口大小定之，别取少许硫黄，于火上烧之，以银钗脚挑之取焰，点硫黄上，令着三五遍，取脓水，以疮干为度。此法用于治疗顽固性疮疡及其形成瘘管者。

4. 黄蜡灸

是将黄蜡烤热溶化，用以施灸的方法。其方法是先以面粉调和，用湿面团沿着疮疡肿根围成一圈，高出皮肤 3cm 左右，圈外围布数层，防止烘肤，圈内放入上等蜡片约 1cm 厚，随后以铜勺（或铁勺）盛灰火在蜡上烘烤，使黄蜡溶化，皮肤有热痛感即可。若疮疡肿毒较深，可随灸随添黄蜡，以添到围圈满为度。若灸使蜡液沸动，患者施灸处先有痒感，随后痛不可忍，立即停止治疗。灸完洒冷水少许于蜡上，冷却后揭去围布、面团及黄蜡。此法与近代蜡疗相似，《肘后方》记载治疗狂犬咬伤，现多用于风寒湿痹、无名肿毒、痈疽、臁疮等。

5. 灯火灸

又名灯草灸、油捻灸、十三元宵火，江浙一带称为打灯火。是用灯芯草蘸油（香油、麻油、苏子油均可）点燃后快速按在穴位上进行焠烫的方法。灯芯草为多年生草本植物，割取茎部，去皮取髓，晒干，干燥的茎髓作为灸治材料。方法为先将灯芯草蘸少许香油点燃，将点燃的灯芯草，迅速向选定的穴位上点灼，立即提起。此时灯草头部可发出清脆的"啪啪"爆声。灯火灸具有疏风散表，行气利痰，解郁开胸，醒昏定搐的作用。主治小儿惊风、昏迷、抽搐、麦粒肿、急性扁桃体炎、颈淋巴结核、腮腺炎等病证。

6. 桃枝灸

以桃枝作为施灸材料的一种灸法，桃枝为蔷薇科植物或山桃的嫩枝，取干燥桃枝做成长 16 ~ 20cm，拇指粗细的木棍。施灸时，先用棉纸 3 ~ 5 层，衬垫于欲施灸部位，然后将桃枝蘸香油（或豆油等）点燃，吹熄火焰，隔着棉纸乘热实按于穴位或患处。每日或隔日 1 次。每穴按灸至局部出现红晕为度。主治"心腹冷痛，风寒湿痹，附骨阴疽"等。

7. 桑枝灸

以桑枝作为施灸材料的一种灸法。取桑树枝或桑木块做成23cm长，粗如手指的桑木棍，用火点燃，吹熄火焰，以火头灸患处，每日 3 ~ 5 次，每次 5 ~ 10 分钟。桑枝为桑科植物桑的嫩枝。春末夏初采收，去叶，晒干。味苦平，内服能祛风湿，利关节，行水气。用燃着的桑技施灸，主要用于治疗疮疡肿毒，未溃者有拔毒止痛的功效，已溃者，可以补益阳气，去腐生肌；有温阳祛寒，通瘀散结的作用，常用于治疗瘰疬、流注。

8. 药锭灸

将多种药品研末，和硫黄熔化在一起，制成药锭放在穴位上，点燃后进行灸治的一种方法。临床上由于药锭和施灸部位不同，其适应证也各异。如香硫饼主治寒湿气；阳隧锭治痈疽流注，经久不消，内溃不痛；救苦丹则适用于治疗风痹、跌扑、小儿搐搦、口眼歪斜及妇人心腹痞块攻痛等症。

9. 药捻灸

将西黄、雄黄、乳香、没药、丁香、麝香、火硝各等分。或去西黄加硼砂、草乌。用紫绵纸裹药末，捻作条，如香粗，以紧实为要。治疗时，剪二三分长一段，黏附在局部皮肤上点着。治疗风痹、瘰疬，在患处施灸；治疗水胀、膈气、胃气，按穴位施灸。

10. 线香灸

线香灸是用线香直接在穴位或患处上焠烫，从而治疗疾病的一种方法。操作时，用75%酒精消毒所选穴位或患处，点燃普通线香，按艾条雀啄灸形式将火逐渐接近穴位或患处，待患者感到灼热时，马上提起线香，如此反复3~5分钟即可，在穴位处点2~3次即止。可用于治疗哮喘、癃闭、急性毛囊炎、疣、鸡眼等。注意：年老体弱，有慢性器质性疾病慎用；所选线香以细者为佳，若线香太粗，火力太温，易烧伤皮肤。灸时若局部皮肤起泡，小泡可待其自然吸收，大水泡则用消毒针头将水泡刺破，放出液体，外涂龙胆紫，再用消毒纱布固定。

11. 药熏蒸气灸

利用药液蒸气熏灸经络穴位，而达到治疗目的的一种灸法。我国最早的医方《五十二病方》曾有用煮秋竹的蒸气而熏灸治疗"火烂"的记载，清代吴师机著《理瀹骈文》中，也有用补中益气汤坐熏灸，治久痢体虚或血崩、脱肛者。临床上因其药物处方及治疗部位不同，适应症也有所区别。近代也有利用药熏器械喷熏施灸治疗类风湿等。

12. 壮医药线点灸

采用经过药物泡制的苎麻线，点燃后直接灼灸患者体表的一定穴位或部位，以治疗疾病的一种医疗方法。该法具有通痹、止痛、止痒、祛风、消炎、活血化瘀、消肿散结等功效。可治疗各种脏腑和体表病变。

三、灸感、灸量

（一）灸感

灸感是指施灸时患者的自我感觉。由于灸疗主要是靠灸火直接或间接地在体表施以适当的温热刺激来达到治病和保健的作用，除瘢痕灸外，一般以患者感觉灸处局部皮肤及皮下温热或有灼痛为主，温热刺激可直达深部，经久不消，或可出现循经感传现象。

（二）灸量

古人在运用灸疗时，对灸治的量非常重视。《千金方》说："……手臂四肢，灸之须小熟，亦不宜多；胸背腹灸之尤宜大熟，其腰脊欲须少生"，《外台秘要》曰："……衰老者少灸，盛壮强实者多灸"。所谓"生"是少灸之意；"熟"是多灸之意。《扁鹊心书》说："大病灸百壮，……小病不过三五七壮"，由此可以看出，对灸量的掌握是根据患者的体质、年龄、施灸部位、所患病情等方面来确定的。临床上施灸的量，多以艾炷的大小和壮数的多少来计算。施灸疗程的长短，也是灸疗量的另一个方面，可根据病情灵活掌握。急性病疗程较短，有时只需灸治 1~2 次即可；慢性病疗程较长，可灸数月乃至 1 年以上。一般初灸时，每日 1 次，3 次后改为 2~3 天 1 次。急性病亦可 1 天灸 2~3 次，慢性病需长期灸治者，可隔 2~3 日灸 1 次。

四、艾灸补泻

（一）艾灸施补

于点燃艾炷后，不吹其艾火，待其慢慢燃尽自灭，火力微缓而温和，且时间较长，壮数较多，灸毕要用手按其施灸部位，使灸气聚而不散。如用艾条灸，可取用雀啄灸弱刺激，每穴灸 0.5~2 分钟，或温和灸，回旋灸 3~5 分钟，以促进机体生理功能，解除过度抑制，引起正常兴奋。

（二）艾灸施泻

于点燃艾炷后，连吹旺火，促其快燃，火力较猛，快燃快灭，当患者感觉灼烫时，即迅速更换艾炷再灸，灸治时间较短，壮数较少。灸毕不按其穴，以冀开其穴邪气易散。若用艾条灸，可选用温和灸或回旋灸，每穴每次灸 10 分钟以上的强刺激，以达镇静，促进正常抑制。

五、施灸的顺序

施灸的顺序，临床上一般是先灸上部→下部→背部→腹部→头部→四肢；先灸阳经→阴经；施灸壮数先少→后多；施灸艾炷先小→后大。按这种顺序进行，取其从阳引阴而无亢盛之弊。如不按顺序施灸，先灸下部，后灸头部，患者可能会出现头面烘热，口干咽燥等不适感。当然临床施灸，应结合患者病情，因病制宜，灵活应用。如脱肛施灸，就可先灸长强穴以收肠，再灸百会穴以举陷。

第三节 艾灸穴位及定位

（一）十四经穴
1. 手太阴肺经穴

穴名	位置	主治	灸法
中府 Zhongfu（LU1）	在胸前壁的外上方，云门下1寸，平第1肋间隙，距前正中线6寸	①肺疾； ②肩背痛	灸3～5壮，或5～20分钟
云门 Yunmen（LU2）	在胸前壁的外上方，肩胛骨喙突上方，锁骨下窝凹陷处，距前正中线6寸	①咳嗽，气喘，胸痛 ②肩背痛	灸3～5壮，或10～15分钟
天府 Tianfu（LU3）	在臂内侧面，肱二头肌桡侧缘，腋前纹头下3寸处	①咳嗽，气喘，鼻衄 ②瘿气 ③上臂痛	灸3～5壮，或10～15分钟
侠白 Xiabai（LU4）	在臂内侧面，肱二头肌桡侧缘，腋前纹头下4寸，或肘横纹上5寸处	①咳嗽，气喘 ②干呕 ③上臂痛	灸3～5壮，或10～15分钟
尺泽 Chize（LU5）	在肘横纹中，肱二头肌腱桡侧凹陷处	①肺疾 ②肘臂挛痛 ③急性吐泻，中暑，小儿惊风	灸1～3壮，或5～10分钟
孔最 Kongzui（LU6）	在前臂掌面桡侧，当尺泽与太渊连线上，腕横纹上7寸	①咳血，咳嗽，气喘，咽喉肿痛等肺系病证 ②肘臂挛痛	灸3～5壮，或10～15分钟
列缺 Lieque（LU7）	在前臂桡侧缘，桡骨茎突上方，腕横纹上1.5寸。当肱桡肌与拇长展肌腱之间	①肺系病证 ②头项部疾患	灸1～3壮，或5～10分钟
经渠 Jingqu（LU8）	在前臂掌面桡侧，桡骨茎突与桡动脉之间凹陷处，腕横纹上1寸	①咳嗽，气喘，胸痛，咽喉肿痛 ②手腕痛	灸1～3壮，或5～10分钟

续表

穴名	位置	主治	灸法
太渊 Taiyuan（LU9）	在腕掌侧横纹桡侧，桡动脉搏动处	①咳嗽，气喘 ②无脉症 ③腕臂痛	灸1～3壮，或5～10分钟
鱼际 Yuji（LU10）	在手拇指本节（第1掌指关节）后凹陷处，约当第1掌骨中点桡侧，赤白肉际处	①咳嗽，咳血 ②咽干，咽喉肿痛，失音 ③小儿疳积	灸1～3壮，或5～10分钟
少商 Shaoshan（LU11）	在手拇指未节桡侧，距指甲角0.1寸（指寸）	①咽喉肿痛，鼻衄 ②高热，昏迷，癫狂	灸1～3壮，或5～10分钟

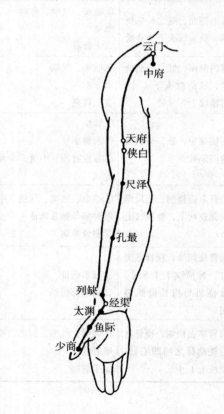

图1-3-1　手太阴肺经腧穴总图

2. 手阳明大肠经穴

穴名	位置	主治	灸法
商阳 Shangyang（LI1）	在手食指末节桡侧，距指甲角0.1寸（指寸）	①齿痛，咽喉肿痛 ②热证、急症	灸1~3壮，或3~5分钟
二间 Erjian（LI2）	微握拳，在手食指本节（第2掌指关节）前，桡侧凹陷处	①鼻衄，齿痛 ②热病	灸1~3壮，或3~5分钟
三间 Sanjian（LI3）	微握拳，在手食指本节（第2掌指关节）后，桡侧凹陷处	①齿痛，咽喉肿痛 ②腹胀，腹痛，肠鸣，泄泻	灸1~3壮，或3~5分钟
合谷 Hegu（LI4）	在手背，第1、2掌骨间，当第二掌骨桡侧的中点处	①头面五官疾患 ②外感病证 ③经闭，滞产	灸3~5壮，或5~20分钟；孕妇禁灸
阳溪 Yangxi（LI5）	在腕背横纹桡侧，手拇指向上翘起时，当拇短伸肌腱与拇长伸肌健之间的凹陷中	①手腕痛 ②头痛，目赤，耳聋，齿痛	灸3~5壮，或5~10分钟
偏历 Pianli（LI6）	屈肘，在前臂背面桡侧，当阳溪与曲池连线上，腕横纹上3寸	①耳鸣、鼻衄、喉痛 ②手臂酸痛 ③腹部胀满 ④水肿	灸3~5壮，或10~15分钟
温溜 Wenliu（LI7）	屈肘，在前臂背面桡侧，当阳溪与曲池连线上，腕横纹上5寸	①肠鸣腹痛 ②疔疮； ③头痛，面肿，咽喉肿痛； ④肩背酸痛	灸3~5壮，或10~15分钟
下廉 Xialian（LI8）	在前臂背面桡侧，当阳溪与曲池连线上，肘横纹下4寸	①肘臂痛 ②头痛，眩晕，目痛 ③腹胀，腹痛	灸3~5壮，或10~15分钟
上廉 Shanglian（LI9）	在前臂背面桡侧，当阳溪与曲池连线上，肘横纹下3寸	①肩臂酸痛，半身不遂，手臂麻木 ②头痛 ③肠鸣腹痛	灸3~5壮，或10~15分钟
手三里 Shousanli（LI10）	在前臂背面桡侧，当阳溪与曲池连线上，肘横纹下2寸	①手臂无力、上肢不遂 ②腹痛，腹泻 ③齿痛、颊肿	灸3~5壮，或10~15分钟

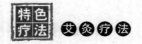

穴名	位置	主治	灸法
曲池 Quchi（LI11）	在肘横纹外侧端，屈肘，当尺泽与肱骨外上髁连线中点	①手臂痹痛、上肢不遂；②热病；③高血压；④癫狂；⑤腹痛吐泻；⑥咽喉肿痛、齿痛、目赤痛；⑦瘾疹、湿疹、瘰疬	灸3～5壮，或10～15分钟
肘髎 Zhouliao（LI12）	在臂外侧，屈肘，曲池上方1寸，当肱骨边缘处	肘臂部疼痛，麻木，挛急	灸3～5壮，或10～15分钟
手五里 Shouwuli(LI13)	在臂外侧，当曲池与肩髃连线上，曲池上3寸处	①肘臂挛痛②瘰疬。避开动脉	灸3～5壮，或10～15分钟
臂臑 Binao（LI14）	在臂外侧，三角肌止点处，当曲池与肩髃连线上，曲池上7寸	①肩臂疼痛、上肢不遂、颈项拘挛②瘰疬③目疾	灸3～5壮，或10～15分钟
肩髃 Jianyu（LI15）	在肩部，三角肌上，臂外展，或向前平伸时，当肩峰前下方凹陷处	①肩臂挛痛、上肢不遂②瘾疹	灸3～5壮，或10～15分钟
巨骨 Jugu（LI16）	在肩上部，当锁骨肩峰端与肩胛冈之间凹陷处	①肩臂挛痛不遂②瘰疬，瘿气	灸3～5壮，或5～10分钟
天鼎 Tianding（LI17）	在颈外侧部，胸锁乳突肌后缘，当结喉旁，扶突穴与缺盆连线中点	①暴喑气梗，咽喉肿痛②瘰疬，瘿气	灸3～5壮，或5～10分钟
扶突 Futu（LI18）	在颈外侧部，结喉旁，当胸锁乳突肌的前、后缘之间	①咽喉肿痛、暴喑②瘰疬，瘿气③咳嗽，气喘	灸3～5壮，或5～10分钟
口禾髎 Kouheliao（LI19）	在上唇部，鼻孔外缘直下，平水沟穴	鼻塞，衄血，口歪，口噤	隔物灸3～5壮，或5～10分钟
迎香 Yingxiang（LI20）	在鼻翼外缘中点旁，当鼻唇沟中	①鼻塞，衄血，口歪，面痒②胆道蛔虫症	隔物灸3～5壮，或5～10分钟

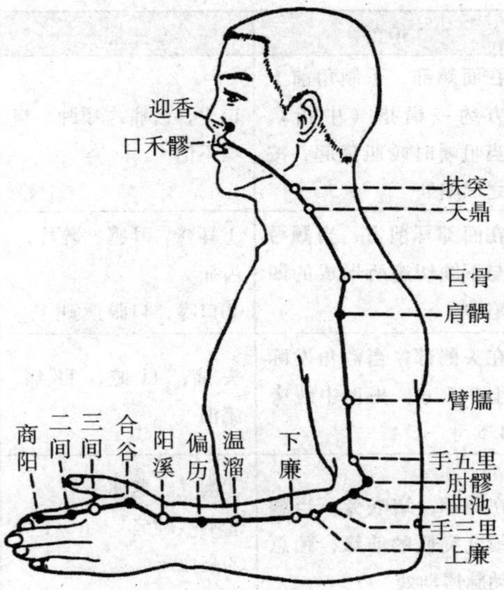

图1－3－2 手阳明大肠经腧穴总图

3. 足阳明胃经穴

穴名	位置	主治	灸法
承泣 Chengqi（ST1）	在面部，瞳孔直下，当眼球与眶下缘之间	①眼睑瞤动、迎风流泪、目赤肿痛、夜盲 ②口眼歪斜、面肌痉挛	不灸
四白 Sibai（ST2）	在面部，瞳孔直下，当眶下孔凹陷处	①目赤痛痒、目翳、眼睑瞤动 ②口眼歪斜、面肌痉挛 ③头痛、眩晕	隔物灸3～5壮，或5～10分钟
巨髎 Juliao（ST3）	在面部，瞳孔直下，平鼻翼下缘处，当鼻唇沟外侧	口眼歪斜，眼睑瞤动，鼻衄，齿痛，唇颊肿	隔物灸3～5壮，或5～10分钟
地仓 Dicang（ST4）	在面部，口角外侧，上直对瞳孔	口歪，流涎，眼睑瞤动	隔物灸3～5壮，或5～10分钟
大迎 Daying（ST5）	在下颌角前方，咬肌附着部的前缘，当面动脉搏动处	口歪，口噤，颊肿，齿痛	隔物灸3～5壮，或5～10分钟

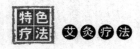
穴名	位置	主治	灸法
颊车 Jiache（ST6）	在面颊部，下颌角前上方约一横指（中指），当咀嚼时咬肌隆起，按之凹陷处	口歪，齿痛，颊肿，口噤不语	灸3～5壮，或10～15分钟
下关 Xiaguan（ST7）	在面部耳前方，当颧弓与下颌切迹所形成的凹陷中	①耳聋，耳鸣，聤耳，齿痛 ②口噤，口眼歪斜	隔物灸3～5壮，或5～10分钟
头维 Touwei（ST8）	在头侧部，当额角发际上0.5寸，头正中线旁4.5寸	头痛，目眩，目痛，流泪	灸5～10分钟
人迎 Renying（ST9）	在颈部，结喉旁，当胸锁乳突肌的前缘，颈总动脉搏动处	①瘿气、瘰疬 ②咽喉肿痛 ③高血压 ④气喘	慎灸
水突 Shuitu（ST10）	在颈部，胸锁乳突肌的前缘，当人迎与气舍连线的中点	①咽喉肿痛 ②咳嗽，气喘	灸3～5壮，或5～10分钟
气舍 Qishe（ST11）	在颈部，当锁骨内侧端的上缘，胸锁乳突肌的胸骨头与锁骨头之间	①咽喉肿病 ②瘿瘤、瘰疬 ③气喘、呃逆 ④颈项强	灸3～5壮，或5～10分钟
缺盆 Quepen（ST12）	在锁骨上窝中央，距前正中线4寸	咳嗽，气喘，咽喉肿痛，缺盆中痛，瘰疬	灸3～5壮，或10～15分钟
气户 Qihu（ST13）	在胸部，当锁骨中点下缘，距前正中线4寸	①咳嗽、气喘、呃逆、胸胁支满 ②胸痛	灸3～5壮，或10～15分钟
库房 Kufang（ST14）	在胸部，当第1肋间隙，距前正中线4寸	①咳嗽、气喘、咳唾脓血 ②胸肋胀痛	灸3～5壮，或10～15分钟
屋翳 Wuyi（ST15）	在胸部，当第2肋间隙，距前正中线4寸	①咳嗽、气喘、咳唾脓血 ②胸肋胀痛 ③乳痈	灸3～5壮，或10～15分钟

续表

穴名	位置	主治	灸法
膺窗 Yingchuang（ST16）	在胸部，当第3肋间隙，距前正中线4寸	①咳嗽，气喘 ②胸肋胀痛 ③乳痈	灸3～5壮，或10～15分钟
乳中 Ruzhong（ST17）	在胸部，当第4肋间隙，乳头中央，距前正中线4寸	本穴不针不灸，只作胸腹部腧穴的定位标志	慎灸
乳根 Rugen（ST18）	在胸部，当乳头直下，乳房根部，第5肋间隙，距前正中线4寸	①乳痈、乳汁少 ②咳嗽、气喘，呃逆 ③胸痛	灸3～5壮，或10～15分钟
不容 Burong（ST19）	在上腹部，当脐中上6寸，距前正中线2寸	呕吐，胃病，食欲不振，腹胀	灸3～5壮，或10～15分钟
承满 Chengman（ST20）	在上腹部，当脐中上5寸，距前正中线2寸	胃痛，吐血，食欲不振，腹胀	灸3～5壮，或10～15分钟
梁门 Liangmen（ST21）	在上腹部，当脐中上4寸，距前正中线2寸	①急性胃痛 ②膝肿痛，下肢不遂 ③乳痈	灸3～5壮，或10～15分钟
关门 Guanmen（ST22）	在上腹部，当脐中上3寸，距前正中线2寸	腹胀，腹痛，肠鸣泄泻，水肿	灸3～5壮，或10～15分钟
太乙 Taiyi（ST23）	在上腹部，当脐中上2寸，距前正中线2寸	①胃病 ②心烦，癫狂	灸3～5壮，或10～15分钟
滑肉门 Huaroumen（ST24）	在上腹部，当脐中上1寸，距前正中线2寸	①胃痛、呕吐 ②癫狂	灸3～5壮，或10～15分钟
天枢 Tianshu（ST25）	在腹中部，距脐中2寸	①腹胀肠鸣、绕脐痛、便秘、泄泻、痢疾 ②月经不调、痛经	灸3～5壮，或10～15分钟；孕妇不可灸
外陵 Wailing（ST26）	在下腹部，当脐中下1寸，距前正中线2寸	①腹痛、疝气 ②痛经	灸3～5壮，或10～15分钟

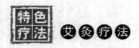

穴名	位置	主治	灸法
大巨 Daju（ST27）	在下腹部，当脐中下 2寸，距前正中线 2 寸	①小腹胀满 ②小便不利 ③疝气 ④遗精、早泄	灸 3～5 壮，或 10～15 分钟
水道 Shuidao（ST28）	在下腹部，当脐中下 3寸，距前正中线 2 寸	①小腹胀满 ②小便不利 ③疝气 ④痛经、不孕	灸 3～5 壮，或 10～15 分钟
归来 Guilai（ST29）	在下腹部，当脐中下 4寸，距前正中线 2 寸	①腹痛，疝气 ②月经不调，白带，阴挺	灸 3～5 壮，或 10～15 分钟
气冲 Qichong（ST30）	在腹股沟稍上方，当脐中下 5 寸，距前正中线 2 寸	①肠鸣腹痛 ②疝气 ③月经不调、不孕、阳痿、阴肿	灸 3～5 壮，或 10～15 分钟
髀关 Biguan（ST31）	在大腿前面，当髂前上棘与髌底外侧端的连线上，屈股时，平会阴，居缝匠肌外侧凹陷处	腰痛膝冷、下肢痿痹、腹痛	灸 3～5 壮，或 10～15 分钟
伏兔 Futu（ST32）	在大腿前面，当髂前上棘与髌底外侧端的连线上，髌底上 6 寸	①腰痛膝冷，下肢麻痹 ②疝气 ③脚气	灸 3～5 壮，或 10～15 分钟
阴市 Yinshi（ST33）	在大腿前面，当髂前上棘与髌底外侧端的连线上，髌底上 3 寸	①腿膝痿痹、屈伸不利 ②疝气、腹胀腹痛	灸 3～5 壮，或 10～15 分钟
梁丘 Liangqiu（ST34）	屈膝，在大腿前面，当髂前上棘与髌底外侧端的连线上，髌底上 2 寸	①急性胃痛 ②膝肿痛，下肢不遂 ③乳痈	灸 3～5 壮，或 10～15 分钟
犊鼻 Dubi（ST35）	屈膝，在膝部，髌骨与髌韧带外侧凹陷中	膝痛，下肢麻痹，屈伸不利，脚气	灸 3～5 壮，或 5～10 分钟

穴名	位置	主治	灸法
足三里 Zusanli（ST36）	在小腿前外侧，当犊鼻下3寸，距胫骨前缘一横指（中指）	①胃痛，呕吐，噎膈，腹胀，泄泻，痢疾，便秘；②乳痈，肠痈；③下肢痹痛，水肿；④癫狂，脚气；⑤虚劳羸瘦，为强壮保健要穴	灸5~10壮，或10~50分钟
上巨虚 Shangjuxu（ST37）	在小腿前外侧，当犊鼻下6寸，距胫骨前缘一横指（中指）	①肠鸣，腹痛，泄泻，便秘，肠痈 ②下肢痿痹，脚气	灸3~5壮，或10~20分钟
条口 Tiaokou（ST38）	在小腿前外侧，当犊鼻下8寸，距胫骨前缘一横指（中指）	①下肢痿痹、转筋 ②肩臂痛 ③脘腹疼痛	灸3~5壮，或10~20分钟
下巨虚 Xiajuxu（ST39）	在小腿前外侧，当犊鼻下9寸，距胫骨前缘一横指（中指）	①小腹痛，泄泻，痢疾 ②下肢痿痹 ③乳痈	灸3~5壮，或10~20分钟
丰隆 Fenglong（ST40）	在小腿前外侧，当外踝尖上8寸，条口外，距胫骨前缘二横指（中指）	①头痛，眩晕；②癫狂；③痰多咳嗽④下肢痿痹；⑤腹胀、便秘	灸3~5壮，或10~20分钟
解溪 Jiexi（ST41）	在足背与小腿交界处的横纹中央凹陷中，当蹚长伸肌腱与趾长伸肌腱之间	①下肢痿痹、踝关节病、足下垂 ②头痛，眩晕 ③癫狂 ④腹胀，便秘	灸1~3壮，或5~10分钟
冲阳 Chongyang（ST42）	在足背最高处，当蹚长伸肌腱与趾长伸肌腱之间，足背动脉搏动处	①胃痛 ②口眼歪斜 ③癫狂痫 ④足痿无力	避开血管，灸1~3壮，或5~10分钟
陷谷 Xiangu（ST43）	在足背，当第2、3跖骨结合部前方凹陷处	①面目浮肿、水肿；②足背肿痛 ③肠鸣腹痛	灸3~5壮，或10~15分钟

续表

穴名	位置	主治	灸法
内庭 Neiting（ST44）	在足背，当2、3趾间，趾蹼缘后方赤白肉际处	①齿痛，咽喉肿病，口歪，鼻衄 ②热病 ③胃病吐酸，腹胀，泄泻，痢疾，便秘 ④足背肿痛	灸3~5壮，或10~15分钟
厉兑 Lidui（ST45）	在足第2趾未节外侧，距趾甲角0.1寸（指寸）	①鼻衄、齿痛、咽喉肿痛 ②热病 ③多梦、癫狂	灸1~3壮，或5~10分钟

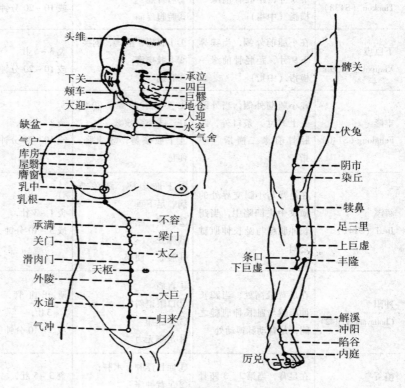

图1-3-3 足阳明胃经腧穴总图

4. 足太阴脾经穴

穴名	位置	主治	灸法
隐白 Yinbai（SP1）	在足大趾末节内侧，距趾甲角0.1寸（指寸）	①月经过多、崩漏 ②便血、尿血 ③癫狂、多梦 ④惊风 ⑤腹胀	灸1～3壮，或5～10分钟
大都 Dadu（SP2）	在足内侧缘，当足大趾本节（第1跖趾关节）前下方赤白肉际凹陷处	①腹胀、胃痛、呕吐、泄泻、便秘 ②热病	灸1～3壮，或5～10分钟
太白 Taibai（SP3）	在足内侧缘，当足大趾本节（第1跖趾关节）后下方赤白肉际凹陷处	①肠鸣、腹胀、泄泻胃痛、便秘 ②体重节痛 ③痔漏	灸3～5壮，或10～15分钟
公孙 Gongsun（SP4）	在足内侧缘，当第1跖骨基底的前下方	①胃痛、呕吐、腹痛、泄泻、痢疾 ②心烦失眠、狂证 ③气上冲心	灸3～5壮，或10～15分钟
商丘 Shangqiu（SP5）	在足内踝前下方凹陷中，当舟骨结节与内踝尖连线的中点处	①腹胀、泄泻、便秘 ②黄疸 ③足踝痛	灸1～3壮，或5～10分钟
三阴交 Sanyinjiao（SP6）	在小腿内侧，当足内踝尖上3寸，胫骨内侧缘后方	①肠鸣腹胀、泄泻 ②月经不调、带下、阴挺、不孕、滞产 ③遗精、阳痿、遗尿、疝气 ④失眠 ⑤下肢痿痹，脚气	灸3～10壮，或5～30分钟
漏谷 Lougu（SP7）	在小腿内侧，当内踝尖与阴陵泉的连线上，距内踝尖6寸，胫骨内侧缘后方	①腹胀、肠鸣 ②小便不利、遗精 ③下肢痿痹	灸3～5壮，或5～15分钟
地机 Diji（SP8）	在小腿内侧，当内踝尖与阴陵泉的连线上，阴陵泉下3寸	①月经不调、痛经、崩漏 ②腹痛、泄泻 ③小便不利、水肿	灸3～5壮，或10～20分钟

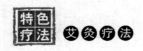
穴名	位置	主治	灸法
阴陵泉 Yinlingquan (SP9)	在小腿内侧，当胫骨内侧髁后下方凹陷处	①腹胀、泄泻、水肿、黄疸、小便不利或失禁 ②膝痛	灸3~5壮，或10~20分钟
血海 Xuehai (SP10)	屈膝，在大腿内侧，髌底内侧端上2寸，当股四头肌内侧头的隆起处	①月经不调、崩漏、经闭 ②瘾疹、湿疹、丹毒	灸3~5壮，或10~20分钟
箕门 Jimen (SP11)	在大腿内侧，当血海与冲门连线上，血海上6寸	①小便不利、遗尿 ②腹股沟肿痛	灸3~5壮，或10~20分钟
冲门 Chongmen (SP12)	在腹股沟外侧，距耻骨联合上缘中点3.5寸，当髂外动脉搏动处的外侧	①腹痛、疝气 ②崩漏、带下	灸3~5壮，或10~20分钟
府舍 Fushe (SP13)	在下腹部，当脐中下4寸，冲门上方0.7寸，距前正中线4寸	腹痛，疝气，积聚	灸3~5壮，或5~10分钟
腹结 Fujie (SP14)	在下腹部，大横下1.3寸，距前正中线4寸	①腹痛、泄泻 ②疝气	灸3~5壮，或10~20分钟
大横 Daheng (SP15)	在腹中部，距脐中4寸	腹痛、泄泻、便秘	灸3~5壮，或10~20分钟
腹哀 Fuʼai (SP16)	在上腹部，当脐中上3寸，距前正中线4寸	消化不良，腹痛，便秘，痢疾	灸3~5壮，或10~20分钟
食窦 Shidou (SP17)	在胸外侧部，当第5肋间隙，距前正中线6寸	①胸胁胀痛 ②噫气、翻胃、腹胀 ③水肿	灸3~5壮，或10~20分钟
天溪 Tianxi (SP18)	在胸外侧部，当第4肋间隙，距前正中线6寸	①胸胁疼痛、咳嗽 ②乳痛、乳汁少	灸3~5壮，或10~20分钟
胸乡 Xiongxiang (SP19)	在胸外侧部，当第3肋间隙，距前正中线6寸	胸胁胀痛	灸3~5壮，或10~20分钟

续表

穴名	位置	主治	灸法
周荣 Zhourong（SP20）	在胸外侧部，当第2肋间隙，距前正中线6寸	①咳嗽、气逆 ②胸胁胀满	灸3~5壮，或10~20分钟
大包 Dabao（SP21）	在侧胸部，腋中线上，当第6肋间隙处	①气喘 ②胸胁痛 ③全身疼痛 ④四肢无力	灸1~3壮，或5~10分钟

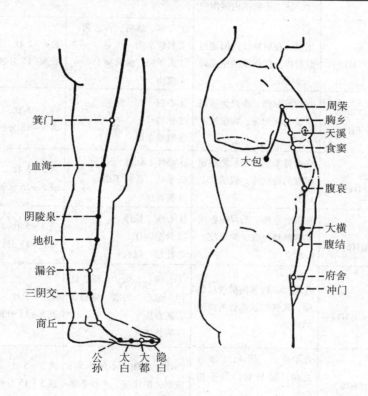

图1-3-4 足太阴脾经腧穴总图

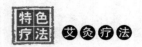

5. 手少阴心经穴

穴名	位置	主治	灸法
极泉 Jiquan（HT1）	在腋窝顶点，腋动脉搏动处	①心痛、心悸、咽干烦渴 ②肩臂疼痛、胁肋疼痛 ③瘰疬 ④腋臭	灸5～10分钟
青灵 Qingling（HT2）	在臂内侧，当极泉与少海的连线上，肘横纹上3寸，肱二头肌的内侧沟中	①头痛、振寒 ②胁痛、肩臂疼痛	灸1～3壮，或5～10分钟
少海 Shaohai（HT3）	屈肘，在肘横纹内侧端与肱骨内上髁连线的中点处	①心痛、癔病、神志病 ②肘臂挛痛 ③头项痛，腋胁痛 ④瘰疬	灸3～5壮，或5～15分钟
灵道 Lingdao（HT4）	在前臂掌侧，当尺侧腕屈肌腱的桡侧缘，腕横纹上1.5寸	①心痛 ②暴喑 ③肘臂挛痛	灸3～5壮，或5～15分钟
通里 Tongli（HT5）	在前臂掌侧，当尺侧腕屈肌腱的桡侧缘，腕横纹上1寸	①心悸、怔忡 ②暴喑、舌强不语 ③腕臂痛	灸3～5壮，或5～15分钟
阴郄 Yinxi（HT6）	在前臂掌侧，当尺侧腕屈肌腱的桡侧缘，腕横纹上0.5寸	①心痛、惊悸 ②骨蒸盗汗 ③吐血、衄血	灸3～5壮，或5～15分钟
神门 Shenmen（HT7）	在腕部，腕掌侧横纹尺侧端，尺侧腕屈肌腱的桡侧凹陷处	①心病、心烦、惊悸、怔忡、健忘、失眠、癫狂痫 ②高血压 ③胸胁痛	灸3～5壮，或5～15分钟
少府 Shaofu（HT8）	在手掌面，第4、5掌骨之间，握拳时，当小指尖处	心悸，胸痛，小便不利，遗尿，阴痒痛，小指挛痛	灸3～5壮，或5～15分钟
少冲 Shaochong（HT9）	在手小指末节桡侧，距指甲角0.1寸（指寸）	①心悸、心痛、癫狂、昏迷 ②热病 ③胸胁痛	灸1～3壮，或5～10分钟

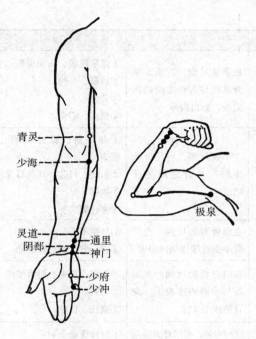

青灵
少海
极泉
灵道
阴郄
通里
神门
少府
少冲

图 1 - 3 - 5　手少阴心经腧穴总图

6. 手太阳小肠经穴

穴名	位置	主治	灸法
少泽 Shaoze（SI1）	在手小指末节尺侧，距指甲角0.1寸（指寸）	①乳痈、乳汁少 ②昏迷、热病 ③头痛、目翳，咽喉肿痛	灸1~3壮，或5~10分钟
前谷 Qiangu（SI2）	在手尺侧，微握拳，当小指本节（第5掌指关节）前的掌指横纹头赤白肉际	①热病 ②乳少 ③头痛，目痛，耳鸣，咽喉肿痛	灸1~3壮，或5~10分钟
后溪 Houxi（SI3）	在手掌尺侧，微握拳，当小指本节（第5掌指关节）后的远侧掌横纹头赤白肉际	①头项强痛、腰背痛、手指及肘臂挛痛 ②目赤、耳聋、咽喉肿痛 ③癫狂 ④疟疾	灸3~5壮，或5~15分钟

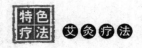

穴名	位置	主治	灸法
腕骨 Wangu（SI4）	在手掌尺侧，当第5掌骨基底与钩骨之间的凹陷处，赤白肉际	①指挛腕痛、头项强痛 ②目翳、耳鸣 ③黄疸 ④热病、疟疾	灸3～5壮，或5～15分钟
阳谷 Yanggu（SI5）	在手腕尺侧，当尺骨茎突与三角骨之间的凹陷处	①颈颌肿、臂外侧痛、腕痛 ②头痛、目眩、耳鸣耳聋 ③热病 ④癫狂痫	灸3～7壮，或10～20分钟
养老 Yanglao（SI6）	在前臂背面尺侧，当尺骨小头近端桡侧凹陷中	①目视不明 ②肩、背、肘、臂酸痛	灸3～7壮，或10～20分钟
支正 Zhizheng（SI7）	在前臂背面尺侧，当阳谷与小海的连线上，腕背横纹上5寸	①头痛、项强、肘臂酸痛 ②热病 ③癫狂、目眩	灸3～7壮，或10～20分钟
小海 Xiaohai（SI8）	在肘内侧，当尺骨鹰嘴与肱骨内上髁之间凹陷处	①肘臂疼痛 ②癫痫	灸1～3壮，或5～10分钟
肩贞 Jianzhen（SI9）	在肩关节后下方，臂内收时，腋后纹头上1寸（指寸）	①肩臂疼痛 ②瘰疬	灸3～7壮，或10～20分钟
臑俞 Naoshu（SI10）	在肩部，当腋后纹头直上，肩胛冈下缘凹陷中	①肩臂疼痛 ②瘰疬	灸3～7壮，或10～20分钟
天宗 Tianzong（SI11）	在肩胛部，当冈下窝中央凹陷处，与第四胸椎相平	①肩胛疼痛 ②气喘 ③乳痈	灸3～7壮，或10～20分钟
秉风 Bingfeng（SI12）	在肩胛部，冈上窝中央，天宗直上，举臂有凹陷处	肩胛疼痛，上肢酸麻	灸3～7壮，或10～20分钟
曲垣 Quyuan（SI13）	在肩胛部，冈上窝内侧端，当臑俞与第2胸椎棘突连线的中点处	肩胛疼痛	灸3～7壮，或10～20分钟
肩外俞 Jianwaishu（SI14）	在背部，当第1胸椎棘突下，旁开3寸	肩背疼痛，颈项强急	灸3～7壮，或10～20分钟

续表

穴名	位置	主治	灸法
肩中俞 Jianzhongshu（SI15）	在背部，当第7颈椎棘突下，旁开2寸	①咳嗽、气喘 ②肩背疼痛	灸3～7壮，或10～20分钟
天窗 Tianchuang（SI16）	在颈外侧部，胸锁乳突肌的后缘，扶突后，与喉结相平	①耳鸣、耳聋、咽喉肿痛、暴喑 ②颈项强痛	灸1～3壮，或5～10分钟
天容 Tianrong（SI17）	在颈外侧部，当下颌角的后方，胸锁乳突肌的前缘凹陷中	①耳鸣、耳聋、咽喉肿痛 ②颈项强痛、头痛	灸1～3壮，或5～10分钟
颧髎 Quanliao（SI18）	在面部，当目外眦直下，颧骨下缘凹陷处	口眼歪斜、眼睑瞤动、齿痛、颊肿、三叉神经痛	灸1～3壮，或5～10分钟
听宫 Tinggong（SI19）	在面部，耳屏前，下颌骨髁状突的后方，张口时呈凹陷处	①耳鸣、耳聋、聤耳 ②齿痛	灸1～3壮，或5～10分钟

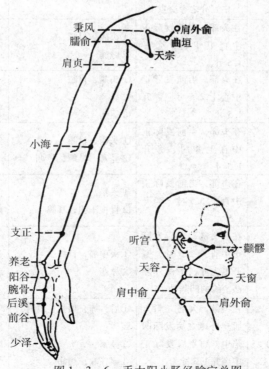

图1-3-6　手太阳小肠经腧穴总图

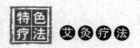

7. 足太阳膀胱经穴

穴名	位置	主治	灸法
睛明 Jingming（BL1）	在面部，目内眦角稍上方凹陷处	①目赤肿痛、目眩、近视 ②急性腰扭伤 ③心动过速	慎灸
攒竹 Cuanzhu（BL2）	在面部，当眉头陷中，眶上切迹处	①头痛，眉棱骨痛 ②眼睑瞤动、眼睑下垂、目视不明、目赤肿痛 ③急性腰扭伤	慎灸
眉冲 Meichong（BL3）	在头部，当攒竹直上入发际0.5寸，神庭与曲差连线之间	①头痛，目眩 ②鼻塞，鼻衄	慎灸
曲差 Qucha（BL4）	在头部，当前发际正中直上0.5寸，旁开1.5寸，即神庭与头维连线的内三分之一与中三分之一交点上	①头痛，目眩 ②鼻塞，鼻衄	灸1~3壮，或5~10分钟
五处 Wuchu（BL5）	在头部，当前发际正中直上1寸，旁开1.5寸	①头痛，目眩 ②癫痫	灸1~3壮，或5~10分钟
承光 chengguang（BL6）	在头部，当前发际正中直上2.5寸，旁开1.5寸	①头痛，目眩 ②鼻塞 ③热病	灸1~3壮，或5~10分钟
通天 Tongtian（BL7）	在头部，当前发际正中直上4寸，旁开1.5寸	①头痛，目眩 ②鼻塞，鼻衄，鼻渊	灸1~3壮，或5~10分钟
络却 Luoque（ST8）	在头部，当前发际正中直上5.5寸，旁开1.5寸	①头晕 ②目视不明，耳鸣	灸1~3壮，或5~10分钟
玉枕 YuZhen（BL9）	在后头部，当后发际正中直上2.5寸，旁开1.3寸，平枕外隆凸上缘的凹陷处	①头项痛，目痛 ②鼻塞	灸1~3壮，或5~10分钟
天柱 Tianzhu（BL10）	在项部，大筋（斜方肌）外缘之后发际凹陷中，约当后发际正中旁开1.3寸	①后头痛，项强，肩背腰痛 ②鼻塞 ③癫狂痫，热病	灸3~7壮，或10~20分钟

穴名	位置	主治	灸法
大杼 Dazhu（BL11）	在背部，当第 1 胸椎棘突下，旁开 1.5 寸	①咳嗽 ②项强，肩背痛	灸 3～7 壮，或 10～20 分钟
风门 Fengmen（BL12）	在背部，当第 2 胸椎棘突下，旁开 1.5 寸	①感冒，咳嗽，发热，头痛 ②项强，胸背痛	灸 3～7 壮，或 10～20 分钟
肺俞 Feishu（BL13）	在背部，当第 3 胸椎棘突下，旁开 1.5 寸	①咳嗽、气喘、咯血等肺疾 ②骨蒸潮热，盗汗	灸 3～7 壮，或 10～20 分钟
厥阴俞 Jueyinshu（BL14）	在背部，当第 4 胸椎棘突下，旁开 1.5 寸	①心痛，心悸 ②咳嗽，胸闷 ③呕吐	灸 3～7 壮，或 10～20 分钟
心俞 Xinshu（BL15）	在背部，当第 5 胸椎棘突下，旁开 1.5 寸	①心痛、惊悸、失眠、健忘、癫痫 ②咳嗽，吐血	灸 3～7 壮，或 10～20 分钟
督俞 Dushu（BL16）	在背部，当第 6 胸椎棘突下，旁开 1.5 寸	①心痛，胸闷 ②寒热，气喘	灸 3～7 壮，或 10～20 分钟
膈俞 Geshu（BL17）	在背部，当第 7 胸椎棘突下，旁开 1.5 寸	①呕吐、呃逆、气喘、吐血等上逆之证 ②贫血 ③瘾疹，皮肤瘙痒 ④潮热，盗汗	灸 3～7 壮，或 10～20 分钟
肝俞 Ganshu（BL18）	在背部，当第 9 胸椎棘突下，旁开 1.5 寸	①黄疸，胸胁胀痛，目疾 ②癫狂痫 ③脊背痛	灸 3～7 壮，或 10～20 分钟
胆俞 Danshu（BL19）	在背部，当第 10 胸椎棘突下，旁开 1.5 寸	①黄疸、口苦、胁痛等肝胆疾患 ②肺痨，潮热	灸 3～7 壮，或 10～20 分钟
脾俞 Pishu（BL20）	在背部，当第 11 胸椎棘突下，旁开 1.5 寸	①腹胀、腹泻、呕吐、痢疾、便血等脾胃肠腑病证 ②背痛	灸 3～7 壮，或 10～20 分钟

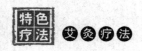

续表

穴名	位置	主治	灸法
胃俞 Weishu（BL21）	在背部，当第12胸椎棘突下，旁开1.5寸	①胃脘痛、呕吐、腹胀、肠鸣等脾胃疾患 ②背痛	灸3~7壮，或10~20分钟
三焦俞 Sanjiaoshu（BL22）	在腰部，当第1腰椎棘突下，旁开1.5寸	①肠鸣、腹胀、腹泻、水肿等脾胃疾患 ②腰背强痛	灸3~7壮，或10~20分钟
肾俞 Shenshu（BL23）	在腰部，当第2腰椎棘突下，旁开1.5寸	①腰痛 ②遗尿、遗精、阳痿、月经不调、带下等泌尿系疾患 ③耳鸣，耳聋	灸3~7壮，或10~20分钟
气海俞 Qihaishu（BL24）	在腰部，当第3腰椎棘突下，旁开1.5寸	①肠鸣腹胀 ②痛经，腰痛	灸3~7壮，或10~20分钟
大肠俞 Dachangshu（BL25）	在腰部，当第4腰椎棘突下，旁开1.5寸	①腰腿痛 ②腹胀、腹泻，便秘	灸3~7壮，或10~20分钟
关元俞 Guanyuanshu（BL26）	在腰部，当第5腰椎棘突下，旁开1.5寸	①腹胀、腹泻 ②腰骶痛 ③小便频数或不利，遗尿	灸3~7壮，或10~20分钟
小肠俞 Xiaochangshu（BL27）	在骶部，当骶正中嵴旁1.5寸，平第一骶后孔	①遗精、遗尿、尿血、尿痛、带下等泌尿生殖系统疾病 ②腹泻，痢疾 ③腰骶痛	灸3~7壮，或10~20分钟
膀胱俞 Pangguangshu（BL28）	在骶部，当骶正中嵴旁1.5寸，平第二骶后孔	①小便不利、遗尿等膀胱气化功能失调的病证 ②腰骶痛 ③腹泻，便秘	灸3~7壮，或10~20分钟
中膂俞 Zhonglushu（BL29）	在骶部，当骶正中嵴旁1.5寸，平第三骶后孔	①腹泻 ②疝气 ③腰骶痛	灸3~7壮，或10~20分钟
白环俞 Baihuanshu（BL30）	在骶部，当骶正中嵴旁1.5寸，平第四骶后孔	①遗尿，遗精 ②月经不调，带下 ③疝气 ④腰骶痛	灸3~7壮，或10~20分钟

穴名	位置	主治	灸法
上髎 Shangliao（BL31）	在骶部，当髂后上棘与后正中线之间，适对第1骶后孔处	①大小便不利 ②月经不调、带下、阴挺等妇科病证 ③遗精，阳痿 ④腰骶痛	灸3~7壮，或10~20分钟
次髎 Ciliao（BL32）	在骶部，当髂后上棘内下方，适对第二骶后孔处	①月经不调、痛经、带下等妇科疾患 ②小便不利 ③遗精 ④疝气 ⑤腰骶痛，下肢痿痹	灸3~7壮，或10~20分钟
中髎 Zhongliao（BL33）	在骶部，当次髎下内方，适对第3骶后孔处	①便秘，腹泻 ②小便不利 ③月经不调，带下 ④腰骶痛	灸3~7壮，或10~20分钟
下髎 Xialiao（BL34）	在骶部，当中髎下内方，适对第4骶后孔处	①腹痛，便秘 ②小便不利 ③带下 ④腰骶痛	灸3~7壮，或10~20分钟
会阳 Huiyang（BL35）	在骶部，尾骨端旁开0.5寸	①痔疾，腹泻 ②阳痿 ③带下	灸3~7壮，或10~20分钟
承扶 Chengfu（BL36）	在大腿后面，臀下横纹的中点	①腰、骶、臀、股部疼痛 ②痔疾	灸3~7壮，或10~20分钟
殷门 Yinmen（BL37）	在大腿后面，当承扶与委中的连线上，承扶下6寸	腰痛，下肢痿痹	灸3~7壮，或10~20分钟
浮郄 Fuxi（BL38）	在腘横纹外侧端，委阳上1寸，股二头肌腱的内侧	①股、腘部疼痛、麻木 ②便秘	灸3~7壮，或10~20分钟
委阳 Weiyans（BL39）	在腘横纹外侧端，当股二头肌腱的内侧	①腹满，小便不利 ②腰脊强痛，腿足挛痛	灸3~7壮，或10~20分钟

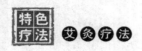
穴名	位置	主治	灸法
委中 WeiZhong（BL40）	在腘横纹中点，当股二头肌腱与半腱肌肌腱的中间	①腰背痛、下肢痿痹等腰及下肢病证 ②腹痛，急性吐泻 ③小便不利，遗尿 ④丹毒	灸3~7壮，或10~20分钟
附分 Fufen（BL41）	在背部，当第2胸椎棘突下，旁开3寸	颈项强痛，肩背拘急，肘臂麻木	灸3~7壮，或10~20分钟
魄户 Pohu（BL42）	在背部，当第3胸椎棘突下，旁开3寸	①咳嗽、气喘、肺痨等肺疾 ②项强，肩背痛	灸3~7壮，或10~20分钟
膏肓 Gaohuang（BL43）	在背部，当第4胸椎棘突下，旁开3寸	①咳嗽、气喘、肺痨等肺之虚损证 ②肩胛痛 ③健忘、盗汗、遗精等虚损诸疾	灸3~7壮，或10~20分钟
神堂 Shentang（BL44）	在背部，当第5胸椎棘突下，旁开3寸	①咳嗽，气喘，胸闷 ②脊背强痛	灸3~7壮，或10~20分钟
谚语 Yixi（BL45）	在背部，当第6胸椎棘突下，旁开3寸	①咳嗽，气喘 ②肩背痛 ③疟疾，热病	灸3~7壮，或10~20分钟
膈关 Geguan（BL46）	在背部，当第7胸椎棘突下，旁开3寸	①胸闷、嗳气、呕吐等气上逆病证 ②脊背强痛	灸3~7壮，或10~20分钟
魂门 Hunmen（BL47）	在背部，当第9胸椎棘突下，旁开3寸	①胸胁痛，背痛 ②呕吐，腹泻	灸3~7壮，或10~20分钟
阳纲 Yanggang（BL48）	在背部，当第10胸椎棘突下，旁开3寸	①肠鸣、腹痛、腹泻等胃肠病证 ②黄疸 ③消渴	灸3~7壮，或10~20分钟
意舍 Yishe（BL49）	在背部，当第11胸椎棘突下，旁开3寸	腹胀、肠鸣、呕吐等胃肠病证	灸3~7壮，或10~20分钟

穴名	位置	主治	灸法
胃仓 Weicang（BL50）	在背部，当第12胸椎棘突下，旁开3寸	①胃脘痛、腹胀、小儿食积等脾胃病证 ②水肿 ③脊背痛	灸3~7壮，或10~20分钟
肓门 Huangmen（BL51）	在腰部，当第1腰椎棘突下，旁开3寸	①腹痛，痞块，便秘 ②乳疾	灸3~7壮，或10~20分钟
志室 Zhishi（BL52）	在腰部，当第2腰椎棘突下，旁开3寸	①遗精、阳痿等肾虚病证 ②小便不利 ③腰脊强痛	灸3~7壮，或10~20分钟
胞肓 Baohuang（BL53）	在臀部，平第2骶后孔，骶正中嵴旁开3寸	①肠鸣，腹胀，便秘 ②癃闭 ③腰脊强痛	灸3~7壮，或10~20分钟
秩边 zhibian（BL54）	在臀部，平第4骶后孔，骶正中嵴旁开3寸	①腰骶痛、下肢痿痹等腰及下肢病证 ②小便不利 ③便秘，痔疾	灸3~7壮，或10~20分钟
合阳 Heyang（BL55）	在小腿后面，当委中与承山的连线上，委中下2寸	①腰脊强痛，下肢痿痹 ②疝气 ③崩漏	灸3~7壮，或10~20分钟
承筋 Chengjin（BL56）	在小腿后面，当委中与承山的连线上，腓肠肌肌腹中央，委中下5寸	①腰腿拘急、疼痛 ②痔疾	灸3~7壮，或10~20分钟
承山 Chengshan（BL57）	在小腿后面正中，委中与昆仑之间，当伸直小腿或足跟上提时腓肠肌肌腹下出现尖角凹陷处	①腰腿拘急、疼痛 ②痔疾，便秘	灸3~7壮，或10~20分钟
飞扬 Feiyang（BL58）	在小腿后面，当外踝后，昆仑穴直上7寸，承山外下方1寸处	①头痛、目眩 ②腰腿疼痛 ③痔疾	灸3~7壮，或10~20分钟

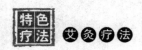
续表

穴名	位置	主治	灸法
跗阳 Fuyang（BL59）	在小腿后面，外踝后，昆仑穴直上3寸	①腰骶疼痛，下肢痿痹，外踝肿痛 ②头痛	灸3~7壮，或10~20分钟
昆仑 Kunlun（BL60）	在足部外踝后方，当外踝尖与跟腱之间的凹陷处	①后头痛，项强，腰骶疼痛，足踝肿痛 ②癫痫 ③滞产	灸3~7壮，或10~20分钟
仆参 Pucan（BL61）	在足外侧部，外踝后下方，昆仑直下，跟骨外侧，赤白肉际处	①下肢痿痹，足跟痛 ②癫痫	灸1~3壮，或5~10分钟
申脉 Shenmai（BL62）	在足外侧部，外踝直下方凹陷中	①头痛，眩晕 ②癫狂痫证、失眠等神志疾患 ③腰腿酸痛	灸1~3壮，或5~10分钟
金门 Jinmen（BL63）	在足外侧，当外踝前缘直下，骰骨下缘处	①头痛 ②腰痛，下肢痿痹，外踝痛 ③癫痫、小儿惊风	灸1~3壮，或5~10分钟
京骨 Jinggu（BL64）	在足外侧，第5跖骨粗隆下方，赤白肉际处	①头痛，项强 ②腰痛 ③癫痫	灸1~3壮，或5~10分钟
束骨 Shugu（BL65）	在足外侧，足小趾本节（第5跖趾关节）的后方，赤白肉际处	①头痛、项强、目眩等头部疾患 ②腰腿痛 ③癫狂	灸1~3壮，或5~10分钟
足通谷 Zutonggu（BL66）	在足外侧，足小趾本节（第5跖趾关节）的前方，赤白肉际处	①头痛，项强 ②鼻衄 ③癫狂	灸1~3壮，或5~10分钟
至阴 Zhiyin（BL67）	在足小趾末节外侧，距趾甲角0.1寸	①胎位不正，滞产 ②头痛，目痛，鼻塞，鼻衄	灸3~5壮，或5~30分钟

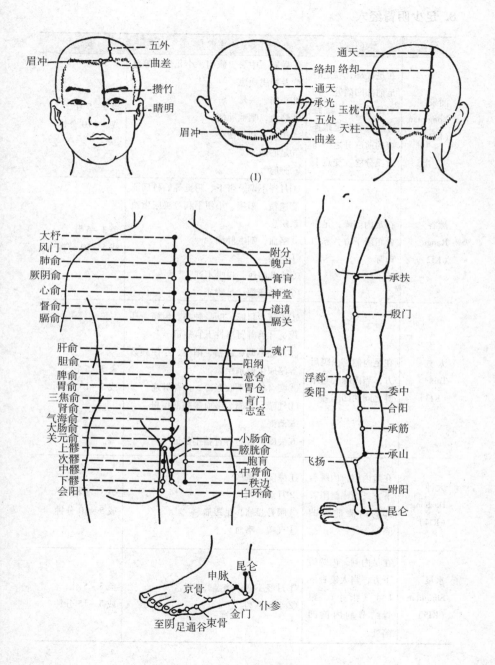

图 1－3－7　足太阳膀胱经腧穴总图

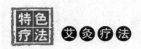
8. 足少阴肾经穴

穴名	位置	主治	灸法
涌泉 Yongquan (KI1)	在足底部，卷足时足前部凹陷处，约当足底2、3趾缝纹头端与足跟连线的前三分之一与后三分之二交点上	①昏厥、中暑、癫痫、小儿惊风等急症及神志病患 ②头痛，头晕 ③咯血，咽喉肿痛 ④小便不利，便秘 ⑤足心热 ⑥奔豚气	灸3~5壮，或5~10分钟
然谷 Rangu (KI2)	在足内侧缘，足舟骨粗隆下方，赤白肉际	①月经不调、带下、阴挺等妇科病证 ②遗精、阳痿、小便不利等泌尿生殖系疾患 ③咯血，咽喉肿痛 ④消渴 ⑤小儿脐风，口噤不开 ⑥下肢痿痹、足跗痛	灸3~5壮，或5~10分钟
太溪 Taixi (KI3)	在足内侧，内踝后方，当内踝尖与跟腱之间的凹陷处	①头痛、目眩、咽喉肿痛、齿痛、耳聋、耳鸣等肾虚性五官病证 ②月经不调、遗精、阳痿、小便频数等泌尿生殖系疾患 ③腰脊痛及下肢厥冷、内踝肿痛 ④气喘、胸痛、咯血等肺部疾患 ⑤消渴 ⑥失眠、健忘等肾精不足证	灸3~5壮，或5~10分钟
大钟 Dazhong (KI4)	在足内侧，内踝后下方，当跟腱附着部的内侧前方凹陷处	①癃闭，遗尿 ②月经不调 ③腰脊强痛，足跟痛 ④气喘、咯血	灸3~5壮，或5~10分钟
水泉 Shuiquan (KI5)	在足内侧，内踝后下方，当太溪直下1寸（指寸），跟骨结节的内侧凹陷处	①月经不调，痛经 ②小便不利	灸3~5壮，或5~15分钟

续表

穴名	位置	主治	灸法
照海 Zhaohai （KI6）	在足内侧，内踝尖下方凹陷处	①痫证、失眠等精神、神志疾患 ②咽干咽痛、目赤肿痛等五官热性病证 ③小便不利，小便频数 ④月经不调、痛经、赤白带下等妇科病证 ⑤下肢痿痹	灸3~5壮，或5~15分钟
复溜 Fuliu （KI7）	在小腿内侧，太溪直上2寸，跟腱的前方	①水肿，腹胀 ②盗汗，身热无汗 ③肠鸣，泄泻 ④足痿，腰脊强痛	灸3~5壮，或10~20分钟
交信 Jiaoxin （KI8）	在小腿内侧，当太溪直上2寸，复溜前0.5寸，胫骨内侧缘的后方	①月经不调、痛经、崩漏等妇科病证 ②腹痛，腹泻 ③小便不利，水肿 ④睾丸肿痛，疝气 ⑤膝、股、腘内侧痛	灸3~5壮，或10~20分钟
筑宾 zhubin （KI9）	在小腿内侧，当太溪与阴谷的连线上，太溪上5寸，腓肠肌肌腹的内下方	①癫狂痫证 ②呕吐 ③疝气 ④小腿内侧痛	灸3~5壮，或10~20分钟
阴谷 Yingu （KI10）	在腘窝内侧，屈膝时，当半腱肌肌腱与半膜肌肌腱之间	①阳痿、疝气、月经不调、崩漏、小便难等泌尿生殖系疾患 ②膝股内侧痛	灸3~5壮，或10~20分钟
横骨 Henggu （KI11）	在下腹部，当脐中下5寸，前正中线旁开0.5寸	①少腹胀痛，疝气 ②小便不利、遗尿、遗精、阳痿等泌尿生殖系疾患	灸3~5壮，或10~20分钟
大赫 Dahe （KI12）	在下腹部，当脐中下4寸，前正中线旁开0.5寸	①月经不调、痛经、带下等妇科疾患 ②遗精、阳痿等男科病证	灸3~5壮，或10~20分钟
气穴 Qixue （KI13）	在下腹部，当脐中下3寸，前正中线旁开0.5寸	①月经不调，带下 ②小便不利 ③泄泻	灸3~5壮，或10~20分钟

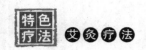
续表

穴名	位置	主治	灸法
四满 Siman （KI14）	在下腹部，当脐中下2寸，前正中线旁开0.5寸	①腹痛、疝气、便秘等胃肠病证 ②月经不调，带下等妇科病证 ③遗尿、遗精等泌尿生殖系疾患	灸3～5壮，或10～20分钟
中注 Zhonszhu （KI15）	在下腹部，当脐中下1寸，前正中线旁开0.5寸	①腹痛、便秘、泄泻等胃肠病证 ②月经不调	灸3～5壮，或10～20分钟
肓俞 Huangshu （KI16）	在腹中部，当脐中旁开0.5寸	腹痛、泄泻、便秘等胃肠病证	灸3～5壮，或10～20分钟
商曲 Shangqu （KI17）	在上腹部，当脐中上2寸，前正中线旁开0.5寸	①噫气、反胃、腹胀、水肿等脾胃病证 ②胸胁胀痛	灸3～5壮，或10～20分钟
石关 Shiguan （KI18）	在上腹部，当脐中上3寸，前正中线旁开0.5寸	①呕吐、腹痛、便秘等胃肠病证 ②不孕	灸3～5壮，或10～20分钟
阴都 Yindu （KI19）	在上腹部，当脐中上4寸，前正中线旁开0.5寸	①腹胀、腹泻、便秘等胃肠病证 ②不孕	灸3～5壮，或10～20分钟
腹通谷 Futonggu （KI20）	在上腹部，当脐中上5寸，前正中线旁开0.5寸	腹胀、腹痛、呕吐等脾胃肠腑病证	灸3～5壮，或10～20分钟
幽门 Youmen （KI21）	在上腹部，当脐中上6寸，前正中线旁开0.5寸	腹痛、腹胀、呕吐、泄泻等脾胃肠腑病证	灸3～5壮，或10～20分钟
步廊 Bulang （KI22）	在胸部，当第5肋间隙，前正中线旁开2寸	①胸痛，咳嗽，气喘 ②乳痈 ③呕吐不嗜食	灸3～5壮，或10～20分钟
神封 Shenfeng （KI23）	在胸部，当第4肋间隙，前正中线旁开2寸	①咳嗽，气喘，胸胁支满 ②乳痈 ③呕吐不嗜食	灸3～5壮，或10～20分钟

续表

穴名	位置	主治	灸法
灵墟 Lingxu （KI24）	在胸部，当第3肋间隙，前正中线旁开2寸	①咳嗽，气喘，痰多 ②胸胁胀痛，乳痈 ③呕吐	灸3~5壮，或10~20分钟
神藏 Shencang （KI25）	在胸部，当第2肋间隙，前正中线旁开2寸	①咳嗽，气喘，胸痛 ②烦满，呕吐，不嗜食	灸3~5壮，或10~20分钟
彧中 YuZhong （KI26）	在胸部，当第1肋间隙，前正中线旁开2寸	①咳嗽，气喘，胸胁胀满 ②不嗜食	灸3~5壮，或10~20分钟
俞府 Shufu （KI27）	在胸部，当锁骨下缘，前正中线旁开2寸	①咳嗽，气喘，胸痛 ②不嗜食	灸3~5壮，或10~20分钟

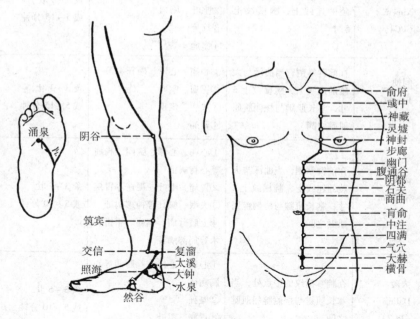

图1-3-8 足少阴肾经腧穴总图

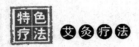

9. 手厥阴心包经穴

穴名	位置	主治	灸法
天池 Tianchi （PC1）	在胸部，当第 4 肋间隙，乳头外 1 寸，前正中线旁开 5 寸	①乳痈、乳少等乳房病患 ②咳嗽、气喘，胸胁疼痛	灸 3～5 壮，或 10～20 分钟
天泉 Tianquan （PC2）	在臂内侧，当腋前纹头下 2 寸，肱二头肌的长、短头之间	①咳嗽、胸胁胀痛等 ②胸背及上臂内侧痛	灸 3～5 壮，或 5～10 分钟
曲泽 Quze （PC3）	在肘横纹中，当肱二头肌腱的尺侧缘	①心痛、心悸等心脏病证 ②胃痛、呕吐、泄泻等急性胃肠病 ③肘臂挛痛 ④热病	灸 3～5 壮，或 5～10 分钟
郄门 Ximen （PC4）	在前臂掌侧，当曲泽与大陵的连线上，腕横纹上 5 寸	①心痛、心悸、心烦、胸痛等心胸病证 ②呕吐、咯血 ③疔疮 ④癫痫	灸 3～5 壮，或 5～15 分钟
间使 Jianshi （PC5）	在前臂掌侧，当曲泽与大陵的连线上，腕横纹上 3 寸，掌长肌腱与桡侧腕屈肌腱之间	①心痛、心悸、癫狂痫等 ②胃痛、呕吐 ③热病、疟疾 ④臂痛	灸 3～5 壮，或 5～15 分钟
内关 Neiguan （PC6）	在前臂掌侧，当曲泽与大陵的连线上，腕横纹上 2 寸，掌长肌腱与桡侧腕屈肌腱之间	①心痛、心悸、胸闷、胸痛等心胸病证 ②胃痛、呕吐、呃逆等胃疾 ③失眠、癫狂等神志病证 ④上肢臂痛、偏瘫、手指麻木等局部病证	灸 3～5 壮，或 5～10 分钟
大陵 Daling （PC7）	在腕掌横纹的中点处，当掌长肌腱与桡侧腕屈肌腱之间	①心痛、心悸、胸胁痛等心胸病证 ②癫狂 ③胃痛、呕吐 ④腕臂痛	灸 3～5 壮，或 5～10 分钟

穴名	位置	主治	灸法
劳宫 Laogong （PC8）	在手掌心，当第2、3掌骨之间偏于第3掌骨，握拳屈指时中指尖处	①心痛，心悸 ②癫狂痫 ③口疮、口臭	灸3~5壮，或5~10分钟
中冲 Zhongchong （PC9）	在手中指末节尖端中央	①昏迷、中暑、昏厥等急症 ②心痛 ③小儿夜啼，舌强肿痛	灸5~10分钟

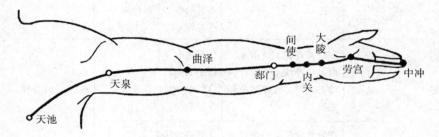

图1-3-9　手厥阴心包经腧穴总图

10. 手少阳三焦经穴

穴名	位置	主治	灸法
关冲 Guanchong （SJ1）	在手环指末节尺侧，距指甲角0.1寸（指寸）	①热病，昏厥 ②头痛、目赤、耳聋、喉痹等五官疾患	灸5~10分钟
液门 Yemen （SJ2）	在手背部，当第4、5指间，指蹼缘后方赤白肉际处	①头痛、目赤、耳鸣、耳聋、喉痹等头面五官疾患 ②热病，疟疾 ③手臂痛	灸3~5壮，或5~10分钟
中渚 ZhongZhu （SJ3）	在手背部，当环指本节（掌指关节）的后方，第4、5掌骨间凹陷处	①头痛、目赤、耳鸣、耳聋、喉痹等头面五官疾患 ②肩、背、肘、臂疼痛麻木，手指不能屈伸 ③热病	灸3~5壮，或5~10分钟

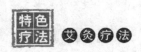

续表

穴名	位置	主治	灸法
阳池 Yangchi（SJ4）	在腕背横纹中，当指伸肌腱的尺侧缘凹陷处	①头痛、目赤肿痛、耳聋、喉痹等头面五官疾患 ②腕痛 ③消渴	灸3~7壮，或10~20分钟
外关 Waiguan（SJ5）	在前臂背侧，当阳池与肘尖的连线上，腕背横纹上2寸，尺骨与桡骨之间	①头痛、颊痛、目赤肿痛、耳鸣、耳聋等头面五官疾患 ②热病 ③胁肋痛，上肢痹痛 ④瘰疬	灸3~7壮，或10~20分钟
支沟 Zhigou（SJ6）	在前臂背侧，当阳池与肘尖的连线上，腕背横纹上3寸，尺骨与桡骨之间	①便秘 ②胁肋痛 ③耳聋，耳鸣，暴暗 ④瘰疬	灸3~7壮，或10~20分钟
会宗 Huizong（SJ7）	在前臂背侧，当腕背横纹上3寸，支沟尺侧，尺骨的桡侧缘	①耳鸣、耳聋 ②上肢痹痛 ③癫痫	灸3~7壮，或10~20分钟
三阳络 Sanyangluo（SJ8）	在前臂背侧，腕背横纹上4寸，尺骨与桡骨之间	①上肢痹痛 ②耳聋、暴暗、齿痛等五官疾患	灸3~7壮，或10~20分钟
四渎 Sidu（SJ9）	在前臂背侧，当阳池与肘尖的连线上，肘尖下5寸，尺骨与桡骨之间	①手臂疼痛，麻木 ②耳聋、暴暗、齿痛、头痛等五官疾患	灸3~7壮，或10~20分钟
天井 Tianjing（SJ10）	在臂外侧，屈肘时，当肘尖直上1寸凹陷处	①手臂无力，上肢不遂 ②偏头痛，耳聋 ③胸胁痛 ④瘰疬	灸3~7壮，或10~20分钟
清冷渊 Qinglengyuan（SJ11）	在臂外侧，屈肘，当肘尖直上2寸，即天井上1寸	①手臂痹痛，上肢不遂 ②头痛，目痛	灸3~7壮，或10~20分钟

穴名	位置	主治	灸法
消泺 Xiaoluo （SJ12）	在臂外侧，当清冷渊与臑会连线的中点处	①肩臂疼痛，麻木 ②头痛，齿痛，项强 ③癫痫	灸3~7壮，或10~20分钟
臑会 Naohui （SJ13）	在臂外侧，当肘尖与肩髎的连线上，肩下3寸，三角肌的后下缘	①上肢痹痛 ②瘰疬，瘿气	灸3~7壮，或10~20分钟
肩髎 Jianliao （SJ14）	在肩部，肩髃后方，当臂外展时，于肩峰后下方呈现凹陷处	①臂痛，肩重不能举 ②胁肋疼痛	灸3~7壮，或10~20分钟
天髎 TianLiao （SJ15）	在肩胛部，肩井与曲垣的中间，当肩胛骨上角处	①肩臂痛 ②颈项强急	灸3~7壮，或10~20分钟
天牖 Tianyou （SJ16）	在颈侧部，当乳突的后方直下，平下颌角，胸锁乳突肌的后缘	①头痛、项强、头晕、目痛、耳聋等头面五官疾患 ②瘰疬	灸1~3壮，或5~10分钟
翳风 Yifeng （SJ17）	在耳垂后方，当乳突与下颌角之间的凹陷处	①口眼㖞斜、牙关紧闭、齿痛、颊肿、耳鸣、耳聋等头面五官疾患 ②瘰疬	灸3~5壮，或5~20分钟
瘈脉 Chimai （SJ18）	在头部，耳后乳突中央，当角孙至翳风之间，沿耳轮连线的中、下三分之一的交点处	①头痛，耳鸣，耳聋 ②小儿惊风	灸5~10分钟
颅息 Luxi （SJ19）	在头部，当角孙至翳风之间，沿耳轮连线的上、中三分之一的交点处	①头痛，耳鸣，耳聋 ②小儿惊风	灸3~5分钟
角孙 Jiaosun （SJ20）	在头部，折耳廓向前，当耳尖直上入发际处	①颊肿，目翳，齿痛 ②项强	灸1~3壮，或5~10分钟
耳门 Ermen （SJ21）	在面部，当耳屏上切迹的前方，下颌骨髁突后缘，张口有凹陷处	①耳鸣、耳聋、聤耳 ②齿痛	灸1~3壮，或5~10分钟

续表

穴名	位置	主治	灸法
耳和髎 Erheliao （SJ22）	在头侧部，当鬓发后缘，平耳廓根之前方，颞浅动脉的后缘	①头痛，耳鸣 ②牙关紧闭，口蜗	灸3～5分钟
丝竹空 Sizhukong （SJ23）	在面部，当眉梢凹陷处	①目赤肿痛，眼睑眴动 ②头痛，赤痛 ③癫狂痫	灸3～5分钟

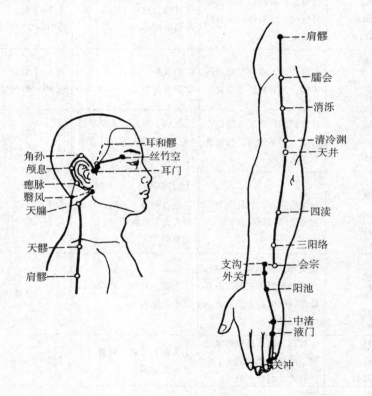

图1－3－10　手少阳三焦经腧穴总图

11. 足少阳胆经穴

穴名	位置	主治	灸法
瞳子髎 Tongziliao （GB1）	在面部，目外眦旁，当眶外侧缘处	①目赤、目痛、目翳等目疾 ②头痛，口眼㖞斜	灸1~3壮，或5~10分钟
听会 Tinghui（GB2）	在面部，当耳屏间切迹的前方，下颌骨髁突的后缘，张口有凹陷处	①耳鸣，耳聋，聤耳等耳疾 ②齿痛，口眼㖞邪，面痛	灸3~5壮，或5~10分钟
上关 Shangguan （GB3）	在耳前，下关直上，当颧弓的上缘凹陷处	①耳鸣，耳聋，聤耳等耳疾 ②齿痛、面痛、偏头痛、口眼㖞斜、口噤等头面疾患 ③惊痫，瘈疭	灸3~5壮，或5~15分钟
颔厌 Hanyan（GB4）	在头部鬓发上，当头维与曲鬓弧形连线的上四分之一与下四分之三交点处	①偏头痛、耳鸣、齿痛等头面五官疾患 ②眩晕 ③癫痫，瘈疭	灸3~5壮，或5~15分钟
悬颅 Xuanlu（GB5）	在头部鬓发上，当头维与曲鬓弧形连线的中点处	偏头痛、齿痛、面肿、衄蚵等头面五官疾患	灸3~5壮，或5~10分钟
悬厘 Xuanli（GB6）	在头部鬓发上，当头维与曲鬓弧形连线的上四分之三与下四分之一交点处	偏头痛、齿痛、面肿、耳鸣等头面五官疾患	灸3~5壮，或5~10分钟
曲鬓 Qubin（GB7）	在头部，当耳前鬓角发际后缘的垂线与耳尖水平线交点处	①偏头痛、齿痛、颔颊肿、目赤肿痛等头面五官疾患 ②眩晕	灸3~5壮，或5~15分钟
率谷 Shuaigu（GB8）	在头部，当耳尖直上入发际1.5寸，角孙直上方	①偏头痛，眩晕 ②耳鸣，耳聋 ③小儿惊风	灸3~5壮，或5~15分钟

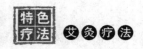

穴名	位置	主治	灸法
天冲 Tianchong （GB9）	在头部，当耳根后缘直上入发际2寸，率谷后0.5寸处	①头痛 ②耳鸣，耳聋 ③瘿气 ④惊恐，癫痫	灸3～5壮，或5～15分钟
浮白 Fubai（GB10）	在头部，当耳后乳突的后上方，天冲与完骨的弧形连线的中三分之一与上三分之一交点处	①头痛 ②耳鸣，耳聋 ③瘿气，瘰疬	灸3～5壮，或5～15分钟
头窍阴 Touqiaoyin （GB11）	在头部，当耳后乳突的后上方，天冲与完骨的中三分之一与下三分之一交点处	①头痛，眩晕 ②耳鸣，耳聋 ③瘿气	灸3～5壮，或5～15分钟
完骨 Wangu（GB12）	在头部，当耳后乳突的后下方凹陷处	①头痛、颊肿、口眼㖞斜、喉痹、齿痛等头面五官疾病 ②颈项强痛 ③癫痫 ④疟疾	灸3～5壮，或5～15分钟
本神 Benshen （GB13）	在头部，当前发际上0.5寸，神庭旁开3寸，神庭与头维连线的内三分之二与外三分之一的交点处	①头痛，眩晕 ②癫痫，小儿惊风，中风 ③不寐	灸3～5壮，或5～15分钟
阳白 Yangbai （GB14）	在前额部，当瞳孔直上，眉上1寸	目赤肿痛、眼睑下垂、口眼㖞斜、头痛等头目疾患	灸1～3壮，或5～10分钟
头临泣 Toulinqi （GB15）	在头部，当瞳孔直上入前发际0.5寸，神庭与头维连线的中点处	①头痛、目痛、目翳、鼻渊等头面五官病证 ②小儿惊风，癫痫	灸1～3壮，或5～10分钟
目窗 Muchuang （GB16）	在头部，当前发际上1.5寸，头正中线旁开2.25寸	①头痛、目赤肿痛、青盲等头目病证 ②癫痫	灸3～5壮，或5～15分钟

穴名	位置	主治	灸法
正营 zhengying （GB17）	在头部，当前发际上2.5寸，头正中线旁开2.25寸	①头痛、眩晕 ②齿痛	灸3～5壮，或5～15分钟
承灵 Chengling （GB18）	在头部，当前发际上4.0寸，头正中线旁开2.25寸	①头痛、眩晕 ②鼻渊、鼻衄	灸3～5壮，或5～15分钟
脑空 Naokong （GB19）	在头部，当枕外隆凸的上缘外侧，头正中线旁开2.25寸，平脑户	①头痛、眩晕 ②颈项强痛 ③癫痫，惊悸	灸3～5壮，或5～15分钟
风池 Fengchi （GB20）	在项部，当枕骨之下，与风府相平，胸锁乳突肌与斜方肌上端之间的凹陷处	①头痛、眩晕、目赤肿痛、鼻渊、耳鸣等头面五官病证 ②中风、不寐、癫痫等神志病证 ③颈项强痛	灸3～5壮，或5～20分钟
肩井 Jianjing （GB21）	在肩上，前直乳中，当大椎与肩峰端连线的中点上	①肩背臂痛、上肢不遂、颈项强痛等肩颈上肢部病证 ②瘰疬 ③乳痈，乳汁不下 ④难产，胞衣不下	灸3～5壮，或5～20分钟
渊腋 Yuanye （GB22）	在侧胸部，举臂，当腋中线上，腋下3寸，第4肋间隙中	①胸满，胁痛 ②上肢痹痛	灸5～10分钟
辄筋 Zhejin（GB23）	在侧胸部，渊腋前1寸，平乳头，第4肋间隙中	①胸满，胁痛 ②气喘 ③呕吐，吞酸	灸3～5壮，或5～10分钟
日月 Riyue（GB24）	在上腹部，当乳头直下，第七肋间隙，前正中线旁开4寸	①黄疸、呃逆、呕吐、吞酸、胁肋疼痛等肝胆病证 ②胃脘痛	灸3～5壮，或10～20分钟

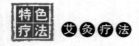
续表

穴名	位置	主治	灸法
京门 Jingmen（GB25）	在侧腰部，章门后 1.8 寸，当第十二肋骨游离端的下方	①小便不利，水肿 ②胁痛，腰痛 ③腹胀、腹泻、肠鸣、呕吐	灸 3~7 壮，或 10~20 分钟
带脉 Daimai（GB26）	在侧腹部，章门下 1.8 寸，当第十一肋骨游离端下方垂线与脐水平线的交点上	①月经不调、带下、经闭、小腹痛等妇科病证 ②胁痛、腰痛	灸 3~7 壮，或 10~20 分钟
五枢 Wushu（GB27）	在侧腹部，当髂前上棘的前方，横平脐下 3 寸处	带下、月经不调、阴挺、小腹痛等妇科病证	灸 3~7 壮，或 10~20 分钟
维道 Weidao （GB28）	在侧腹部，当髂前上棘的前下方，五枢前下 0.5 寸	①带下、月经不调、阴挺、小腹痛等妇科病证 ②腰胯痛	灸 3~7 壮，或 10~20 分钟
居髎 Juliao（GB29）	在髋部，当髂前上棘与股骨大转子最凸点连线的中点处	①腰胯疼痛，下肢痿痹等腰腿病证 ②疝气	灸 3~7 壮，或 10~20 分钟
环跳 Huantiao （GB30）	在股外侧部，侧卧屈股，当股骨大转子最凸点与骶管裂孔连线的外三分之一与中三分之一交点处	腰胯疼痛、下肢痿痹等腰腿病证	灸 5~10 壮，或 10~30 分钟
风市 Fengshi （GB31）	在大腿外侧部的中线上，当腘横纹上 7 寸。或直立垂手时，中指尖处	①下肢痿痹 ②遍身瘙痒，脚气	灸 5~10 壮，或 10~30 分钟
中渎 Zhongdu （GB32）	在大腿外侧，当风市下 2 寸，或腘横纹上 5 寸，股外侧肌与股二头肌之间	下肢痿痹	灸 3~5 壮，或 5~20 分钟
膝阳关 Xiyangguan （GB33）	在膝外侧，当阳陵泉上 3 寸，股骨外上髁上方的凹陷处	①膝髌肿痛，腘筋挛急，小腿麻木 ②脚气	灸 3~5 壮，或 5~20 分钟

续表

穴名	位置	主治	灸法
阳陵泉 Yanglingquan （GB34）	在小腿外侧，当腓骨头前下方凹陷处	①黄疸、口苦、呃逆、呕吐、胁肋疼痛等肝胆病证 ②下肢痿痹、膝髌肿痛等下肢、膝关节疾患 ③肩痛	灸3~7壮，或10~30分钟
阳交 Yangjiao （GB35）	在小腿外侧，当外踝尖上7寸，腓骨后缘	①下肢痿痹 ②胸胁胀痛 ③癫狂	灸3~7壮，或10~30分钟
外丘 Waiqiu （GB36）	在小腿外侧，当外踝尖上7寸，腓骨前缘，平阳交	①下肢痿痹 ②胸胁胀痛 ③癫狂 ④颈项强痛	灸3~7壮，或10~30分钟
光明 Guangming （GB37）	在小腿外侧，当外踝尖上5寸，腓骨前缘	①目痛，夜盲，目视不明等目疾 ②下肢痿痹 ③乳房胀痛，乳少	灸3~7壮，或10~30分钟
阳辅 Yangfu （GB38）	在小腿外侧，当外踝尖上4寸，腓骨前缘稍前方	①下肢痿痹 ②偏头痛，目外眦痛，腋下痛，胸胁痛 ③瘰疬，疟疾	灸3~7壮，或10~30分钟
悬钟 Xuanzhong （GB39）	在小腿外侧，当外踝尖上3寸，腓骨前缘	①颈项强痛，胸胁胀痛，下肢痿痹 ②痴呆，中风	灸3~7壮，或10~30分钟
丘墟 Qiuxu（GB40）	在足外踝的前下方，当趾长伸肌腱的外侧凹陷处	①胸胁胀痛 ②下肢痿痹，脚气，外踝肿痛 ③疟疾，疝气 ④中风偏瘫	灸3~5壮，或5~15分钟
足临泣 Zulinqi （GB41）	在足背外侧，当足4趾本节（第4跖趾关节）的后方，小趾伸肌腱的外侧凹陷处	①偏头痛、眩晕、目痛等头目病证 ②乳房胀痛，乳少，乳痈 ③胸胁胀痛，足跗肿痛 ④瘰疬，疟疾	灸3~5壮，或5~15分钟

续表

穴名	位置	主治	灸法
地五会 Diwuhui （GB42）	在足背外侧，当足4趾本节（第4跖趾关节）的后方，第4、5跖骨之间，小趾伸肌腱的内侧缘	①头痛、目赤肿痛、耳鸣、耳聋等头面五官病证 ②胁痛，足跗肿痛 ③乳痈	灸1~3壮，或5~10分钟
侠溪 Jiaxi （GB43）	在足背外侧，当第4、5趾间，趾蹼缘后方赤白肉际处	①头痛、耳鸣、耳聋、目痛、眩晕等头面五官病证 ②胸胁胀痛 ③足跗肿痛 ④热病	灸1~3壮，或5~10分钟
足窍阴 Zuqiaoyin （GB44）	在足第4趾末节外侧，距趾甲角0.1寸（指寸）	①头痛、目赤肿痛、耳鸣、耳聋、喉痹等五官病证 ②失眠，多梦 ③胸胁胀痛，足跗肿痛	灸1~3壮，或3~5分钟

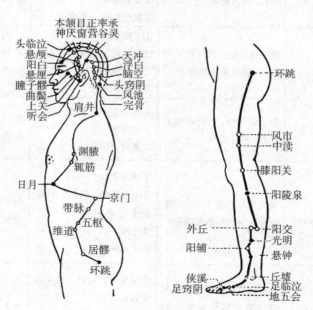

图1-3-11 足少阳胆经腧穴总图

12. 足厥阴肝经穴

穴名	位置	主治	灸法
大敦 Dadun （LR1）	在足大趾末节外侧，距趾甲角0.1寸（指寸）	①疝气 ②经闭、崩漏、阴挺、遗尿、小便不利 ③癫痫	灸3~5壮，或5~15分钟
行间 Xingjian （LR2）	在足背侧，当第1、2趾间，趾蹼缘的后方赤白肉际处	①中风、癫痫、头痛、目眩、目赤肿痛、青盲、口喎 ②月经不调、痛经、崩漏、带下 ③遗尿、癃闭 ④疝气 ⑤胸胁胀痛	灸3~5壮，或5~15分钟
太冲 Taichong （LR3）	在足背侧，当第1跖骨间隙的后方凹陷处	①头痛、眩晕、目赤肿痛、口喎 ②中风、癫痫、小儿惊风 ③黄疸、胁痛、口苦、腹胀 ④月经不调、痛经、经闭、带下 ⑤遗尿、癃闭 ⑥下肢痿痹、足跗肿痛	灸3~5壮，或5~15分钟
中封 Zhongfeng （LR4）	在足背侧，当足内踝前，商丘与解溪连线之间，胫骨前肌腱的内侧凹陷处	①疝气，腹痛 ②小便不利 ③遗精 ④下肢痿痹，足踝肿痛	灸3~5壮，或5~15分钟
蠡沟 Ligou （LR5）	在小腿内侧，当足内踝尖上5寸，胫骨内侧面的中央	①月经不调、赤白带下、阴挺、睾丸肿痛、遗尿 ②疝气 ③小便不利 ④足胫疼痛	灸3~7壮，或5~20分钟
中都 Zhongdu （LR6）	在小腿内侧，当足内踝尖上7寸，胫骨内侧面的中央	①疝气，小腹痛 ②崩漏、恶露不尽 ③胁痛，腹胀 ④下肢痿痹	灸3~7壮，或5~20分钟

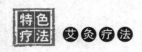

穴名	位置	主治	灸法
膝关 Xiguan （LR7）	在小腿内侧，当胫骨内上髁的后下方，阴陵泉后1寸，腓肠肌内侧头的上部	膝髌肿痛，下肢痿痹	灸3~5壮，或5~15分钟
曲泉 Ququan （LR8）	在膝内侧，屈膝，当膝关节内侧面横纹内侧端，股骨内侧髁的后缘，半腱肌、半膜肌止端的前缘凹陷处	①小便不利、淋证、阳痿、遗精 ②月经不调、痛经、白带、阴挺 ③膝髌肿痛，下肢痿痹	灸3~5壮，或5~15分钟
阴包 Yinbao （LR9）	在大腿内侧，当股骨内上髁上4寸，股内肌与缝匠肌之间	①小便不利，遗尿 ②月经不调 ③腹痛，腰骶痛	灸3~5壮，或5~15分钟
足五里 Zuwuli （LR10）	在大腿内侧，当气冲直下3寸，大腿根部，耻骨结节的下方，长收肌的外缘	①少腹胀痛，睾丸肿痛，小便不利 ②倦怠嗜卧	灸3~5壮，或5~15分钟
阴廉 Yinlian （LR11）	在大腿内侧，当气冲直下2寸，大腿根部，耻骨结节的下方，长收肌的外缘	①月经不调、赤白带下 ②少腹疼痛	灸3~5壮，或5~15分钟
急脉 Jimai （LR12）	在耻骨结节的外侧，当气冲外下方腹股沟股动脉搏动处，前正中线旁2.5寸	少腹痛，阴茎痛，阴挺，疝气	灸3~5壮，或5~15分钟
章门 Zhangmen （LR13）	在侧腹部，当第十一肋游离端的下方	①胁痛、黄疸 ②腹胀、泄泻、呕吐、痞块	灸3~7壮，或10~30分钟
期门 Qimen （LR14）	在胸部，当乳头直下，第6肋间隙，前正中线旁开4寸	①胸胁胀痛 ②腹胀、呃逆、呕吐 ③乳痈	灸3~7壮，或10~30分钟

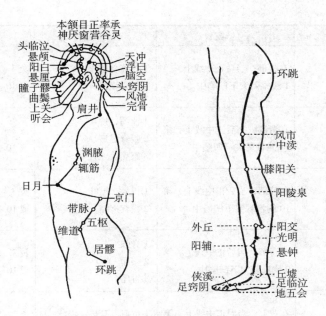

图 1－3－12 足厥阴肝经腧穴总图

13. 督脉穴

穴名	位置	主治	灸法
长强 Changqiang （DU1）	在尾骨端下，当尾骨端与肛门连线的中点处	①痔疾 ②癫狂痫	灸3～5壮，或10～30分钟
腰俞 Yaoshu （DU2）	在骶部，当后正中线上，适对骶管裂孔	①腰脊强痛 ②癫痫	灸3～5壮，或10～30分钟
腰阳关 Yaoyangguan （DU3）	在腰部，当后正中线上，第4腰椎棘突下凹陷中	①腰骶疼痛，下肢痿痹 ②月经不调	灸3～5壮，或10～30分钟
命门 Mingmen （DU4）	在腰部，当后正中线上，第2腰椎棘突下凹陷中	①腰痛，下肢痿痹 ②遗精，阳痿，月经不调，遗尿，尿频 ③泄泻	灸3～5壮，或10～30分钟

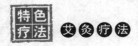

续表

穴名	位置	主治	灸法
悬枢 Xuanshu （DU5）	在腰部，当后正中线上，第1腰椎棘突下凹陷中	①腹痛，泄泻 ②腰脊强痛	灸3～5壮，或10～30分钟
脊中 Jizhong （DU6）	在背部，当后正中线上，第11胸椎棘突下凹陷中	①泄泻，痔疾 ②腰脊强痛 ③癫痫	灸3～5壮，或10～30分钟
中枢 Zhongshu （DU7）	在背部，当后正中线上，第10胸椎棘突下凹陷中	①胃病，呕吐 ②腰背疼痛	灸3～5壮，或10～30分钟
筋缩 Jinsuo （DU8）	在背部，当后正中线上，第9胸椎棘突下凹陷中	①脊强 ②癫痫 ③胃痛	灸3～5壮，或10～30分钟
至阳 Zhiyang （DU9）	在背部，当后正中线上，第7胸椎棘突下凹陷中	①黄疸，身热，胃痛 ②咳喘	灸3～5壮，或10～30分钟
灵台 Lingtai （DU10）	在背部，当后正中线上，第6胸椎棘突下凹陷中	①疔疮 ②咳喘 ③胃痛	灸3～5壮，或10～30分钟
神道 Shendao （DU11）	在背部，当后正中线上，第5胸椎棘突下凹陷中	①心悸，健忘 ②小儿惊痫	灸3～5壮，或10～30分钟
身柱 Shenzhu （DU12）	在背部，当后正中线上，第3胸椎棘突下凹陷中	①咳喘 ②身热 ③癫痫	灸3～5壮，或10～30分钟
陶道 Taodao （DU13）	在背部，当后正中线上，第1胸椎棘突下凹陷中	①热病，疟疾 ②癫狂痫	灸3～5壮，或10～30分钟
大椎 DaZhui （DU14）	在后正中线上，第7颈椎棘突下凹陷中	①热病 ②咳喘 ③癫痫，小儿惊风	灸3～5壮，或10～30分钟

续表

穴名	位置	主治	灸法
哑门 Yamen （DU15）	在项部，当后发际正中直上0.5寸，第一颈椎下	①暴喑，舌强不语 ②头痛，项强	慎灸
风府 Fengfu （DU16）	在项部，当后发际正中直上1寸，枕外隆凸直下，两侧斜方肌之间凹陷中	①头痛，眩晕 ②中风不语	慎灸
脑户 Naohu （DU17）	在头部，后发际正中直上2.5寸，风府上1.5寸，枕外隆凸的上缘凹陷处	①头痛，眩晕 ②癫痫	灸3~5壮，或5~10分钟
强间 Qiangjian （DU18）	在头部，当后发际正中直上4寸（脑户上1.5寸）	①头痛，目眩 ②癫狂，失眠	灸3~5壮，或5~10分钟
后顶 Houding （DU19）	在头部，当后发际正中直上5.5寸（脑户上3寸）	①头痛，眩晕 ②癫狂痫	灸3~5壮，或5~10分钟
百会 Baihui （DU20）	在头部，当前发际正中直上5寸，或两耳尖连线的中点处	①头痛，眩晕 ②失眠，健忘 ③脱肛，阴挺，久泻	灸3~5壮，或5~10分钟
前顶 Qianding （DU21）	在头部，当前发际正中直上3.5寸（百会前1.5寸）	①头痛，眩晕，癫狂痫 ②中风偏瘫	灸3~5壮，或5~10分钟
囟会 Xinhui （DU22）	在头部，当前发际正中直上2寸（百会前3寸）	①头痛，眩晕 ②癫痫	灸3~5壮，或5~10分钟
上星 Shangxing （DU23）	在头部，当前发际正中直上1寸	①鼻渊，鼻衄 ②头痛，眩晕，癫狂	灸3~5壮，或5~10分钟
神庭 Shenting （DU24）	在头部，当前发际正中直上0.5寸	①头痛，眩晕，失眠 ②鼻渊，流泪，目痛	灸3~5壮，或5~10分钟

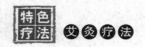
艾灸疗法

穴名	位置	主治	灸法
素髎 Suliao （DU25）	在面部，当鼻尖的正中央	①鼻塞，鼻渊，鼻衄，酒皶鼻 ②窒息	灸3～5壮， 或5～10分钟
水沟 Shuigou （DU26）	在面部，当人中沟的上1/3与中1/3交点处	①昏迷，中风 ②口㖞，牙关紧闭 ③腰脊强痛	灸3～5壮， 或5～10分钟
兑端 DuiDuan （DU27）	在面部，当上唇的尖端，人中沟下端的皮肤与唇的移行部	①口㖞，齿龈肿痛 ②癫疾，昏厥 ③腰脊强痛	慎灸
龈交 Yinjiao （DU28）	在上唇内，唇系带与上齿龈的相接处	①齿龈肿痛 ②腰痛 ③痔疾	慎灸

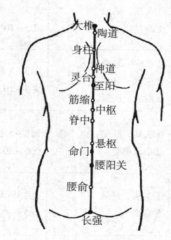
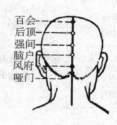
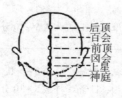
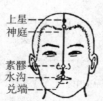
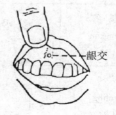

图1-3-13　督脉腧穴总图

14. 任脉穴

穴名	位置	主治	灸法
会阴 Huiyin （RN1）	在会阴部，男性当阴囊根部与肛门连线的中点，女性当大阴唇后联合与肛门连线的中点	①小便不利，遗尿，遗精，阳痿，月经不调 ②溺水，窒息，产后昏迷，癫狂	灸 3～5 壮，或 5～10 分钟
曲骨 Qugu （RN2）	在下腹部，当前正中线上，耻骨联合上缘的中点处	①月经不调，痛经，带下 ②小便不利，遗尿，遗精，阳痿	灸 3～7 壮，或 10～30 分钟
中极 Zhongji （RN3）	在下腹部，前正中线上，当脐中下 4 寸	①癃闭，遗尿，尿频，遗精，阳痿 ②月经不调，带下，痛经	灸 3～7 壮，或 10～30 分钟
关元 Guanyuan （RN4）	在下腹部，前正中线上，当脐中下 3 寸	①阳痿，遗精，遗尿，癃闭 ②月经不调，痛经，闭经，不孕 ③腹痛，泄泻 ④虚劳，中风脱证	灸 3～7 壮，或 10～30 分钟
石门 Shimen （RN5）	在下腹部，前正中线上，当脐中下 2 寸	①小便不利，遗精，阳痿，产后恶露不尽 ②腹痛，腹胀，水肿	灸 3～7 壮，或 10～30 分钟
气海 Qihai （RN6）	在下腹部，前正中线上，当脐中下 1.5 寸	①腹痛，泻泄 ②遗尿，遗精，阳痿 ③闭经，痛经，带下，阴挺 ④虚劳，中风脱证	灸 3～7 壮，或 10～30 分钟
阴交 Yinjiao （RN7）	在下腹部，前正中线上，当脐中下 1 寸	①腹痛，水肿 ②月经不调	灸 3～7 壮，或 10～30 分钟
神阙 Shenque （RN8）	在腹中部，脐中央	①腹痛，久泻 ②虚脱 ③水肿	灸 3～7 壮，或 10～30 分钟
水分 Shuifen （RN9）	在上腹部，前正中线上，当脐中上 1 寸	①腹痛，泄泻，翻胃 ②水肿，腹胀	灸 3～7 壮，或 10～30 分钟

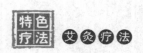
续表

穴名	位置	主治	灸法
下脘 Xiawan （RN10）	在上腹部，前正中线上，当脐中上2寸	①腹痛，腹胀，食谷不化 ②虚肿	灸3～7壮，或10～30分钟
建里 Jianli （RN11）	在上腹部，前正中线上，当脐中上3寸	①胃痛，腹胀 ②水肿	灸3～7壮，或10～30分钟
中脘 Zhongwan （RN12）	在上腹部，前正中线上，当脐中上4寸	①胃痛，呕吐，吞酸，黄疸 ②癫痫	灸3～7壮，或10～30分钟
上脘 Shangwan （RN13）	在上腹部，前正中线上，当脐中上5寸	①胃痛，呕吐，吞酸 ②癫狂痫	灸3～7壮，或10～30分钟
巨阙 Juque （RN14）	在上腹部，前正中线上，当脐中上6寸	①胃痛，吞酸，呕吐 ②胸痛	灸3～5壮，或10～20分钟
鸠尾 Jiuwei （RN15）	在上腹部，前正中线上，当胸剑结合部下1寸	①胸闷，心痛 ②噎膈 ③癫狂痫	灸3～5壮，或10～20分钟
中庭 Zhongting （RN16）	在胸部，当前正中线上，平第5肋间，即胸剑结合部	①心痛 ②呕吐，小儿吐乳	灸3～5壮，或10～20分钟
膻中 Danzhong （RNI7）	在胸部，当前正中线上，平第4肋间，两乳头连线的中点	①胸闷，胸痛，气喘 ②乳少，乳痈 ③呕逆	灸3～5壮，或10～20分钟
玉堂 Yutang （RN18）	在胸部，当前正中线上，平第3肋间	①胸痛，胸闷 ②咳喘	灸3～5壮，或10～20分钟
紫宫 Zigong （RN19）	在胸部，当前正中线上，平第2肋间	①咳喘 ②胸痛，胸闷	灸3～5壮，或10～20分钟

续表

穴名	位置	主治	灸法
华盖 Huagai （RN20）	在胸部，当前正中线上，平第1肋间	①咳喘 ②胸痛	灸3~5壮，或10~20分钟
旋玑 Xuanji （RN21）	在胸部，当前正中线上，胸骨柄中央处	①咳喘 ②胸痛 ③胃中积滞	灸3~5壮，或10~20分钟
天突 Tiantu （RN22）	仰靠坐位，在颈部，当前正中线上，胸骨上窝中央	①咳喘 ②胸痛 ③暴暗，瘿气，梅核气	灸3~5壮，或10~20分钟
廉泉 Lianquan （RN23）	仰靠坐位，在颈部，当前正中线上，结喉上方，舌骨上缘凹陷处	①舌强不语，舌下肿痛，舌纵涎出 ②暴暗，吞咽困难	灸1~3壮，或5~15分钟
承浆 Chengjiang （RN24）	仰靠坐位，在面部，当颏唇沟的正中凹陷处	①口㖞，齿龈肿痛，流涎 ②面痛	灸1~3壮，或5~15分钟

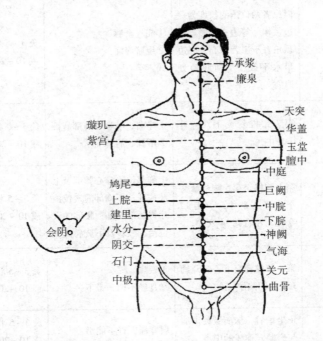

图1-3-14 任脉腧穴总图

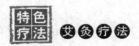

（二）常用奇穴

穴名	定位	主治	灸法
四神聪 Sishencong EX – HN1	百会穴前后左右各 1 寸，共 4 穴	头痛、眩晕、失眠、健忘、癫痫等神志病证	灸 1～3 壮，或 5～10 分钟
牵正 Qianzheng	面颊部，耳垂前 0.5 – 1 寸	口喝，口疮	灸 3～5 壮，或 5～15 分钟
翳明 Yiming EX – HN 14	项部，翳风穴后 1 寸	①目赤肿痛、目翳、视物不清、青盲、雀目等目疾 ②耳鸣，耳聋	灸 3～5 壮，或 5～15 分钟
提托 Tituo	关元穴旁开 4 寸	阴挺，疝气，腹痛	灸 3～5 壮，或 10～20 分钟
子宫 Zigong EX – CA1	脐下 4 寸，中极穴旁开 3 寸	阴挺、痛经、崩漏、不孕、月经不调等妇科病证	灸 3～5 壮，或 10～20 分钟
三角灸 Sanjiaojiu， EX – CA2	以患者两口角的长度为一边，作一等边三角形。将顶角置于患者脐心，底边呈水平线，于两底角处取穴	①疝气奔豚 ②绕脐疼痛 ③不孕	灸 3～5 壮，或 10～20 分钟
定喘 Dingchuan， EX – B1	第 7 颈椎棘突下，旁开 0.5 寸	①哮喘、咳嗽等肺部病证 ②落枕，肩背痛	灸 3～5 壮，或 10～20 分钟
夹脊 Giaji EX – B2	第 1 胸椎至第 5 腰椎棘突下旁开 0.5 寸，一侧 17 个穴，左右共 34 穴	上胸部位治疗心肺部及上肢病证；下胸部的穴位治疗胃肠部病证；腰部的穴位治疗腰腹及下肢病证	灸 3～5 壮，或 10～20 分钟
腰眼 Yaoyan EX – B7	第 4 腰椎棘突下，旁开约 3.5 寸凹陷中	①腰痛 ②月经不调，带下	灸 3～5 壮，或 10～20 分钟
肩前 Jianqian	正坐垂肩，腋前皱襞顶端与肩髃穴连线的中点	肩臂痛，臂不能举	灸 3～5 壮，或 10～20 分钟

续表

穴名	定位	主治	灸法
百虫窝 Baichongwo EX – LE3	屈膝，在大腿内侧端上3寸，即血海穴上1寸	①虫积 ②风湿痒疹，下部生疮	灸3~5壮，或5~10分钟
鹤顶 Heding EX – LE2	在膝上部，髌底的中点上方凹陷处	膝痛，腿足无力，鹤膝风，脚气	灸3~5壮，或10~15分钟
膝眼 Xiyan EX – LE5	在髌韧带两侧凹陷处，内侧的称内膝眼，外侧的称外膝眼	膝关节痛，鹤膝风，腿痛，脚气	灸3~5壮，或10~15分钟
胆囊 Dannang EX – LE6	腓骨小头前下方凹陷处，（阳陵泉）直下2寸	①胆囊炎、胆石症、胆道蛔虫症、胆绞痛等胆道病证 ②下肢痿痹，胁痛	灸3~5壮，或10~15分钟
阑尾 Lanwei EX – LE7	足三里穴直下2寸	①阑尾炎，消化不良 ②下肢痿痹	灸3~5壮，或10~15分钟

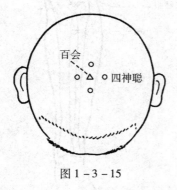

图 1 – 3 – 15

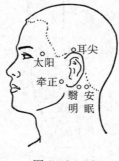

图 1 – 3 – 16

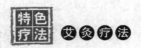
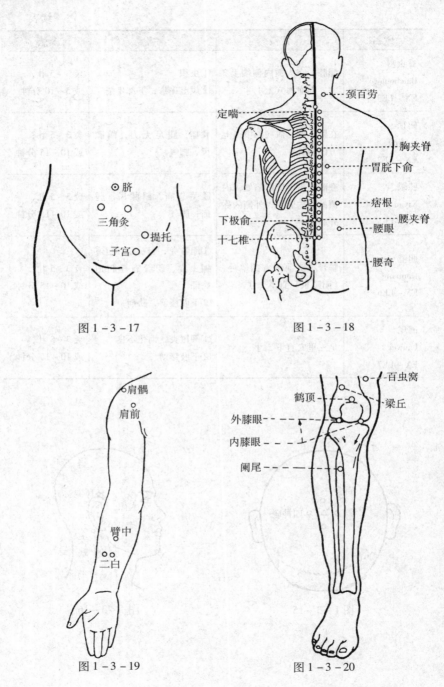

图 1-3-17

图 1-3-18

图 1-3-19

图 1-3-20

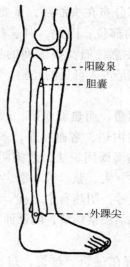

阳陵泉

胆囊

外踝尖

图 1 - 3 - 21

第四节　适应证、禁忌证

一、适应证

艾灸疗法对寒热虚实诸证都可以应用，但目前临床上多以寒证、慢性病，以及一切阳虚久病者为主，也可用于一些实热证的治疗。无论用于何种疾病，医者都必须详察病情，选择合适的穴位和施灸方法，这样，各种病证皆可以选用灸法治疗，并能取得预期效果。总之，灸法的适应症是很广泛的。归纳起来艾灸疗法的适应范围，包括以下几个方面：①外感表证；②咳嗽痰喘；③咯血衄血；④脾肾虚证；⑤气滞积聚；⑥风寒湿痹；⑦上盛下虚；⑧厥逆脱证；⑨妇儿诸疾；⑩顽癣疮疡等。

二、禁忌证

（一）禁忌部位

关于部位的禁忌，古代文献有大量的记载。《针灸甲乙经》记载的禁灸穴位有 24 穴；《医宗金鉴》记载的禁灸穴位有 47 穴；《针灸大成》记载的禁灸穴位有 45 穴；《针灸集成》记载的禁灸穴位是 49

穴。这些穴位大部分都分布在头面部，重要脏器和大血管附近，以及皮薄肌少筋肉结聚的部位。因此，对这些部位尽可能避免施灸，特别是瘢痕灸应更加注意。妇女妊娠期的少腹部、腰骶部、乳头、阴部等均不宜施灸，都是古人可贵的经验，不可忽视。

（二）禁忌病证

由于灸法是温热刺激，而热能伤阴，故阴虚阳亢和邪热内积的病证都不可灸，如阴虚内热，咯血吐血，多梦遗精，中风闭证，高热神昏等病候。如热病而误用灸法，致损阴血。从脉象和舌苔来辨别灸疗的禁忌，凡是洪、大、弦、数、滑、实等脉，以及舌苔光绛、黄糙等候，均为阴津已亏，阳热有余之症，都不宜使用灸疗。所以，灸疗在临床应用时，必须细察病情，随证而治。

（三）禁忌时机

主要是指灸法不宜在过饥、过饱、过劳、酒醉、大惊、大恐、大怒、大渴、大汗淋漓时施灸。对于情绪不安，妇女经期亦不宜施灸，但治大流血除外。这些临时情况的禁忌，临床施灸时倍加注意，以避免晕灸等意外。

第五节　异常情况的处理及预防

一、晕灸

（一）产生晕灸的原因

关于晕灸的原因，《标幽赋》曾云："空心恐怯，直立侧而多晕"。其常见者有下列几种。

1. 体质原因

为最主要的诱因之一。体质虚弱，精神过于紧张、饥饿、疲劳，特别是过敏体质，血管神经功能不稳定者。不少无明显原因的晕灸者，往往可从体质中找到原因。

2. 刺激原因

穴位刺激过强，可致晕灸。所谓过强，因各人情况不一，很难度量比较。在刺激的种类上，以艾灸多见。

3. 体位原因

一般来说，正坐位或直立施灸时易发生晕灸。

4. 环境原因

环境和气候因素也可促使晕灸，如气压低之闷热季节，诊室中空气混浊，声浪喧杂等。

（二）晕灸的处理

在施灸过程中，一旦患者有先兆晕灸症状，应立即处理。灸疗结束后，最好能嘱患者在诊室休息 5 ~ 10 分钟后始可离开，以防延迟晕灸。具体处理方法如下：

1. 轻度晕灸

应迅速停止施灸，将患者扶至空气流通处。抬高双腿，头部放低（不用枕头），静卧片刻即可。如患者仍感不适，给予温热开水或热茶饮服。

2. 重度晕灸

即停灸后平卧，如情况紧急，可令其直接卧于地板上。据我们多年体会，此类患者在百会穴艾灸有较好的效果。方法是用市售药艾条，点燃后在百会上作雀啄式温灸不宜离头皮太近，以免烫伤，直至知觉恢复，症状消退。如必要时，配合施行人工呼吸，注射强心剂及针刺水沟、涌泉等。

二、灸疗过敏

（一）产生灸疗过敏的原因

1. 体质原因

导致过敏反应的主要原因是患者本身具有过敏体质，多有哮喘，荨麻疹史或对多种药物、花粉过敏史。

2. 药物原因

一般指艾灸致敏：可能因为艾叶中含有某些致敏物质，有人曾将温灸盒盖的烟油取下，敷于曾因艾灸导致急性荨麻疹的患者的前臂内侧，结果 10 小时后，被敷处发痒难受，并出现过敏性皮疹，证实艾叶中的某些物质确可引起过敏。

（二）灸疗过敏的处理方法

有局部或全身过敏性皮疹者，一般于停止艾灸后几天内自然消退。在此期间宜应用抗组织胺，维生素 C 等药物，多饮水。如兼发烧，奇痒，口干，烦躁不安等症状时，可适当应用皮质类激素，如强的松，每日服 20 ~ 30mg。中药凉血消风方剂也有效果。当表现为面色苍白，大汗淋漓，脉象细微时，除肌肉注射抗组织胺药物外，可肌注或静注肾上腺素，必要时，注射肾上腺皮质激素等药物。

三、灸疮

古人认为因瘢痕灸而形成的灸疮是治疗上的需要。只有艾炷直接着肤灸后产生的灸疮才能达到治疗作用。不过要达到治病目的，不一定要形成灸疮。艾炷非瘢痕灸或隔物灸或艾条温和灸等都能达到治疗目的，而且效果甚佳。

（一）产生灸疮的原因

灸疮是因灸后起疱所致。其原因是：①艾炷捻得太松，燃时部分掉落触肤；②艾炷大而壮数多；③起疱后被抓破感染。然而灸后起疱，只有化脓后才能形成灸疮，而疱后化脓是因疱破感染所致。

（二）灸疮的防止与处理

首要是艾炷要捻紧，避免大艾炷直接施灸；适量控制施灸量壮数和施灸时间，便不致会起水疱或大水疱；起疱后，要保持局部清洁，小者可自行吸收，发生痒感时，绝对不可抓破。若水疱大者，可用消毒针管抽出疱液，用消毒纱布或淡膏药覆盖固定。若偶因不慎而擦破时，立即消毒后严密包扎，便不致化脓溃烂。若灸火较重，发了灸疮，应进行如下处理：

（1）除上述抽液外，还要保护灸疮，避免感染，并可用赤皮葱、薄荷各适量煎汤趁热淋洗，淋洗疮之周围，外贴玉红膏，促进结痂，自然而愈。

（2）一旦灸疮感染化脓，应给予抗菌药物治疗。若疮愈后，新肌黑色不退，可以取桃枝嫩皮煎汤温洗之；如灸疮痛不可忍者，可用桃枝、柳枝、芫荽、黄连各适量煎汤温洗之，立可止痛；灸疮久不收口，多为气虚，宜内服内托黄芪丸（黄芪48g，当归12g，肉桂、木香、乳香、沉香各6g）；天热时，灸疮分泌物（液）较多，宜常用净纸或消毒棉花纱布拭干，不宜用凉水洗涤；天寒时，肉芽不易生长，宜常以葱汤淋洗其周围，以助药膏之不及。灸疮脱痂后，除用桃、柳枝汤温洗外，应保护局部皮肤，免受风寒侵袭。

第六节　施灸的注意事项

（1）施术者应严肃认真，专心致志，精心操作。施灸前应向患者说明施术要求，消除恐惧心理，取得患者的合作。若需选用瘢痕灸时，必须先争得患者同意。

（2）临床施灸应选择正确的体位，要求患者的体位平正舒适，既有利于准确选定穴位，又有利于艾炷的安放和施灸的顺利完成。

（3）艾炷灸的施灸量常以艾炷的大小和灸壮的多少为标准。一般情况，凡初病、体质强壮的艾炷宜大，壮数宜多；久病、体质虚弱的艾炷宜小，壮数宜少。按施灸部位的特点，在头面胸部施灸不宜大炷多灸；在腰腹部施灸可大炷多壮；在四肢末端皮薄而多筋骨处不可多灸。如属沉寒痼冷，阳气欲脱者，非大炷多灸不可奏效；若属风寒外感、痈疽痹痛者，则应掌握适度，否则易使邪热内郁产生不良后果。

（4）灸治应用广泛，虽可益阳亦能伤阴，临床上凡属阴虚阳亢、邪实内闭及热毒炽盛等病证者应慎用灸法。

（5）施灸时，对颜面五官、阴部、有大血管分布等部位不宜选用直接灸法，对于妊娠期妇女的腹部及腰骶部不宜施灸。

（6）在施灸或温针灸时，要注意防止艾火脱落，以免造成皮肤及衣物的烧损。灸疗过程中，要随时了解患者的反应，及时调整灸火与皮肤间的距离，掌握灸疗的量，以免造成施灸太过，亦可引起灸伤。灸后若局部出现水泡，只要不擦破，可任其自然吸收。若水泡过大，可用消毒针从泡底刺破，放出水液后，再涂以龙胆紫药水。

（7）施术的诊室，应注意通风，保持空气清新，避免烟尘过浓，污染空气，伤害人体。

第二章 >>>
临床应用

第一节　内科疾病

一、痹证

痹证是由于风、寒、湿、热等邪气闭阻经络，影响气血运行，导致肢体筋骨、关节、肌肉等处发生疼痛、重着、酸楚、麻木，或关节屈伸不利、僵硬、肿大、变形等症状的一种疾病。轻者病在四肢关节肌肉，重者可内舍于脏。

（一）病因病机

1. 病因

（1）外因

①感受风寒湿邪　久居潮湿之地、严寒冻伤、贪凉露宿、睡卧当风、暴雨浇淋、水中作业或汗出入水等。

②感受风湿热邪　久居炎热潮湿之地，外感风湿热邪。

（2）内因

①劳逸不当　劳欲过度，激烈活动后感邪。

②久病体虚　老年体虚，病后、产后气血不足。

2. 病机

风、寒、湿、热、痰、瘀等邪气滞留肢体筋脉、关节、肌肉，经脉闭阻，不通则痛，是痹证的基本病机。

（二）辨证

		风寒湿痹			风湿热痹证	痰瘀痹阻证	肝肾亏虚证
		行痹	痛痹	着痹			
症状	主症	肢体关节酸痛，游走不定	肢体关节紧痛不移，遇寒痛增，得热痛减	肢体关节重着，酸痛	肢体关节红肿灼热剧痛	肌肉关节刺痛，固定不移	关节屈伸不利，肌肉瘦削，腰膝酸软
	兼症	发病初期肢节亦红亦肿，屈伸不利，或恶风，或恶寒	关节屈伸不利，局部皮色不红，触之不热	肢体关节肿胀，痛有定处，手足沉重，活动不便，肌肤麻木不仁	关节痛不可触，得冷稍舒，多伴有发热恶风口渴尿黄烦闷不安等全身症状	关节肌肤暗紫肿胀，按之较硬，肢体顽麻或重着，或关节僵硬变形，有硬结瘀斑，面色黯黎，眼睑浮肿，或胸闷痰多	或畏寒肢冷，阳痿，遗精，或骨蒸劳热，心烦口干
	舌脉	舌苔薄白，脉浮或缓	舌质淡，苔薄白，脉弦紧	舌质淡，苔白腻，脉濡缓	舌质红，苔黄腻，脉滑数或浮数	舌质紫黯或有瘀斑，苔白腻，脉弦涩	舌质淡红，苔薄白或少津，脉沉细弱或细数
治法	治则	祛风通络，散寒除湿	温经散寒，祛风除湿	除湿通络，祛风散寒	清热通络，祛风除湿	化痰行瘀，蠲痹痛络	培补肝肾，舒筋止痛
	取经	局部取穴并根据部位循经选穴					

（三）治疗
【取穴】

主穴	配穴	
	分型	取穴
阿是穴、局部取穴	行痹	风池、膈俞、血海、太冲
	痛痹	大椎、肾俞、关元
	着痹	阴陵泉、足三里、脾俞

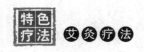

续表

主穴	配穴	
	分型	取穴
阿是穴、局部取穴	风湿热痹	大椎、曲池、合谷
	痰瘀痹阻证	丰隆、血海
	肝肾亏虚证	肝俞、肾俞

【方法】

（1）温和灸　每穴可灸 15～20 分钟，每日 1 次，10 次为 1 个疗程。

（2）隔姜灸　每穴可灸 3～5 壮，每日 1 次，10 次为 1 个疗程。

（3）穴位直接灸　取干燥桃枝，做成长 17～20cm，粗如拇指的木棍。先用棉纸 3～5 层，衬垫于患处（以压痛最明显处为佳，或循经取穴）。将桃枝蘸麻油点燃，吹息火焰，隔着棉纸趁热实按于穴位或患处上。每日或隔日 1 次，每穴按灸至局部出现红晕为度。

（4）药物艾炷瘢痕灸　取纯净陈艾绒 1000g，硫黄、防风、苍术、石菖蒲、小茴香、藿香、枫球、陈皮各 50g，麝香 1g，研极细末，密贮瓶装。施灸前可将药制艾绒搓捏成绿豆大小之艾炷数个备用。每次选用 2～4 个穴位，常规消毒后，用 2% 普鲁卡因，每穴皮内注射 0.5～1ml，即可在皮丘上安放艾炷施灸，根据部位及病情每穴每次施灸 10～100 壮，使成焦痂，边缘表皮收缩为度，上盖无菌纱布，并促其疮发。

（5）吴茱萸敷灸　将吴茱萸粉碎为极细末，贮瓶备用。先取药末适量，加入黄酒拌匀，放锅内加温炒热，然后搅如糊膏状。敷灸时去药糊趁热摊于数块青布上，分别贴于穴位处，冷后再换。每次选用 2～4 个穴位，每日敷灸 1～2 次，5 次为 1 个疗程。

（6）荆防蒸气灸　取荆芥、防风、艾叶、大蒜（去皮）各 30g，将上药放入盆中加水煮沸后，将患部置盆上熏灸。每次熏灸 1～2 小时，熏灸后用干毛巾擦干患部，并防止受凉。每日熏灸 1 次，5 次为 1 个疗程，疗程间隔 3 天。

（四）临床荟萃

【医案精选】

1. 殷某，女，50 岁，工人。初诊 1954 年 5 月 11 日。患者自诉右腿冷痛 3 个多月，加重月余，痛由右胯向足跟呈放射性疼痛，膝关节伸屈不利，步履艰难，天阴下雨疼痛加剧。时值暑天，仍穿绒裤，夜睡需盖棉被，脉象沉紧，舌淡苔白。诊为"寒痹"。治宜温经散寒，疏经通络。取穴：环跳、足三里、绝骨（均用补法），隔日 1 次。经针刺 3 次后疼痛减轻，关节屈伸自如，能自行上二楼就诊，但冷感未见好转。8 月 18 日改用艾炷灸阳陵泉，灸至 20 壮时，热感沿足少阳胆经感传，先向下传至足外踝以下，上传至风市穴。灸至 50 壮时右腿发热，微微汗出，经 3 次灸治，右腿冷痛感全部消失。

按　此案初用针刺，虽效但冷感未能解除，依据"针所不为，灸之所宜"，改用灸法而收良效。《千金翼方》载"凡病皆由血气塞滞不得宣通，针以开导之，灸以温暖之。"艾灸通过腧穴，使热力直透肌肤，以发挥调和气血，温经通络，助阳散寒作用，从而达到治愈"寒痹"目的的。［郝少杰．陕西中医，1985，6（9）］

2. 肖某，男，45 岁，于 1983 年 7 月就诊。主诉：受伤后左侧臀部疼痛，呈牵引性痛，痛至下肢足趾，近来又出现刺痛，需卧床不能行走，趾麻木，经某医院检查，发现腰椎增生，诊为左坐骨神经痛，多方治疗效不显著，属痹证，予明灯爆灸法治疗。取穴：环跳、殷门、承山、委中、足三里、肾俞、申脉，每天灸 1 次，连续 10 天后疼痛减轻，可拄杖行走，趾麻减轻。再灸 10 天后，左侧从臀部至下肢痛及麻木基本消失。随访半年，未见复发。

按　本病的发生，主要是由于卫外不固，腠理空疏，涉水感寒，汗出当风，坐卧湿地，使风寒湿邪乘虚侵入，引起经脉闭阻，气血运行不畅所致。用温针灸治之，取其祛风除湿散寒之因，从而达到治疗该病的目的。（谭支绍《中国民间灯火灸疗法》）

【验方验法】

苏霞报道，采用隔物温和灸治疗肝肾不足、筋脉瘀滞型膝骨关节炎，取足三里、膝眼等穴。将附子饼置于穴区，用自制艾灸器将艾条悬置距附子饼 1cm 上方点燃，每穴灸约 30 分钟，使穴位皮肤泛红而不灼伤为度，每周连续治疗 6 天。30 例患者经 4 周治疗后，治

愈 24 例，显效 3 例，有效 1 例，总有效率为 93.3%。（湖北中医学院硕士学位论文. 2007 年）

【名家论坛】

广东省名中医陈全新教授认为痹证应在辨证明确的前提下，采用整体与局部相结合的取穴原则。急性期选病变关节远隔或临近循经所过的穴位，慢性期可选邻近或局部循经所过的穴位，然后根据临床辨证分型，行痹配伍风穴，如风池、风门、风市等，以祛风邪；痛痹配伍局部"阿是穴"，适当选配肝俞、脾俞、肾俞、膈俞等背俞穴及大椎、足三里等，针灸并施；着痹配伍五脏背俞穴及关元、气海、三阴交等穴；热痹适当配伍解热穴，如曲池、大椎、合谷等，速刺商阳、委中出血。

（五）注意事项

（1）灸法治疗痹证有较好的效果，尤其对风湿性关节炎。由于类风湿关节炎病情缠绵反复，属于顽痹范畴，非一时能获效。

（2）本病应注意排除骨结核、肿瘤，以免延误病情。

（3）患者平时应注意关节的保暖，避免风寒湿邪的侵袭。

二、腰痛

腰痛又称"腰脊痛"，是指因外感、内伤或挫闪导致腰部气血运行不畅，或失于濡养，引起腰脊或脊旁部位疼痛为主要症状的一种病证。

（一）病因病机

病因：外邪侵袭，体虚年衰，跌扑闪挫。

病机：外感腰痛：外邪痹阻经脉，气血运行不畅。

内伤腰痛：肾精气亏虚，腰府失其濡养和温煦。

病位：腰，与肾及足太阳，足少阴，任督冲带等经脉密切相关。

病性：感受外邪与外伤腰痛属实，内伤腰痛属虚，亦可见虚实夹杂之证。

（二）辨证

		寒湿腰痛	湿热腰痛	瘀血腰痛	肾虚腰痛	
					肾阴虚	肾阳虚
症状	主症	腰部冷痛重着，每遇阴雨天或腰部感寒后加剧，痛处喜温	腰部疼痛，重着而热，暑湿阴雨天气症状加重，活动后或可减轻	腰痛如刺，痛处固定，日轻夜重，痛处拒按	腰部隐隐作痛，酸软无力，缠绵不愈	腰部隐隐作痛，酸软无力，缠绵不愈，局部发凉，喜温喜按，遇劳更甚
	兼症	转侧不利，静卧痛势不减，体倦乏力，肢末欠温，食少腹胀	身体困重，口渴不欲饮，口苦心烦，小便短赤	轻者俯仰不利，重者不能转侧，面晦唇黯，或伴血尿。部分患者有跌仆闪挫史	心烦少寐，口燥咽干，面色潮红，手足心热	少腹拘急，面色㿠白，肢冷畏寒
	舌脉	舌质淡，苔白腻，脉沉而迟缓	苔黄腻，脉濡数或弦数	舌质暗紫，有瘀斑，脉涩	舌红少苔，脉弦细数	舌质淡，脉沉细无力
治法	治则	散寒行湿，温经通络	清热利湿，舒筋止痛	活血化瘀，通络止痛	滋补肾阴，濡养筋脉	补肾壮阳，温煦经脉
	取经	足太阳膀胱经、督脉、带脉和肾经（贯脊属肾）				

（三）治疗
【取穴】

主穴	配穴	
	分型	取穴
阿是穴、委中、肾俞、腰阳关	寒湿腰痛	大椎、环跳、昆仑
	湿热腰痛	大椎、曲池、合谷
	瘀血腰痛	膈俞、血海、志室、腰眼
	肾虚	命门、腰眼、上髎

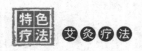

【方法】

（1）温和灸　每穴灸 10～15 分钟，每日灸 1 次，3～5 次为 1 个疗程。

（2）艾炷灸　每穴灸 3～5 壮，肾俞穴可灸至 10 壮，每日灸 1 次，3～5 次为 1 个疗程。

（3）隔附子饼灸　每穴灸 5 壮，肾俞、腰阳关可灸 10～15 壮，每日灸 1 次，3～5 次为 1 个疗程。

（四）临床荟萃

【医案精选】

吴某，男，36 岁，住泰兴县，1981 年 10 月 4 日诊。自述长期搞航运工作，感受风寒水湿，以致腰腿酸痛，遇阴雨或天冷则发作尤剧，病延三年，屡治未愈。诊得两手脉象浮缓而濡，舌苔白腻，证属寒湿腰痛。原由寒湿之邪阻滞足太阳之络，使腰部气血运行失常所致。治以祛寒散湿。乃取肾俞、腰阳关、环跳（针上加灸）、腰眼（艾灸）、委中（针），施以泻法，留针 20 分钟，每日 1 次，共治 10 天而告痊愈。

按　腰痛，是指以腰部疼痛为主要症状的病证。其疼痛部位在脊中，或在一侧，或两侧均痛，是临床上常见证候之一。本病是因风寒湿之邪客于经络，以致腰部气血运行失畅，针灸治疗本病，取其祛寒湿通经活络，从而使多年痼疾治愈。（肖少卿.《中国针灸处方学》）

【验方验法】

周红勤等运用针刺配合艾灸箱灸治疗腰椎间盘突出症，取病变椎间盘相应的夹脊穴及患侧的膀胱经、胆经、肾经俞穴为主，如腰俞、肾俞、大肠俞，局部夹脊穴、环跳、委中、昆仑等。根据病情取双侧或单侧俞穴，患者取俯卧位。俞穴局部皮肤常规消毒后，选取适当长度的毫针垂直进针，待患者产生向下放射感时停止进针，刺激强度以患者可耐受为度，每 10 分钟行针 1 次，留针 30 分钟。然后将每根艾条平均分成 5 段，点燃后四段均匀摆放于自制艾灸箱四角，中间一段摆放于纱网中央，并将灸箱牢固平稳用橡皮绷带固定于腰部针刺部位并加盖，视患者之感觉调节通风量，艾条燃尽即可。每日 1 次，10 次为 1 个疗程，休息 3 天后再行下 1 个疗程。56 例患者经过 1～3 个疗程的治疗，显效 27

例，有效24例，无效5例，有效率为91.1%，治疗后随访半年，无1例复发。[周红勤，等.中医学报，2011，26（154）]

【名家论坛】

南京中医药大学肖少卿教授认为腰痛的病因病机有二：一为寒湿腰痛，乃因风寒水湿之邪客于经络，以致使腰部气血运行失畅所致。二为肾虚腰痛，则因房劳损肾，精气损耗，肾虚不能荣其外府所致。治疗寒湿腰痛，以取足太阳、督脉经穴为主，如肾俞、腰阳关、委中，针用平补平泻，加灸；肾虚腰痛者，以腰部俞穴及足少阴经穴为主，如命门、志室、太溪，肾阳虚者针、灸并用，肾阴虚者则单用针刺。

（五）注意事项

（1）艾灸治疗腰痛因病因不同，疗效常有差异。风湿性腰痛和腰肌劳损疗效最好；腰椎病变和椎间盘突出引起的腰痛，可明显缓解症状；腰部小关节周围的韧带撕裂疗效较差；内脏疾患引起的腰痛要以治疗原发病为主；因脊柱结核、肿瘤等引起的腰痛，则不属针灸治疗范围。

（2）平时常用两手掌根部揉按腰部，早、晚各1次，可减轻和防止腰痛。

（3）对于椎间盘突出引起的腰痛可配合推拿、牵引等疗法。

三、坐骨神经痛

坐骨神经痛是指沿坐骨神经通路（腰部、臀部、大腿后侧、小腿后外侧及足外侧）以放射性疼痛为主要特点的综合征。

（一）病因病机

病因：腰部闪冲，外伤，劳损，外邪侵袭。

病机：气滞血瘀，不通则痛。

病位：肾。

病性：虚证，实证，虚实夹杂证。

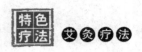

（二）辨证

		根性坐骨神经痛	干性坐骨神经痛
症状	主症	自腰部向一侧臀部、大腿后侧、小腿后外侧直至足背外侧放射，腰骶部、脊柱部有固定而明显的压痛、叩痛	腰痛不明显，臀部以下沿坐骨神经分布区疼痛，在坐骨孔上缘、坐骨结节与大转子之间、腘窝中央、腓骨小头下、外踝后等处有压痛
	兼症	小腿外侧、足背感觉减退、膝腰、跟腱反射减退或消失、咳嗽或打喷嚏等导致腹压增加时疼痛加重	小腿外侧足背感觉减退，跟腱反射减退或消失，腹压增加时无影响
	舌脉	舌暗，苔薄，脉弦涩	舌暗，苔薄，脉弦
治法	治则	通筋活络，疏筋止痛	疏筋活络，通经止痛
	取经	以足太阳膀胱、足少阳胆经及局部取穴为主	以足太阳膀胱、足少阳胆经和阿是穴为主

（三）治疗

【取穴】

主穴	配穴	
	分型	取穴
阿是穴、环跳、秩边	根性坐骨神经痛	腰夹脊、肾俞、腰阳关
	干性坐骨神经痛	委中、承山、昆仑

【方法】

（1）无瘢痕灸　每穴可灸 3~7 壮，急性期每日 1 次，疼痛缓解后可隔日 1 次，6 次为 1 个疗程。

（2）隔姜灸　每穴每次施灸 5~7 壮，艾炷如枣核或蚕豆大，每日 1 次，7~10 次为 1 个疗程，疗程间隔 3~5 天。

（3）温和灸　每穴每次施灸 10~20 分钟，每日 1~2 次，或隔日 1 次，7~10 次为 1 个疗程，疗程间隔 3~5 天。

（4）灯火灸　每穴灸 1 壮，每日 1 次，10 日为 1 个疗程。

（5）吴茱萸敷灸　将吴茱萸粉碎为极细末，贮瓶备用。先取药末适量，加入黄酒拌匀，放锅内加温炒热，然后搅如糊膏状。敷灸时取药糊趁热摊于数块青布上，分别贴于穴位上，冷后再换。每次选用 2～4 个穴位，每日敷灸 1～2 次，5 次为 1 个疗程。

（四）临床荟萃

【医案精选】

宋某，女，62 岁，工人，2000 年 7 月 9 日初诊，自诉左下肢疼痛 10 年，近 4 天加重，以大腿后侧及小腿外侧为主，伴有左脚背发凉感，曾用双氯灭痛口服，贴风湿止痛膏无效，故来诊。查：环跳、阳陵泉处压痛明显，直腿抬高试验（＋），X 光片示腰 4、腰 5 退行性改变，诊断为坐骨神经痛。主穴取腰 2～5 夹脊，秩边、环跳、阳陵泉、昆仑；配穴用承扶、殷门、委中、承山、解溪。均取患侧。采用卧位，针刺上述穴位产生针感后，将针尾套上纸片，再套入艾卷（距皮肤约 3cm），从艾卷下端点燃，待燃尽后除去残灰。在温针灸的同时，护士手持点燃的艾卷在患侧坐骨神经分布区向左右方向移动或反复旋转施灸。艾卷点燃端与患者皮肤保持一定距离，以患者有灼热感为宜，直至温针灸结束为止，留针片刻后拔针。每日 1 次，10 次 1 个疗程，1 个疗程后患者自觉症状明显减轻，休息 2 天进行第 2 个疗程后痊愈。1 年后随访，未复发，效果满意。

按　本病属中医学"痹证"范畴。《素问·痹论》："风寒湿三气杂至，合而为痹也。"《诸病源候论》认为本病与少阴阳虚、风寒着于腰部、劳役伤肾、坠堕伤腰、寝卧湿地等五种情况有关。各种原因导致的坐骨神经痛多以经络阻滞为基本病理变化。温针灸配合回旋灸对各种原因所致的坐骨神经痛都有改善血液循环，解除肌肉痉挛，控制炎症，缓解疼痛等作用。年青患者治疗效果较佳。治疗中尤其注意针刺时要使针感下传，可除深邪远痹，也为温针灸提供条件，同时回旋灸法要使患者局部有灼热感，尤其是局部凉感明显部位。[于志国. JCAM. 2002，18（1）]

【验方验法】

张雪琳报道，温针灸治疗原发性坐骨神经痛，主穴选择环跳、秩边、委中、承山、阳陵泉；伴发腰骶部疼痛患者加刺大肠俞、关元俞，伴发足背疼痛加刺昆仑、足临泣。在常规针刺的基础上，大肠俞、关元俞、环跳、承山加用灸法。每天 1 次，10 次为 1 个疗程，1 个疗程休息 2 天再进行下 1 个疗程。38 例患者中显效 32 例，有效

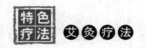

5例，无效1例，总有效率97.37%。[张雪琳．齐齐哈尔医学院学报，2010，31（18）]

【名家论坛】

张涛清教授认为，针灸是治疗坐骨神经痛比较理想的方法，只要辩证准确，选穴恰当，手法熟练，就可收到疗效。针对寒邪侵袭型腰腿痛，张教授主张取患侧肾俞、关元、环跳、阳陵泉、绝骨、承山、足三里等穴。环跳、阳陵泉、承山、足三里等穴的针感向下散之足背足尖。肾俞、关元益火之源，似阳光一布而阴霾尽消；环跳疏通经络气血的闭滞，使经气流畅；阳陵泉为筋之会穴，可使筋脉通畅，气血调和；绝骨蠲痹痛；足三里健运脾胃；承山舒筋和畅以利寒湿，诸穴合用，以达镇痛消炎之目的。

（五）注意事项

（1）灸法治疗坐骨神经痛效果显著。如因肿瘤、结核等引起者，应治疗其原发病；腰椎间盘突出引起的可配合牵引或推拿治疗。

（2）急性期应卧床休息，椎间盘突出者须卧硬板床，腰部宜束阔腰带。

（3）劳动时须采取正确姿势。平时注意防寒保暖。

四、痿证

痿证是以肢体筋脉弛缓、软弱无力，日久因不能随意运动而致肌肉萎缩的一种病证。临床上以下肢痿弱较为多见，故称"痿躄"。"痿"指肢体痿弱不用，"躄"指下肢软弱无力，不能步履之意。

（一）病因病机

1. 病因

（1）感受温毒　温热毒邪内侵，或病后余邪未尽，低热不解，或温病高热持续不退。

（2）湿热浸淫　久处湿地或涉水冒雨，感受外来湿邪。

（3）饮食所伤　素体脾胃虚弱或饮食不节，劳倦思虑过度，或久病致虚。

（4）久病房劳　先天不足，或久病体虚，或房劳太过。

（5）血脉瘀阻　劳作不慎，跌打损伤。

2. 病机

内脏精气损伤，肢体筋脉失养。

3. 病位

筋脉肌肉，根底在于五脏虚损。

4. 病性

本病以热证虚证为多，亦可见虚实夹杂。

（二）辨证

<table>
<tr><th colspan="2"></th><th>肺热津伤证</th><th>湿热浸淫证</th><th>脾胃虚弱证</th><th>肝肾亏损证</th><th>脉络瘀阻证</th></tr>
<tr><td rowspan="3">症状</td><td>主症</td><td>病起发热，或热退后突然出现肢体软弱无力，咽干呛咳</td><td>四肢痿软，肢体困重，足胫热蒸，尿短赤涩</td><td>肢体痿软无力，食少，便溏</td><td>起病缓慢，下肢痿软无力，腰脊酸软，不能久立</td><td>四肢痿软，肌肉消瘦，手足麻木不仁</td></tr>
<tr><td>兼症</td><td>皮肤干燥，心烦口渴，小便黄少，大便干燥</td><td>发热，胸闷脘痞，肢体麻木，微肿</td><td>腹胀，面浮，面色不华，气短，神疲乏力</td><td>下肢痿软，甚则步履全废，腿胫大肉渐脱，目眩发落，耳鸣咽干，遗精或遗尿，或见妇女月经不调</td><td>四肢青筋暴露，伴有肌肉活动时隐痛不适舌痿不能伸缩</td></tr>
<tr><td>舌脉</td><td>舌质红，苔黄，脉细数</td><td>舌质红，苔黄腻，脉濡数或滑数</td><td>舌淡，苔薄白，脉细弱</td><td>舌红少苔，脉细数</td><td>舌质暗淡或有瘀点瘀斑，脉细涩</td></tr>
<tr><td rowspan="2">治法</td><td>治则</td><td>清热润燥，养阴生津</td><td>清热利湿，通利经脉</td><td>补中益气，健脾升清</td><td>补益肝肾，滋阴清热</td><td>益气养营，活血行瘀</td></tr>
<tr><td>取经</td><td colspan="5">以手、足阳明经为主</td></tr>
</table>

（三）治疗

【取穴】

<table>
<tr><th rowspan="2">主穴</th><th colspan="2">配穴</th></tr>
<tr><th>分型</th><th>取穴</th></tr>
<tr><td rowspan="5">足三里、三阴交、髀关、阳谷</td><td>肺热津伤</td><td>曲池、太渊、下巨虚</td></tr>
<tr><td>湿热浸淫</td><td>中脘、阴陵泉、曲池</td></tr>
<tr><td>脾胃亏虚</td><td>脾俞、气海、解溪</td></tr>
<tr><td>肝肾亏损</td><td>肝俞、肾俞、阳陵泉、绝骨</td></tr>
<tr><td>痰瘀阻络</td><td>肾俞、曲池、血海、梁丘</td></tr>
</table>

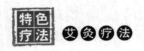

【方法】

（1）艾炷灸　每穴可灸 3 ~ 5 壮，每日 1 次，15 次为 1 个疗程。

（2）温和灸　每穴可灸 10 ~ 20 分钟，每日 1 次，10 次为 1 个疗程。

（3）隔山药灸　取生山药用淡盐水浸泡 10 分钟，切成 0.2cm 薄片，置穴上，上放艾炷灸 4 ~ 8 壮，每日 1 次，10 次为 1 个疗程。

（4）温针灸　每穴可灸 10 ~ 15 分钟，每日 1 次，10 次为 1 个疗程。

（四）临床荟萃

【医案精选】

孙某，男，5 岁，于 1980 年 10 月 15 日初诊。代诉：1980 年 8 月无诱因而发现孩子眼斜，继则呼吸困难，急诊入院，诊为"格林 - 巴利综合征"。经抢救治疗脱险，而遗留四肢软瘫，遂来我院就诊。查患儿神志清，营养中等，心肺正常，肝脾未触及，上下肢全瘫，不能坐立，腹壁反射存在，膝腱、肱二头肌反射均消失，感觉正常。舌淡苔白，脉细数。证属气血虚所致的痿证。治取阳明经曲池、合谷、足三里等穴，加益气养营，强壮之身柱、气海穴。约经 2 周的针刺，症状虽有好转，但进步不快。遂以麦粒艾炷灸气海、曲池、足三里、身柱，每日 1 次，每次灸 7 ~ 10 壮。在第 3 次施灸时，误烧伤了足三里，但次日出现了明显效果，患儿可以搀扶站立。经 3 个月的每日灸及隔日针刺而告痊愈。1981 年 4 月随访该孩满街跑玩。

按　痿证多由外受风热，侵袭于肺，耗伤肺之津液，致筋脉失去濡润；或由湿热蕴蒸阳明，阳明受病则宗筋弛缓，不能束筋而利关节；或因病久体虚，房室过度，肝肾精气亏损，筋脉失于营养，均能引起本病。本病例因患儿气血虚，用针刺、灸法治疗该病，以疏调气血，从而取的很好的治疗效果。（刘冠军.《现代针灸医案选》）

【验方验法】

复旦大学附属中山医院冷美珍针灸结合治疗痿证，主穴取肩髃、曲池、手三里、合谷、环跳、髀关、梁丘、足三里、解溪、阴陵泉、商丘、内庭、中脘、胃俞、三阴交。肺热者配尺泽、肺俞；湿热者配阴陵泉、商丘；肝肾亏损者配肝俞、肾俞和太冲、太溪、悬钟。湿热者只针不灸，肝肾阴亏者，针用补法并灸，其中中脘、胃俞、足三里、手三里用温针。隔日1次，10次为1个疗程。20例患者3个疗程后痊愈14例，显效3例，好转2例，无效1例，总有效率95%。痊愈者随访3年未复发。[冷美珍. 上海针灸杂志，2003，22（10）]

【名家论坛】

韩云教授认为痿证的临床表现在局部，本在脾胃，故临床取穴应取患侧肩髃、曲池、合谷，疏通经气，通畅气血；并针对病损经筋取其相应腧穴，取内关、曲泽疏通厥阴经气，后溪、腕骨疏通太阳经气；病变脏腑在脾胃，取足三里、三阴交补益后天之气，使津血化生有源，筋脉得养。诸穴相伍，共奏健脾益气、活血养血、疏通经气、濡养经筋之功。

（五）注意事项

（1）灸法治疗本病有较好的疗效，但疗程较长。

（2）本病在急性期应注意休息，饮食应富含营养且易于消化。

（3）本病可出现肢体瘫痪，卧床期间应经常翻身，防止褥疮，应加强主动及被动的肢体功能锻炼。

五、中风后遗症

中风后遗症是脑出血和脑梗死等急性脑血管性疾病发生后常见的一组临床综合症状。临床表现以"三偏"、言语障碍、吞咽障碍、认知障碍、日常活动能力障碍以及大小便障碍为特征。本病冬季易发，多见于老年人。

（一）病因病机

病因：内伤积损，劳欲过度，饮食不节，情志所伤，外感时邪。

病机：阴阳失调，气血逆乱。

病性：多属本虚标实。

病位：在心脑，与肝肾密切相关。

（二）辨证

		风痰瘀阻	气虚络瘀	肝肾亏虚
症状	主症	口眼歪斜，舌强语謇或失语，半身不遂	肢体偏枯不用	半身不遂，患肢僵硬，拘挛变形，舌强不语
	兼症	肢体麻木	肢软无力，面色萎黄	偏瘫，肢体肌肉萎缩
	舌脉	苔滑腻，舌暗紫，脉弦滑	舌质淡紫或有瘀斑，苔薄白，脉细涩或细弱	舌红脉细或舌淡红脉沉细
治则	治则	搜风化痰，行瘀斑通络	益气养血，化瘀通络	滋养肝肾
	取经	以手足阳明经、足太阴脾经为主		

（三）治疗

【取穴】

主穴	配穴	
	分型	取穴
百会、天窗、悬钟、阳陵泉、足三里	口角歪斜	地仓、颊车
	肢麻	隐白、神庭
	上肢功能障碍	肩髃、曲池
	下肢功能障碍	环跳
	足内翻	丘墟
	软瘫	气海、肝俞、脾俞
	硬瘫	中脘、巨阙、肝俞

【方法】

（1）艾条温和灸　每穴 20~30 分钟，每日 1~2 次，1 个月为 1 个疗程。

（2）艾条雀啄灸　每穴 10~20 分钟，隔日 1 次，1 个月为 1 个疗程。

（3）艾炷隔姜灸　每穴 5~7 壮，隔日 1 次，1 个月为 1 个疗程。

（4）艾炷隔盐饼灸　每穴 5~7 壮，隔日 1 次，10 日为 1 个疗程。

（5）艾炷瘢痕灸　选2~3穴，隔日1次，1个月为1个疗程。

（6）瘫痪饼敷灸　取穿山甲、大川乌头、红海蛤各60g，共研细末。每次取用1.5g，葱汁调制成药饼，贴于涌泉、阳陵泉、足三里、曲池、合谷等穴。每3天贴洗1次，以病愈为止。

（四）临床荟萃

【医案精选】

高某，女，72岁。中风2年，右半身不遂。右手不以握物，右臂不能上举，右下肢尚能勉强移步，头脑糊涂，语言不利，见亲人流泪，但呼不出姓名。北京某医院诊断为中风后遗症，脑血管精神病。1990年8月14日来我处求治。查血压：16/10kPa。舌淡苔白，脉弦细。作中风偏瘫痴呆治疗。因疗程较长，患者来诊不便，故拟灸治处方：涌泉、足三里，嘱家人以艾条熏灸器灸之。第一天灸右侧两穴，第二天灸左侧两穴。两侧穴位交替施灸，每天1次，每次灸30分钟。3个月后，患者竟能呼出女儿的名字，并能与用简单的对话。右手已能握物、梳头，走路也有明显进步。追访：两年之内情况良好。

按　中风偏瘫，以上肢为难治。并发脑血管性痴呆，治疗更为棘手。足三里为足阳明合穴，主行一身之气血；涌泉为足少阴井穴，滋肾水而涵肝木，醒脑而开窍。肾为先天之本，脾为后天之源，仅取两穴而脾肾并治，先天后天共养。上病下治，坚持百余天，竟获佳效。[李明智.四川中医，1994，（7）]

【验方验法】

吴金烨等报道，运用新灸法治疗中风后遗症。穴取百会、手三里、合谷、肾俞、气海、关元、足三里、阳陵泉。操作时保持诊室安静，消除患者恐惧、紧张心态，选择舒适体位。充分暴露探察部位，放松肌肉，均匀呼吸，思想集中，用点燃的艾条，在上述穴位3cm为半径的范围内，距离皮肤3cm左右依次实行往返灸、回旋灸、雀啄灸，当患者感受到艾热发生透热、扩热、传热、局部不热远部热、表面不热深部热及非热现象，如出现上述其中的一条，此点即为热敏点。选取该敏感穴位予以温和灸疗。对热敏点完成一次治疗剂量的施灸时间因人而异，一般从数分钟至45分钟不等。每天1次，10天为1个疗程，4个疗程后评定疗效。参照1996年1月国家中医药管理局脑病急症协作组公布的《中风病诊断与疗效评定标准》，对患者的临床症状进行评分，并以治疗前评分与治疗后的百分数折算法来评定疗效。基本恢复11例，显著进步8例，进步8例，稍进步1例，无变化2例。总有效率93.3%。［吴金烨．中国民族民间医药，2010，（21）］

【名家论坛】

于书庄教授认为脑血管疾病属于中风范畴，是在平素肝肾阴虚或气血亏虚基础上，加之"火"、"虚"等诱因而发病。"火"指火盛，因火盛伤阴，血液粘稠，血流郁滞，故而形成血栓。火盛迫血妄行，故而引起出血，动属阳，故动中发病和舌质红是判断火证（实火、虚火）的依据；"虚"，指气虚，因气虚推动血液运行无力，血流缓慢，故而多在休息（睡眠）时形成血栓。气虚则血失固摄，故而引起出血，静属阴，静中发病和舌质淡是判断气虚证的依据。"火"与"虚"二者引发之病皆形成血瘀，由于血瘀痹阻经脉，而致肢体出现运动功能、感觉功能、语言功能障碍等症状。

（五）注意事项

（1）灸法对于神经功能的康复如肢体运动、语言、吞咽功能等有促进作用，治疗越早效果越好。治疗期间应配合功能锻炼。

（2）中风患者应注意防止褥疮，保证呼吸道通畅。

（3）本病应重在预防，如年逾四十，经常出现头晕头痛、肢体麻木，偶有发作性语言不利，肢体痿软无力者，多为中风先兆，施加强防治。

六、面瘫

面瘫是以口、眼向一侧歪斜为主要表现的病证，又称为"口眼㖞斜"。本病可发生于任何年龄，多见于冬季和夏季。发病急速，以一侧面部发病为多。

（一）病因病机

病因：劳作过度，机体正气不足，脉络空虚，卫外不固，外邪侵袭。

病机：气血痹阻，经筋功能失调。

（二）辨证

		风寒证	风热证	气血不足证
症状	主症	口眼歪斜，一侧面部肌肉板滞、麻木、瘫痪，额纹消失，鼻唇沟变浅	口眼歪斜，额纹消失，鼻唇沟变浅，病侧不能皱眉、触额、闭目、露齿、鼓颊	口眼歪斜，面部肌肉板滞，麻木，额纹消失，鼻唇沟变浅
	兼症	恶寒，无汗，头痛等外感症状	微恶寒，发热	肢体困倦无力，面色淡白，头晕
	舌脉	舌淡，苔薄白，脉浮紧	舌红，苔薄黄，脉浮数	舌淡，苔薄白，脉细弱
治疗	治则	散寒通络，疏调筋经	疏风清热，调筋通络	益气补血，疏调经筋
	取经	以足阳明胃经为主		

（三）治疗
【取穴】

主穴	配穴	
	分型	取穴
合谷、颊车、大椎、地仓	风寒证	风池
	风热证	曲池
	气血不足证	足三里

【方法】

（1）隔姜灸或隔蒜灸　每穴可灸 5～7 壮，每日 1 次，7 次为 1 个疗程。

（2）温和灸　每穴可灸 10～15 分钟，每日 1 次，10 次为 1 个疗程。

（3）天灸（发泡灸）　取斑蝥 3 只，巴豆 3 粒，共研细末，用麻油调成糊状涂于无菌纱布上，分别敷灸地仓、颊车、下关穴，夏天敷 5 小时，冬天敷 8 小时，每次敷灸 2 个穴，7 日 1 次，4 次为 1 个疗程。敷灸后局部出现水疱，用敷料包扎保持清洁，待其自行吸收。

（4）鲜鹅不食草敷灸　取鲜鹅不食草适量，捣烂敷灸患侧面颊，隔日更换1次。

（5）牵正膏敷灸　取蓖麻仁10g，松香30g，分别研为细末备用。取净水1公斤煮沸后，倒入蓖麻仁细末，煮5分钟后，入松香，小火煮3~4分钟，倒入已备好的冷水盆中（水1公斤），收膏。切成约3g大小块状备用。敷灸时先取药块1块。用热水烫软后，摊于小圆布上，敷贴于患侧下关或颊车穴上，胶布固定，每5天换敷1次。

（四）临床荟萃

【医案精选】

景某，女性，35岁，内蒙古鄂托克旗人，住院号33869。患者因右侧口眼㖞斜6个月余，于1992年4月22日以面瘫收入院。当时右额纹变浅，右眼裂小，左鼻唇沟变浅，口角略右偏，露齿时左偏，伸舌居中，右面部呈呆板感。考虑患者病程延久，致瘫痪肌挛缩而口角歪向病侧，名为"倒错"现象。以温针灸翳风穴配合隔姜灸进行治疗，患者取侧卧位，患侧面部朝上。先取翳风穴，常规消毒，用0.35mm×75mm毫针向耳部方向斜刺2~2.5寸，施提插捻转补法，使针感达耳深部。取艾条截1cm段，插于针柄端点燃，燃尽后更换艾段3次，行针15~20分钟取下。另取新鲜生姜，切0.3cm厚的生姜片，姜片上用三棱针扎孔，将艾绒做成2cm高，底径2~3cm大小的圆锥形艾炷放于姜片上并从顶端点燃。分别放置于阳白、四白、颧髎、下关、地仓、颊车穴位处，以患者局部皮肤微红不发疱为宜，共灸3~5壮。3个疗程痊愈出院。

按　《本草正》指出："艾叶，能通十二经……善于温中，逐冷行血中之气，气中之滞"。因此艾灸临床应用广泛，尤其对慢性虚弱疾病及风寒湿邪为患的病证更为适宜。面瘫初期为外感风寒，后期为气血虚弱，气血瘀滞，故针刺加灸能温经通络，行气活血，散寒消肿。生姜味辛性温，配合隔姜灸起到异曲同工之效。[冯新.光明中医，2011，26（3）]

【验方验法】

邵国萍等报道，采用隔药饼灸治疗周围性面瘫，将白附子、僵蚕、全蝎、羌活、白芷、细辛、防风、胆南星、天麻、黄芪、鸡血藤、当归、红花、川芎等中药打成细粉，用药酒、蜂蜜、赋型粉制成大小适度，厚 0.5 ~ 1cm，中间用针均匀扎数个孔的药饼，并把艾绒放在药饼上待用。让患者取舒适体位，选 1 ~ 2 个施灸的穴位，点燃艾绒，灸至肌肤温热，红晕为宜。每 13 灸 1 次，10 次为 1 个疗程。3 个疗程后，68 例患者痊愈 62 例，好转 4 例，无效 2 例，总有效率 97.6%。[邵国萍，等. 光明中医，2011，26（7）]

【名家论坛】

杨甲三教授认为，面瘫的针灸治疗可分为三期，初期即发病 5 ~ 7 天，治疗以远端取穴为主，如合谷、偏历、液门等。面部应尽量少刺激，邻近部位可用翳风、完骨。发病后 8 ~ 20 天为中期，此期治疗应采用浅针多刺的方法。面瘫的病机多为外邪袭络，病位较浅，刺激量切忌过重，深浅以皮下或肌肉浅层为度。经此治疗，多数患者即可治愈或基本治愈。若经 15 ~ 20 天治疗或误治，仍未见效者，属难治病例。治疗仍以浅针多刺为法，适当配合透刺，透刺亦当注意沿皮下或肌肉浅层针刺。

（五）注意事项

（1）面部应避免风寒，必要时应戴口罩、眼罩；因眼睑闭合不全，灰尘容易侵入，每日点眼药水 2 ~ 3 次，以预防感染。

（2）周围性面瘫的预后与面神经的损伤程度密切相关，一般而言，无菌性炎症导致的面瘫预后较好，而由病毒导致的面瘫（如亨特面瘫）预后较差。

七、头痛

头痛是指头部经脉拘急或失养，清窍不利所引起的头痛为特征的一种病证。是临床常见的自觉症状，可单独出现，亦见于多种疾病。

（一）病因病机

病因：感受外邪，情志失调，先天不足或房事不节，饮食劳倦或体虚久病，头部外伤或久病入络。

病机：外感头痛：外邪上扰清窍，壅滞经络，络脉不通。

内伤头痛：肝脾肾三脏功能失调。

病性：外感头痛之病性属表属实，内伤头痛属虚证，亦有虚实夹杂证。

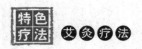

（二）辨证

证型		外感头痛			内伤头痛				
		风寒头痛	风热头痛	风湿头痛	肝阳头痛	血虚头痛	痰浊头痛	肾虚头痛	瘀血头痛
症状	主症	头痛连及项背，常有拘急收紧感	头痛而胀，甚则如裂	头痛如裹	头胀痛，或抽掣而痛，头痛多为两侧	头痛隐隐，缠绵不休	头痛昏蒙重坠	头痛而空	头痛剧烈，或刺痛，经久不愈，痛处固定不移
	兼症	恶风寒，口淡不渴	发热恶风，面红赤，口渴喜饮，大便秘结，小便黄赤	肢体困重，身热不扬，胸闷纳呆，小便不利，大便稀薄	头晕目眩，心烦易怒，面红目赤，口苦胁痛，失眠多梦	面色少华，头晕，心悸怔忡，失眠多梦	胸脘痞闷，纳呆呕恶，眩晕，倦怠乏力	腰膝酸软，眩晕耳鸣，神疲乏力，滑精带下	日轻夜重，头部有外伤史，或长期头痛史
	舌脉	舌质淡红苔薄白，脉浮紧	舌边尖红，苔薄黄，脉浮数	舌质淡红，苔白腻，脉濡	舌红苔黄脉弦数	舌质淡苔薄白脉细弱	舌质淡红苔白腻脉滑或弦滑	舌红少苔脉细无力	舌紫暗有瘀斑瘀点，苔薄白，脉细或细涩
治疗	治则	疏风散寒止痛	疏风清热和络	祛风胜湿通窍	平肝潜阳熄风	养血滋阴，和络止痛	健脾燥湿，化痰降逆	养阴补肾，填精生髓	活血化瘀，通窍止痛
	取经	以局部取穴为主，配合循经远端取穴							

（三）治疗

【取穴】

主穴	配穴	
	分型	取穴
大椎、神庭、风池、太阳	风寒头痛	风府、外关
	风热头痛	曲池、肺俞
	风湿头痛	三阴交
	肝阳头痛	百合、太冲、胆俞
	血虚头痛	气海、血海、足三里
	痰浊头痛	中脘、丰隆、足三里
	肾虚头痛	肾俞、气海、太溪
	瘀血头痛	百会、膈俞

【方法】

（1）艾条温和灸　每穴 15~30 分钟，每日 1 次，3 日为 1 个疗程。

（2）艾条雀啄灸　每穴 10~20 分钟，每日 1~2 次，3 日为 1 个疗程。

（3）艾炷隔蒜灸　每穴 5~7 壮，每日 1~2 次，3 日为 1 个疗程。

（4）生姜敷灸　取鲜姜适量，捣碎（保留姜汁），敷于太阳穴并固定，每日 1 次，每次 1~2 小时，可治风寒头痛和痰湿头痛。

（5）薄荷叶敷灸　取鲜薄荷叶适量，捣烂压贴于穴位上，每日 1 次，每次 1~2 小时，可治风热头痛和肝阳头痛。

（6）灯火灸　每次选 1~3 穴，一般灸治一次即可显效。重者可隔 3~5 天灸治 1 次，3 次为 1 个疗程，可治肾虚头痛。

（四）临床荟萃

【医案精选】

（1）余某，女，73 岁。患者头痛 20 余年反复发作，曾到各医院治疗无效。15 年前经人介绍服解热止痛散开始有效，每日 1 包，后逐渐增加至每日 5~10 包，有时更多，今年以来，感到食之无效，前来就医，余按吴雷氏药线点灸法，3 次疼痛消除。

（2）白某，女，22 岁，外国朋友，瑞士人。患者由朋友带来就诊，自述年幼即头痛，曾在国内多处医院治疗没有明显效果，听朋友介绍要求用中国方法治疗。据其病史、治疗史、应属顽固性头痛。

采用吴雷氏药线点灸治疗 1 个疗程后疼痛消除。后用天正丸巩固疗效，至今未发。

　　按　药线灸是在民间广泛流传的"灯火灸"的基础上发展而来的。药线灸由数种药物组成，因药物的治疗作用使其疗效优于"灯火灸"，且见效更快。丁香、苏合香、麝香等药辛温，芳香开窍祛寒，能行血分之滞，活血散结，开经络之壅遏以止痛，诸药合用共达温经通络散结止痛之效。本法对外感温病和阴虚内热、邪热内炽的头痛不宜，临床需辨证。灸后一般无斑痕、无后遗证。[刁本恕. 针灸临床杂志，1999，15（12）]

　　【验方验法】

　　钟叙春等报道，热敏灸治疗颈源性头痛，治疗时保持诊室安静，诊室的温度保持 20～30℃。消除患者恐惧、紧张心理，选择舒适体位（坐位或俯卧位，充分暴露探察部位，放松肌肉，均匀呼吸，思想集中），先用一支点燃的艾条，以头顶部百会穴、风池穴、颈夹脊穴（C_2～C_7）为中心，3cm 为半径的范围内，距离皮肤 3cm 左右实行回旋灸，当患者感受到艾热发生透热、扩热、传热、局部不热远部热、表面不热深部热及非热现象，如出现上述其中的一种情况，此点即为热敏点，可用记号笔点好位置。用 2 支艾条，规格 23cm×23cm，用胶带纸捆绑，点燃后，在敏化穴单点温和灸，患者自觉热感透至脑内的舒适感，并有热流扩散感，灸至感传消失，医生需用手感受掌握患者皮肤温度（以患者感温热但无灼痛为度），对热敏点，完成 1 次治疗剂量的施灸时间因人而宜，一般多在 40 分钟以上不等，每日 1 次或隔日 1 次，10 天为 1 个疗程。86 例患者经 2 个疗程治疗后，随访 6 个月，结果显示，痊愈 29 例，显效 21 例，有效 25 例，无效 4 例，复发 7 例，痊愈率 30.23%，总有效率 80.23%。[钟叙春，等. 江西中医药，2011，42（338）]

　　【名家论坛】

　　朱汝功教授认为，头为"诸阳之会"，"清阳之府"，又为髓海之所在，居于人体之最高位，五脏精华之血，六腑清阳之气皆上注于头，手足三阳经亦上会于头。若六淫之邪上犯清空，阻遏清阳，或痰浊、瘀血痹阻经络，壅遏经气，或肝阴不足，肝阳偏亢，或气虚清阳不升，或血虚头窍失养，或肾精不足，髓海空虚，均可导致头痛的发生，治疗时必以调神利窍、缓急止痛为基本原则。

（五）注意事项

（1）灸法对某些功能性头痛能够达到治愈的目的。对器质性病变引起的头痛，也能改善症状，但应同时注意原发病的治疗，以免贻误病情。

（2）部分患者由于头痛反复发作，迁延不愈，易产生消极、悲观、焦虑、恐惧情绪，在治疗的同时，应给予患者精神上的安慰和鼓励。

八、眩晕

眩晕是指因清窍失养，临床以头晕眼花为主症的一类病证。眩即眼花，晕是头晕，两者常同时并见。轻者闭目即止；重者如坐车船，旋转不定，不能站立，或伴有恶心呕吐汗出，甚则昏倒等症状。

（一）病因病机

病因：情志不遂；年高肾亏；病后体虚；饮食不节；跌仆损伤，瘀血内阻。

病机：虚者为髓海不足，或气血亏虚，清窍失养。

实者为风或痰瘀扰乱清空。

病位：在头窍，与肝脾肾三脏相关。

病性：以虚证居多，亦有实证或本虚标实证。

（二）辨证

		肝阳上亢证	气血亏虚证	肾精不足证	痰湿中阻证	瘀血阻窍证
症状	主症	眩晕欲仆，耳鸣，头痛且胀	眩晕，动则加剧，遇劳则发	头晕目眩，耳鸣如蝉，久发不已	头重昏蒙，视物旋转	眩晕时作，头痛如刺
	兼症	面红目赤，急躁易怒，肢麻震颤，颜面潮红，口苦，失眠多梦	神疲懒言，乏力自汗，面色无华，唇甲淡白，心悸少寐	健忘，两目干涩，视力减退，胁部隐痛，腰膝酸软，咽干口燥	胸闷作恶，呕吐痰涎，脘腹痞满，纳少神疲	面色黧黑，口唇暗紫，肌肤甲错，健忘，心悸失眠，耳鸣耳聋
	舌脉	舌红苔黄脉弦或数	舌淡苔薄白脉细弱	舌红苔黄脉弦或数	舌苔白腻，脉濡滑	舌暗有瘀斑，脉涩或细涩

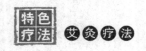

续表

		肝阳上亢证	气血亏虚证	肾精不足证	痰湿中阻证	瘀血阻窍证
治法	治则	平肝潜阳，清火熄风	补益气血，调养心脾	平肝潜阳，清火熄风	化痰祛湿，健脾和胃	祛瘀生新，活血通窍
	取经	以督脉、足少阳胆经为主				

（三）治疗
【取穴】

主穴	配穴	
	分型	取穴
肝俞、曲池、风池	肝阳上亢证	肾俞、三阴交、太冲、阳陵泉
	气血亏虚证	气海、关元、足三里
	肾精不足证	血海、阴陵泉、太溪、复溜、关元
	痰湿中阻证	丰隆、足三里、三阴交
	瘀血阻窍证	血海、膈俞

【方法】

（1）艾条温和灸 每穴可灸15～20分钟，每日灸1次，15次为1个疗程。

（2）艾炷无瘢痕灸 每穴各灸4～5壮，隔日灸1次，5次为1个疗程。

（3）隔姜灸 艾炷如麦粒大，每穴各灸5～7壮，每日或隔日1次，10～15次为1个疗程。

（4）艾炷隔芹菜根灸 用鲜芹菜根切成0.2cm的薄片，置穴上，再放艾炷，艾炷如麦粒大，各灸3～5壮，每日1次，10次为1个疗程。

（5）吴茱萸灸 吴茱萸、醋各适量，先将吴茱萸研末，用醋调敷足心，每日1次，7次为1个疗程。

（四）临床荟萃
【医案精选】

青某，女，52岁，患者近2年常感头晕、疲乏、气短，充分休息后可缓解。患者长期工作繁忙，每天操作电脑约4小时，劳倦频作。近日工作甚劳，头晕、乏力加重，伴心悸、少眠，神疲，面色苍白，唇甲不华，语音低微，饮食尚可，二便正常，舌质淡，苔薄白，脉细弱，素无它病。相关检查指标均正常。中医诊断：眩晕，气血亏虚型。治疗：钟罩灸百会、四神聪穴。灸 30 分钟后患者当即感晕眩消失，疲乏、气短缓解。连灸 5 次，每天 1 次，患者睡眠改善，眩晕消失。

　　按　患者中年职业妇女，已绝经 4 年，体瘦，脑力劳动者，长期过劳。气血亏虚脑失充养而眩晕，钟罩灸百会、四神聪穴后能促进头部血循环，改善周围组织营养则眩晕缓解。这种简便易行的灸法治疗眩晕，不但疗效好、价格低，而且满足了患者不愿口服中药的愿望，减轻了胃肠负担，值得推广。　［余波．上海针灸杂志，2005，24（9）］

　　【验方验法】
　　曾小香等报道，采用隔姜灸治疗颈性眩晕，取穴大椎、完骨、百会穴，将新鲜生姜切成 $3cm \times 3cm \times 0.5cm$ 薄片，在中心用棉签棒穿 4 个小孔，上置艾炷，在上穴皮肤外涂万花油后施灸。当患者感皮肤灼热时，将姜片上提离开皮肤，旋即又放上行灸，反复如此。共灸 3 炷（中型艾炷，高 1cm，底径 0.8cm，重约 1g。用艾条折搓而成），治疗时间约 20 分钟，每天 1 次，10 次为 1 个疗程，休息 2 天继续下 1 个疗程。40 例患者经两个疗程治疗后，痊愈 29 例，显效 10 例，无效 1 例，总有效率 97.5% 。［曾小香．新中医，2004，36（8）］

　　【名家论坛】
　　郑魁山教授认为，治疗眩晕总以针灸风池、百会、神庭、听宫、内关、合谷、丰隆平补平泻，温阳化湿，升清降浊为法。心悸不能入睡配印堂、神门以安神定志；神志昏迷配人中以开窍醒神；耳聋、耳鸣配耳门、听会以清泻肝胆，利窍聪耳；头胀痛、眼球震颤配太阳、攒竹以祛风止痛；恶心呕吐，厌食配中脘、三阴交以平肝和胃。

　　（五）注意事项
　　（1）眩晕发作时，令患者闭目安卧（或坐位），以手指按压印堂、太阳等穴，使头面部经气疏畅，眩晕症状可减轻。
　　（2）痰浊上蒙者应以清淡食物为主，少食油腻厚味之品，以免助湿生痰，酿热生风。避免辛辣食品，戒除烟酒，以防风阳升散之虞。

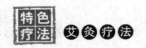

九、高血压病

高血压病是一种常见的慢性疾病，全称为"原发性高血压病"，以安静状态下持续性动脉血压增高为主要表现。本病发病率较高，且有不断上升和日渐年轻化的趋势。病因至今未明，目前认为与遗传、年龄、体态、职业、情绪、饮食等有一定的关系。

根据临床上的主要证候、病程转归以及并发症，本病可归属于中医"头痛"、"眩晕"、"肝风"等范畴。

（一）病因病机

病因：内因：先天禀赋不足，肾精亏虚，阳盛阴虚。

　　　　外因：情志不遂，饮食失节，房事不节，劳倦过度。

病机：脏腑气血阴阳失调，主要为肝肾阴阳失调，肝肾阴虚，肝阳上亢。

病位：心、肝、脾、肾。

病性：多为本虚标实之证，日久可转虚实夹杂或虚证。

（二）辨证

		肝火亢盛证	阴虚阳亢证	痰湿壅盛证	气虚血瘀证	阴阳两虚证
症状	主症	眩晕头痛	眩晕头痛，头重脚轻	眩晕头痛，头重	眩晕头痛	眩晕头痛
	兼症	惊悸，烦躁不安，面红目赤，口苦，尿赤便秘	耳鸣，五心烦热，心悸失眠，健忘	胸闷，心悸，食少，呕恶痰涎	面色萎黄，心悸怔忡，气短乏力，纳差，唇甲青紫	面色萎暗，耳鸣，心悸，动则气急，甚则咳喘，腰腿酸软，失眠或多梦，时有浮肿
	舌脉	舌红，苔干黄，脉弦	舌质红，苔薄白，脉弦细而数	苔白腻，脉滑	舌质紫暗或见有斑点，脉细涩	舌淡或红，苔白，脉细
治法	治则	平肝潜阳	滋阴降火，平肝潜阳	健脾化痰，清利头目	益气养血，化瘀通络	滋阴补阳，调和脏腑
	取经	足厥阴肝经、督脉为主	足少阴肾、足厥阴肝经，督脉为主	足厥阴肝、足太阴脾经，督脉为主	足厥阴肝、手少阴心经，任脉为主	足厥阴肝、足太阴脾经，任脉、督脉为主

（三）治疗

【取穴】

主穴	配穴	
	分型	取穴
曲池、风池、足三里	肝火亢盛证	太阳、风府、阳陵泉
	阴虚阳亢证	肝俞、肾俞、三阴交、太冲
	痰湿壅盛证	丰隆、三阴交
	气虚血瘀证	气海、膈俞、血海
	阴阳两虚证	肝俞、肾俞、关元

【方法】

（1）艾条温和灸 每穴 20～30 分钟，隔日 1 次，10 日为 1 个疗程。

（2）艾炷隔姜灸 每穴 5～7 壮，隔日 1 次，10 日为 1 个疗程。

（3）艾炷隔芹菜根灸 每穴 5～7 壮，隔日 1 次，10 日为 1 个疗程。

（4）温针灸 每穴 20～30 分钟，隔日 1 次，10 日为 1 个疗程。

（5）复方桃仁敷灸 取桃仁、杏仁各 12g，栀子 3g，胡椒 7 粒，糯米 14 粒共捣烂，加一个鸡蛋清调成糊状，于每晚睡前敷灸于涌泉穴，每次敷贴一侧，两足交替 6 日为 1 个疗程。

（6）复方吴茱萸灸 猪胆汁制吴茱萸 100g，龙胆草 50g，明矾 50g，硫黄 20g，朱砂 15g 共研细末用小蓟根汁调成糊状灸于神阙穴，2 天更换 1 次，10 次为 1 个疗程。

（四）临床荟萃

【医案精选】

谢某，男，61 岁。2005 年 6 月 7 日初诊。高血压病病史 6 年，眩晕，头痛，面红目赤，平素情绪易激动，口苦而渴，纳眠差。平时服用降压药物，但血压不稳定，每年需入院治疗两次。近半年来头晕、头痛症状加重，急躁易怒。来诊时测血压 165/100mmHg，大便偏干，小便黄，舌质红，苔微黄，脉弦数。中医诊断：眩晕（肝阳上亢型）。采用隔芪香散灸神阙穴疗法。经治疗 4 次后，患者诸症明显减轻，血压基本维持在 145/90mmHg，治疗 1 个疗程后，头晕、

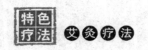

头痛症状消失，面红耳赤、口苦而渴症状减轻，纳眠改善，血压稳定在 140/90mmHg，又巩固 2 个疗程后结束治疗。随访半年未复发。

按 高血压病为西医病名，属于中医学眩晕、头痛、风眩等范围，是临床常见的多因素疾病，也是众多心脑血管病的重要危险因素，其发展可以导致中小动脉血管结构重塑，极易引起心、脑、肾等脏器的器质性病变和功能损害。所以我们不仅要降低血压，还应着眼于改善症状，保护心、脑、肾等重要脏器。肝阳上亢证是高血压病中的常见证型，因此，该证型的深入研究对于高血压病、中风病的防治均有着重要意义。肚脐即神阙穴，为任脉的重要腧穴。中医学认为，脐通五脏六腑，联络全身经脉，《难经·八难》也明确指出脐下肾间动气为"五脏六腑之本，十二经脉之根，呼吸之门，三焦之原"，可见神阙穴是一个具有特殊作用的重要穴位。西医学则证明，脐部皮肤结构的特点最有利于药物吸收，由于我们把生黄芪、三七、五味子等药组成的芪香散采用超微粉碎，使药物的细胞壁被破坏，有效成分可以直接渗透皮肤。在此基础上施以大艾炷灸，可增强局部的血液循行，促进对神阙穴的刺激和药物的透皮吸收，故可提高临床疗效。每次灸后用胶布固封脐中药末 2 天，使药末较长时间的接触局部皮肤，增强药物和皮肤的水合作用以促进药物的持续渗透吸收，可以增强药物和穴位的综合作用。[王宁，等．四川中医，2007，25（4）]

【验方验法】

金日霞等报道，采用灸法治疗原发性高血压，取穴百会、内关、关元、双侧足三里、双侧涌泉穴。选用多功能艾灸仪，每日灸 1 次，施灸材料选用艾绒，每次 30 分钟，温度 40～50℃。30 例患者经 10 日治疗后，血压下降显效者 10 例，有效者 15 例，无效者 5 例，总有效率 83.3%。[金日霞．辽宁中医杂志，2008，35（7）]

【名家论坛】

于书庄认为百会是高血压病的反应点，高血压病患者按百会必痛，治疗时应用艾条雀啄灸，将点燃的艾条从远处向百会穴逐渐移动，当患者感觉到烫时为 1 壮，然后将艾条提起，再重新操作 10 次为 10 壮。两壮之间应间隔片刻，以免患者皮肤发泡。灸百会适合治疗 II、III 期高血压病，中医辨证适宜于虚性者，肝阳上亢者禁用。

（五）注意事项

（1）灸法对 1 期、2 期高血压病有较好的效果治疗。对 3 期高血压可改善症状，但应配合降压药物治疗。高血压危象时慎用针灸。

（2）长期服用降压药物者，灸法治疗时不要突然停药。治疗一段时间，待血压降至正常或接近正常，自觉症状明显好转或基本消失后，再逐渐减小药量。

十、低血压

低血压是指成年人的血压持续低于 90/60mmHg（老年人低于 100/70mmHg）。西医学分为体质性、体位性、继发性三类。体质性低血压最为常见，一般认为与体质瘦弱和遗传有关，多见于 20～50 岁的妇女和老年人；体位性低血压是患者长时间站立或从卧位到坐位、站立位时，因血压调节不良，突然出现血压下降超过 20mmHg，并伴有相应症状；继发性低血压多由某些疾病或药物引起，如腹泻、大出血、风湿性心肌病、心肌梗死、脊髓空洞症、中风、服用降压药或抗抑郁药等。

本病属于中医学"眩晕"、"虚损"的范畴。

（一）病因病机

病因：内因：素体虚弱，禀赋不足。

　　　外因：思虑劳累过度，耗伤气血。

病机：气血亏虚，阳气虚弱，鼓动无力，气血不能充分通达四末，脑失滋养。

病位：心、肺、脾、肾。

病性：以虚证为主。

（二）辨证

		心阳不振证	中气不足证	心肾阳虚证	阳气虚脱证
症状	主症	头晕健忘	头晕	头晕耳鸣	头晕
	兼症	精神萎靡，神疲嗜睡，面色苍白，四肢乏力，手足发凉	气短，自汗，四肢酸软，食欲不振	心悸怔忡，腰膝酸软，汗出肢冷，手足发凉，性欲减退，夜尿多	面色苍白，恶心呕吐，汗出肢冷，步态不稳，不能站立，神志恍惚，甚则晕厥

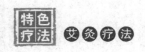

		心阳不振证	中气不足证	心肾阳虚证	阳气虚脱证
症状	舌脉	舌淡、舌体胖嫩，脉沉细或缓而无力	舌淡、苔白，脉缓无力	舌质淡、苔薄白，脉沉细	舌质淡，脉沉细无力
治法	治则	振奋心阳，调和气血	补中益气，调和气血	温补心肾，补肾充髓	温阳化气，回阳固脱
	取经	手少阴心、足太阳膀胱经，督脉为主	手少阴心、足太阴脾经，任脉为主	手少阴心、足少阴肾、足太阳膀胱经为主	任脉、督脉为主

（三）治疗

【取穴】

主穴	配穴	
	分型	取穴
神阙、曲池、足三里、气海	心阳不振证	心俞、厥阴俞、膻中
	中气不足证	脾俞、中脘、胃俞
	心肾阳虚证	内关、心俞、肾俞、太溪
	阳气虚脱证	命门、肾俞、关元

【方法】

（1）艾条温和灸　每穴 15 ~ 30 分钟；可配用指压法：以拇指按住涌泉穴，一面强力按压 6 秒钟，一面慢慢吐气，一压一松，反复 20 次，每日 1 次，10 日为 1 个疗程。

（2）艾条雀啄灸　每穴 10 ~ 20 分钟，隔日 1 次，10 日为 1 个疗程。

（3）艾炷无瘢痕灸　每穴 5 ~ 7 壮，隔日 1 次，10 日为 1 个疗程。

（4）艾炷隔附子饼灸　每穴 5 ~ 7 壮，隔日 1 次，10 日为 1 个疗程。

（四）临床荟萃

【医案精选】

卓某，女，33 岁，于 2007 年 10 月 12 日就诊。主诉：眩晕、倦怠、畏寒 1 年余，加重 5 天。患者 1 年来时感头晕，劳则加重，曾做心电图、血常规、B 超、脑 CT 等多种检查未见异常，经查血压而诊为"原发性低血压"，未予治疗。5 天前因过度劳累诸症加重遂来就诊，查血压 76/55mmHg，面色㿠白，舌淡、苔白，脉沉细，予灸盒灸气海穴治疗，灸治 20 分钟后测血压 90/65mmHg，自述眩晕明显减轻。连灸 1 个疗程，诸症消失，血压维持在 100/70mmHg 左右，随访半年无复发。

按 原发性低血压是指发病机制未明，以动脉收缩压低于 90mmHg、舒张压低于 60mmHg 为特征，且伴有头痛、头晕、失眠健忘、精神萎靡、疲乏无力、心悸、甚或晕厥的一组症候群，又称体质性低血压，与体质虚弱和遗传有关。目前本病治疗，现代医学缺少特异、有效的方法。中医临证本病有舌淡、苔薄，脉沉细弱等症状，与中医的"眩晕""心悸""虚劳"有关，是由先天禀赋不足，加之后天摄生调养不当所致。"无虚不作眩"，本病多见于气虚、阳虚、肾虚体质的人，因先天不足，后天失养，或久病致虚，或思虑过度劳损心脾，致气血不足而引起。而气虚为阳虚之渐，阳虚为气虚之甚，气虚日久亦可致阳虚，故本病的主要病机是气虚或阳虚，升举鼓动无力，清阳不能上升，脑失所养而发病。《铜人腧穴针灸图经》云："气海者……生气之海也。治脏气虚惫，真气不足，一切气疾久不瘥，悉皆灸之。"《针灸资生经》则云："气海者，盖人之元气所生也"，灸气海具有益气助阳、扶正固本、培元补虚之功效。艾叶性温，其味芳香，具有理气血、逐寒湿、温经络的作用，《本草纲目》云："艾叶，生温熟热，纯阳也。可以取太阳真火，可以回垂绝元阳……灸之则透诸经，而治百种病邪，起沉疴之人为康泰，其功亦大矣"。故两者配合，使气血得补，清阳得升，诸症消失。此法简便易行，无痛苦且效果显著，值得临床推广。[梁晓东，等. 中国针灸，2009，29（11）]

【验方验法】

金日霞等报道，采用灸法治疗慢性低血压，取穴神阙、气海、关元、双侧足三里。选用多功能艾灸仪，每日灸 1 次，施灸材料选用艾绒，每次 30 分钟，温度 40～50℃，10 日为 1 个疗程。60 例患者经 1 个疗程治疗后按升压疗效评定，治愈 5 例，显效 19 例，有效 25 例，无效 11 例，总有效率 81.7%；按症状疗效评定，治愈 4 例，显效 23 例，有效 28 例，无效 5 例，总有效率 91.7%。[金日霞，等. 实用中医内科杂志，2009，23（5）]

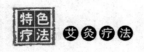

【名家论坛】

湖北中医学院陈邦国教授认为,低血压属于祖国医学中的"眩晕"范畴,其病机多由气血不足、脑失所养所致,以虚证为多见。治当温补气血、健脾固元,使脾肾功能健旺,则气血充沛,脑海得养,则病可愈。故穴取百会以升阳举陷、振奋阳气、安脑宁神;又取关元、气海以培补下元、益气壮阳;足三里能健运脾胃,以资气血生化之源,旺盛后天之本。诸穴同用,补气益血、升举清阳、补元益脑,从而使血压正常。在操作上,点燃艾炷后不吹其艾火,任其自然,待其燃尽乃去之;如是火力微而温和、持久,徐入缓进,药力可透达病所。

(五)注意事项

(1)灸法对本病有较好的升压作用,但因低血压多伴有或继发于相关疾病,因此应明确诊断,积极治疗相关病证,血压过低、病情危急时,应作急救处理。

(2)老年低血压患者,平时行动不可过快过猛。从卧位或坐位起立时,动作应缓慢进行。

(3)患者应积极参加体育锻炼,改善体质,增加营养,多饮水,多吃汤类食品,每日饮食应略多于常人。

十一、贫血

贫血是指周围血液单位容积内红细胞数、血红蛋白量及/血细胞比容低于正常状态,一般以血红蛋白量低于正常参考值95%下限作为诊断标准(成年男性血红蛋白<120g/L,成年女性血红蛋白<110g/L,妊娠妇女血红蛋白<100g/L)。按程度不同可分为轻度贫血(血红蛋白在90g/L与正常参考值下限之间)、中度贫血(血红蛋白在60~90g/L)、重度贫血(血红蛋白在30~60g/L)、极重度贫血(血红蛋白<30g/L)。主要由于血液的生成不足或损耗过多。可以是一种综合征,也可以是许多疾病的一个症状。常见有营养不良性贫血、缺铁性贫血、溶血性贫血、再生障碍性贫血等。

本病属于中医学"血虚"、"虚劳"、"黄胖病"的范畴。

(一)病因病机

病因:内因:素体先天禀赋不足,化源不足。

外因：久病体虚，劳累过度，耗伤气血，或失血过多。

病机：肾精不足，脾胃虚弱，气血生化无源。

病位：脾、胃、心、肾。

病性：以虚证为主。

（二）辨证

		心脾两虚证	脾胃虚弱证	脾肾阳虚证	肾阴亏虚证
症状	主症	面色苍白，倦怠乏力	面色萎黄或淡白，神疲乏力	面色苍白，倦怠乏力	面色苍白，倦怠乏力
	兼症	头晕心悸	纳少便溏	少气懒言，畏寒肢冷，自汗，腰酸腿软，遗精阳痿，月经不调	两颧潮红，头晕目眩，腰膝酸软，咽干喉燥，低热盗汗，五心烦热，失眠，遗精，月经过多或崩漏不止
	舌脉	舌胖而淡、苔薄，脉濡细	舌质淡、苔薄腻，脉细弱	舌胖大而淡，苔薄白，脉沉细	舌质红，苔少，脉弦细
治法	治则	补益心脾、调养气血	补益脾胃，调和气血	补益脾肾，温阳化气	滋阴润燥，补肾养髓
	取经	足太阳膀胱经，督脉为主	足太阴脾、足太阳膀胱经为主	足少阴肾、足太阳膀胱经，任脉为主	足太阴脾、足太阳膀胱经，任脉为主

（三）治疗

【取穴】

主穴	配穴	
	分型	取穴
气海、血海、膈俞、心俞、脾俞、肾俞、悬钟、足三里	心脾两虚	内关、三阴交
	脾胃虚弱	中脘、梁门
	脾肾阳虚	关元
	肾阴亏虚	劳宫、涌泉、太溪

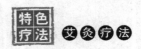
【方法】

（1）温和灸　每穴可灸 5～10 分钟，每日 1 次，10 次为 1 个疗程。

（2）隔姜灸　每穴可灸 5～7 壮，每日 1 次，10 次为 1 个疗程，疗程间休息 3 日。

（3）无瘢痕灸　每穴可灸 3～5 壮，每日 1 次，10 次为 1 个疗程，疗程间可休息 3～5 日。

（4）温针灸　每穴可灸 5～10 分钟，每日 1 次，10 次为 1 个疗程。

（四）临床荟萃

【医案精选】

马某，男，44 岁，邮局职工，1955 年 10 月下旬就诊。主诉：8 个月来心悸气短，头晕，视力模糊、纳差、颜面及下肢浮肿，全身大小不等出血斑。多处求医，均诊为"再生障碍性贫血"。住院用中、西药治疗 5 个多月，诸症不减而出院，慕名来张国威老中医处求治。查体：患者皮肤、眼睑、口唇、指甲均苍白，颜面及下肢浮肿，视物模糊，周身有散在紫斑。舌质淡胖，边有齿痕，舌苔薄白，脉虚芤，化验：红细胞计数 81 万/mm³，白细胞计数 2400/mm³，血小板计数 70000/mm³；网织红细胞绝对计数降低。骨髓象：有核细胞数减少。诊断：虚劳血亏证。治则：健脾补肾，养血生精。取四组穴位施直接灸法。第 1 组穴为足三里、上巨虚、丰隆穴区以促进脾胃运化、益气生血；第 2 组穴为曲池、肘髎、手五里、手三里、手上廉区以增强胃肠功能、生血养血；第 3 组穴为水分、下脘、滑肉门、天枢、膏肓俞、气海、大椎等穴区以健脾利湿、行气消肿，第 4 组穴为督俞、膈俞、肝俞、胆俞、脾俞、肾俞穴区以舒肝健脾、益气生血。每壮艾炷如雀粪大小，上尖底平，直接置于穴位皮肤上。每穴每次灸 7 壮，每组穴连灸 2 天，按 1、2、3、4 组顺序施灸，8 天为 1 个疗程。本例共灸 6 个疗程，前 4 个疗程每完成 1 个疗程，停灸 14 天，后 2 个疗程每完成 1 个疗程停灸 22 天。各穴区间经艾灸后，皮肤泛起红斑，由硬币大小渐扩至银元大小，各穴间红斑逐渐扩大，连在一起，水泡不挑破，待其结痂自落。艾灸期间静心调养，忌食辛辣刺激性食物。6 个疗程后赴医院检查：症状和体征均减轻，化验室检验各项指标略有升高。1956 年 10 月 1 日查：红细胞计数

203 万 mm^3，白细胞计数 $4900/mm^3$，血小板计数 20 万 $/mm^3$，网织红细胞 3.7%。骨髓象报告：骨髓细胞增生旺盛，基本痊愈。现患者年已 70 余岁，仍精神矍铄而健在。

　　按语：再生障碍性贫血，中医称为虚劳血亏，其发病原因多由饮食不调、劳倦内伤，失血过多以致脾气亏虚、心血不足，治以健脾益气、养血。所取四组穴位均为人身之要穴，灸之可调补真元之气，对五脏匮乏、元气不足而形成的五劳七伤、诸虚百损证实有莫大助益。直接灸疗效作用持久，结痂处红晕经久不退，在停灸数月后仍起作用，根据化验血象 1 次比 1 次好转而最后趋于正常，足以说明直接灸力宏而效久，正所谓"针之不为，灸之所宜"是也。
［张国威．中国针灸，1994，（5）］

　　【验方验法】

　　王文英报道，采用针灸治疗疟疾患儿贫血，在抗疟和抗贫血药物治疗的基础上，患儿从入院起即同时进行针灸治疗，取穴三阴交、足三里、太溪、合谷。根据辨证分型，属湿热内阻型者施泻法针刺，3 岁以下患儿不留针，3 岁以上患儿留针 15 分钟；属气血双亏型者针刺后加艾卷雀啄灸，至皮肤微红，每次两穴，隔日交替进行。疟疾患儿 1 周即可出院，开始的 1 周每日针灸 1 次，以后门诊隔日 1 次，共维持治疗 4 周，每周查 Hb、RBC、Ret 各 1 次，并测量肝脾大小的变化。109 例疟疾患儿经上述治疗以及 4 周动态观察显示，第 4 周末 Hb 水平从 $52.2 \pm 9.1 g/L$ 提高至基本正常 $125.3 \pm 18.6 g/L$，RBC 的变化与 Hb 基本平行，到第 4 周末升高至正常水平（4.30 ± 0.51）$\times 10^{12}/L$，Ret 的变化在第 1 周末增至 $23.2 \pm 2.8\%$，至第 4 周末降至接近正常水平 $1.0 \pm 0.4\%$。在治疗过程中，肝脾逐渐缩小。
［王文英．中国针灸，1999，（1）］

　　【名家论坛】

　　新疆医科大学附属中医医院白玉盛教授认为，再生障碍性贫血类疾病阴阳偏衰的状态比较多见，其基本的疾病分型就有阴虚、阳虚、阴阳两虚，其治疗脏腑以脾肾为主，补法多用，而针灸治疗的关键在于调节阴阳的偏盛偏衰，使机体归于阴平阳秘，达到治疗的目的，尤其是灸法的补益作用，对再生障碍性贫血的治疗经临床验证确切有效。

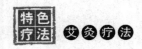

（五）注意事项

（1）首先明确病因，在治疗的同时采取针对性治疗。如缺铁性贫血适当补充铁剂，营养不良性贫血则补充营养，出血性疾病应及时止血等。

（2）对于中、重度贫血应采取综合治疗措施，必要时可予以输血。

十二、心悸

心悸是患者自觉心中悸动，惊惕不安，甚则不能自主的一种病证，临床一般多呈发作性，每因情志波动或劳累过度发作，且常伴胸闷、气短、失眠、健忘、眩晕、耳鸣等症。病情较轻者为心悸，病情较重者为怔忡，可呈持续性。

（一）病因病机

病因：体虚劳倦，七情所伤，感受外邪，药食不当。

病机：气血阴阳亏虚，心失所养，或邪扰心神，心神不宁。

病位：心，与肝、脾、肾、肺四脏密切相关。

病性：主要有虚实两方面，虚实之间可以相互夹杂或转化。

（二）辨证

		实证				虚证		
		心虚胆怯	心血不足	阴虚火旺	心阳不振	水饮凌心	瘀阻心脉	痰火扰心
症状	主症	心悸不宁，善惊易恐，坐卧不安	心悸气短，头晕目眩，失眠健忘	心悸易惊，心烦失眠，五心烦热，口干，盗汗，思虑劳心则症状加重	心悸不安，胸闷气短，动则尤甚	心悸眩晕，胸闷痞满，渴不欲饮，小便短少	心悸不安，胸闷不舒	心悸时发时止，受惊始作，胸闷烦躁
	兼症	不寐多梦而易惊醒，恶闻声响，食少纳呆	面色无华，倦怠乏力，纳呆食少	伴耳鸣腰酸，头晕目眩，急躁易怒	面色苍白，形寒肢冷	或下肢浮肿，形寒肢冷，伴恶心欲吐，流涎	心痛时作，痛如针刺，唇甲青紫	失眠多梦，口干苦，大便秘结，小便短赤

续表

		实证				虚证		
		心虚胆怯	心血不足	阴虚火旺	心阳不振	水饮凌心	瘀阻心脉	痰火扰心
症状	舌脉	苔薄白,脉细略数或细弦	舌淡红,脉细弱	舌红少津,苔少或无,脉象细数	舌淡苔白,脉象虚弱或沉细无力	舌淡胖,苔白滑,脉象弦滑或沉细而滑	舌质紫暗或有瘀斑,脉涩或结代	舌红,苔黄腻,脉弦滑
	治则	镇惊定志,养心安神	补血养心,益气安神	滋阴降火,养心安神	温补心阳,安神定悸	振奋心阳,化气行水,宁心安神	活血化瘀,理气通络	清热化痰,宁心安神
治法	取经	手少阴心经、手厥阴心包经、足少阳胆经和相应俞募穴	足太阴脾经、手少阴心经、手厥阴心包经和相应俞募穴	手少阴心经、足少阴肾经、手厥阴心包经和相应俞募穴	手少阴心经、手厥阴心包经和相应俞募穴	足太阴脾经、手少阴心经、手厥阴心包经和相应俞募穴	手少阴心经、手厥阴心包经和相应俞募穴	足阳明胃经、手少阴心经、手厥阴心包经和相应俞募穴

（三）治疗
【取穴】

主穴	配穴	
	分型	取穴
内关、心俞、神门、膻中、间使、阴郄	心虚胆怯	厥阴俞、足三里
	心血不足	脾俞、足三里
	阴虚火旺	三阴交、肾俞、太溪
	心阳不振	厥阴俞、关元
	水饮凌心	阴陵泉、水分
	瘀阻心脉	膈俞、郄门
	痰火扰心	曲池、中脘、丰隆

【方法】

（1）艾炷无瘢痕灸 每穴 5～7 壮,每日 1 次,10 日为 1 个疗程。

（2）艾条温和灸 每穴 10～15 分钟；每日 1 次,10 天为 1 个疗程。

（3）温针灸　每穴10～15分钟；每日1次，10天为1个疗程。

（4）灯火灸　每穴10～15分钟；3日1次，5次为1个疗程。

（5）艾炷隔附子饼灸　取3～5穴，每穴5～7壮，每日或隔日1次，7次为1个疗程。

（四）临床荟萃

【医案精选】

刘某，男，40岁，患冠心病已3年余，频繁出现二联律、三联律、心动过缓而失去工作能力。曾久服中西药未显效。症见心悸、气短、乏力、肢倦、面色苍白，舌淡苔薄白，脉结。经试用灯火灸厥阴俞、心俞、膏肓俞、膈俞、神堂、神道、内关、间使、神门等穴，共治疗14次，诸症渐除而停灸，休息月余后恢复工作，数年未复发。

按　本患者属于心脾两虚，心气不足。膈俞为血会，内关宁心宽胸，二穴相配，养血定悸。脾胃为气血生化之源，故取脾俞以助生血之源，健脾益血，养血定悸；心俞可调补心气，神门养心安神定悸。[周岐源．北京中医杂志，1983，（4）]

【验方验法】

沈阳市中医院盛伟教授报道，采用针灸治疗心悸心绞痛，心阳不振型针内关、心俞、膻中、郄门，灸极泉。水气凌心型针心俞、巨阙、膻中、内关，灸丰隆。瘀血阻络型针百会、神门、内关、郄门、三阴交、膈俞。心肾阳虚型针心俞、肾俞、关元、气海、足三里，灸涌泉、极泉。在急性发作时令患者平卧位放松针刺，针后5分钟行针1次，一般行针2次。平时治疗取坐位，一般双侧取穴，以左为主，穴位常规消毒后针刺，大部分患者行针刺后3～5分钟缓解，一般留针20～30分钟。艾灸10分钟后，患者自觉胸中有热感，20分钟后心中豁达，疼痛减轻或消失。256例患者经治疗后治愈157例，显效59例，有效28例，无效12例，总有效率95.3%。[盛伟．实用中医内科杂志，2003，17（2）]

【名家论坛】

山东淄博市中医医院许岩教授认为，心悸主要由于心气（阳）虚弱、阴血亏虚、痰浊扰心、瘀血阻滞、水饮内停，导致心主血脉、藏神明的功能发生异常。心悸虽有外因，但主要还在于内因，如先天禀赋不足、五脏虚弱或病后失调、思虑过度伤及心脾，可导致心阴虚或心阳虚。阴血亏虚可致心血亏耗、心失所养而发心悸。阳气亏虚可致心气不足，鼓动无力，血行不畅，以致心无所依，神无所主，心悸乃发。若情志抑郁、化火生痰、痰火内扰；或气滞脉中、心血瘀阻；或风寒湿邪、浸淫血脉，内损及心，发为心痹，均可出现心悸的实证。若饮邪阻遏心阳，则多虚中夹实，其病机为心阳素虚、阴乘阳位，饮停心下，扰动而心悸。现在临床所见心悸、心律失常，少见纯虚证或纯实证，多为虚中夹实、虚实夹杂。

（五）注意事项

（1）心悸可因多种疾病引起，治疗的同时应积极查找原发病，针对病因进行治疗。

（2）灸法治疗心悸不仅能控制症状，而且对疾病的本身也有调整和治疗作用。但在器质性心脏病出现心衰倾向时，则应及时采用综合治疗措施，以免延误病情。

（3）患者在治疗的同时，应注重畅达情志，避免忧思、恼怒、惊恐等刺激。

十三、失眠

失眠是以不能获得正常睡眠为特征的一类病证，主要表现为睡眠时间及深度的不足，轻者入睡困难，或寐而不酣，时寐时醒，或醒后不能再寐，重则彻夜不寐，常影响人们的正常生活和健康。

（一）病因病机

病因：饮食不节，情志失常，劳逸失调，病后体虚。

病机：各种致病因素引起脏腑功能紊乱，气血失和，阴阳失调，阳不入阴。

病位：在心，涉及肝，胆，脾，胃，肾。

病性：有虚有实，且虚多实少。

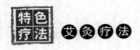

（二）辨证

		实证		虚证		
		肝火扰心证	痰热扰心证	心脾两虚证	心肾不交证	心胆气虚证
症状	主症	不寐多梦，甚则彻夜不眠，性情急躁	心烦不寐，胸闷脘痞，泛恶嗳气	不易入睡，多梦易醒，心悸健忘，神疲食少	心烦不寐，入睡困难，心悸多梦	虚烦不寐，触事易惊，终日惕惕，胆怯心悸
	兼症	伴头晕头胀，目赤耳鸣，口干而苦，不思饮食，便秘溲赤	口苦，头重，目眩	伴头晕目眩，四肢倦怠，腹胀便溏，面色少华	伴头晕而鸣，腰膝酸软，潮热盗汗，五心烦热，咽干少津，男子遗精，女子月经不调	伴气短自汗，倦怠乏力
	舌脉	舌红苔黄，脉弦而数	舌偏红苔黄腻，脉滑数	舌淡苔薄，脉细无力	舌红少苔，脉细数	舌淡脉弦细
治法	治则	疏肝泻火，镇心安神	清化痰热，和中安神	补益心脾，养血安神	滋阴降火，交通心肾	益气镇惊，安神定志
	取经	手少阴心经足厥阴肝经	手少阴心经足阳明胃经	手少阴心经足太阴脾经	手少阴心经足少阴肾经	手少阴心经足少阳胆经

（三）治疗
【取穴】

主穴	配穴	
	分型	取穴
神门、内关、百会、心俞、足三里、三阴交	肝火扰心证	肝俞、风池、合谷、通里
	痰热扰心证	脾俞、丰隆、曲池
	心脾两虚证	脾俞、胃俞、足三里
	心肾不交证	肾俞、关元、复溜
	心胆气虚证	关元、胆俞、瞳子髎

【方法】

（1）隔姜灸　每穴可用黄豆大艾炷灸 5～10 壮，每晚 1 次，5 次为 1 个疗程。

（2）温和灸　每穴可灸 10 ~ 15 分钟，每晚 1 次，7 次为 1 个疗程。

（3）艾炷隔芹菜根灸　取鲜芹菜根切成 0.2cm 薄片置穴上，放艾炷灸 3 ~ 5 壮，每晚 1 次。

（4）珍珠层粉敷灸　取珍珠层粉、丹参粉、硫黄粉、冰片各等量混匀，填满脐窝敷灸，每晚 1 次，7 次为 1 个疗程。

（5）朱砂敷灸　取双脚涌泉穴，将朱砂 3 ~ 5g，研成细面，用干净白布一块，涂浆糊少许，将朱砂均匀粘附于上，然后外敷涌泉穴，胶布固定，用前先用热水洗脚，睡前贴敷。

（四）临床荟萃

【医案精选】

陈某，女，52 岁，工人。初诊 1984 年 10 月 13 日。患者因疲劳过度，忽寐忽醒，甚则彻夜不眠三个多月，每晚需服安眠药方能入睡二、三小时。同时伴有四肢倦怠，头晕，心烦，口微渴，不欲食等症。其脉虚弱，舌淡苔白，诊为失眠，证属气血亏损。取穴：百会，施以直接灸，灸壮如黄豆大，灸至 10 壮时局部开始发热，至 32 壮时热感沿督脉向前传至印堂穴处，40 壮时头部发沉，约 10cm × 10cm 一片如压重物，同时颈部酸困，左耳发响。灸后半小时头部热沉感渐消，自觉头脑清楚，当晚即能安睡四小时。4 诊后每晚能熟睡六小时，头晕，心烦，口渴消失，饮食增进，精力充沛而愈。

按　《黄帝明堂灸经》："百会，主脑重鼻塞，忌前失后，心神恍惚"。此穴为督脉、手足三阳脉之会穴，具有清热开窍，健脑宁神，回阳固脱，平肝熄风作用。临床上灸治此穴对眩晕，失眠，健忘等症疗效优卓。[郝少杰. 陕西中医，1985，6（9）]

【验方验法】

孙宁等报道，采用天灸疗法治疗心胆气虚型失眠，取穴双侧神门，双侧太冲，右侧冲阳，将斑蝥、生姜、大蒜按 1：2：5 的比例捣碎混合。贴敷在上述穴位上 24 小时，一次发泡。36 例患者治疗 4 周后统计疗效，总有效例数 27 例（75%），其中临床痊愈 18 例（50%），显效 6 例（16.6%），有效 3 例（8.3%），无效 9 例（25%）。有效病例均在 48 小时内起效。[孙宁，等. 辽宁中医药大学学报，2008，10（3）]

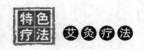

【名家论坛】

广州中医药大学符文彬教授认为，失眠本源于脑，与肝关系密切，而非独责于心。人的正常睡眠为脑神所主，情志不畅、饮食不节、劳倦、体虚可引起脑神失养或邪扰脑神，进而出现神不归舍，最终表现为睡眠障碍。针灸治疗当以调肝气、安脑神为基本法则。取督脉经穴以养脑安神；取任脉穴位以固本理气；取四关穴以调理肝气；取八脉交会穴以交会上下经气；同时，灵活取穴以治疗兼症。如失眠健忘者，加神道、内关；失眠头重、痰多胸闷者，加丰隆、内庭；夜尿频多，腰酸膝软，耳鸣耳聋者，加双侧听宫，并艾灸双侧涌泉；失眠伴肩颈不适者，可艾灸双侧百劳、肩井穴。

（五）注意事项

（1）在治疗前应作各种检查以明确病因。如因发热、咳喘、疼痛等其他疾病引起者，应同时治疗原发病。

（2）因一时情绪紧张或因环境吵闹、卧榻不适等引起失眠者，不属病理范围，只要解除有关因素即可恢复正常。老年人因睡眠时间逐渐缩短时容易醒觉，如无明显症状，则属生理现象。

十四、癫痫

癫痫是以脑神经元过度放电所致的阵发性中枢神经系统功能失常为特征的一组临床综合征。临床表现为反复发生的运动、感觉、意识、行为及植物神经等功能的障碍。癫痫相当于中医的痫病，多因先天遗传，或惊恐劳伤过度，或患他病之后、头颅外伤等，是脏腑功能失调，风痰、瘀血蒙蔽清窍，扰乱神明所致。

（一）病因病机

病因：七情失调，先天因素，脑部外伤及感受外邪，饮食所伤。

病机：痰浊内阻，脏气不平，阴阳偏胜，神机受累，元神失控。

病位：与心、肝、脾、肾相关，主要责之于心肝。

病性：分标本虚实。

（二）辨证

		风痰闭阻证	痰火扰神证	瘀阻脑络证	心脾两虚证	心肾亏虚
症状	主症	发作呈多样性，突然跌倒，神志不清，抽搐吐涎或伴尖叫与二便失禁，或短暂神志不清，两目发呆，茫然所失，或谈话中断，持物落地，或精神恍惚而无抽搐	发作时昏仆抽搐，吐涎，或有吼叫	一侧面部抽动，颜面口唇青紫	反复发病，神疲乏力，心悸气短，失眠多梦，面色苍白	痫病频发，神思恍惚，心悸，健忘失眠
	兼症	发病前常有眩晕，头昏，胸闷，乏力，痰多，心情不悦	平时急躁易怒，心烦失眠，咯痰不爽，口苦咽干，便秘溲黄，病发后，症情加重，彻夜难眠，目赤	平素头晕头痛，痛有定处，常伴单侧肢体抽搐	体瘦纳呆，大便溏薄	头晕目眩，两目干涩，面色晦暗，耳轮焦枯不泽，腰膝酸软，大便干燥
	舌脉	舌质红，苔白腻，脉多弦滑有力	舌红，苔黄腻，脉弦滑而数	舌质暗红或有瘀斑，舌苔薄白，脉涩或弦	舌质淡，苔白腻，脉沉细而弱	舌质淡红，脉沉细而数
治法	治则	涤痰熄风，开窍定痫	清热泻火，化痰开窍	活血化瘀，熄风通络	补益气血，健脾宁心	补益心肾，潜阳安神
	取经	督脉，手少阴心经，足阳明胃经	督脉，手少阴心经，足厥阴肝经	督脉，足厥阴肝经	督脉，足太阴脾经，手少阴心经	督脉，足少阴肾经，手少阴心经

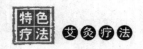

（三）治疗
【取穴】

主穴	配穴	
	分型	取穴
大椎、百会、印堂	风痰闭阻证	风池、丰隆、三阴交
	痰火扰神证	曲池、丰隆
	瘀阻脑络证	膈俞、气海
	心脾两虚证	巨阙、心俞、脾俞
	心肾亏虚	心俞、肾俞、太溪

【方法】

（1）隔姜灸　每穴可灸 10～30 壮，艾炷如黄豆大，每日 1 次，7～10 次为 1 个疗程。

（2）温和灸　每穴可灸 10～15 分钟，每日 1 次，10 次为 1 个疗程。

（3）艾炷化脓灸　每穴可灸 3～5 壮，每月 1 次，共灸 4 次。

（4）灯火灼灸　每穴各灼灸 1 下，半月 1 次。

（5）阳燧锭灸　取艾叶 500g，硫黄 120g，麝香 6g，西黄、珠粉各 0.9g，先将艾叶置铜锅内加水 1000ml 煎取浓汁 120ml，依法制成阳燧锭。施灸时每次选 1 穴，先于穴位上放一圆形薄纸片，再取麦粒大阳燧锭 1 块置纸片中央穴位上点燃施灸，每次灸 1 壮，灸后局部起小水疱，敷料包扎固定，让其自然吸收，每月 1 次。

（四）临床荟萃
【医案精选】

陆某，男，7 岁。患儿反复发作四肢抽搐，间歇性阵发性神志丧失，发作多在农历节气前后，每次发作均头痛频而不解，常伴感冒发热，躁烦不安。CT 显示三、四脑室以及侧脑室略显丰满，脑电图示异常，EEG/BEAM 诊断为癫痫。予德巴金治疗有所缓解，但仍时有发作。惊蛰节前受寒而发，恶寒，头痛，每日抽搐，连续数日，时时惊恐，甚则昏仆倒地。诊时正发病，两目呆滞。口角抽动，吐白沫，颜面青白，呼之不应，不省人事，脉细微数。急予麝艾药棒灸。取麝艾药棒 1 根，点燃稍候。吹灭明火，即刻点灸于鬼哭、人中、涌泉、百会、神门、后溪催醒六穴。然后分别于春分、清明、谷雨节前后点灸解痉十六，风池、风府、大椎、神门、心俞、肝俞、肺俞、丰隆、太冲、申脉 3 次，未再发作。

　　按　该病多与先天禀赋因素有关，胎中受惊恐，元阴元阳不足，以致气血逆乱，气血阻滞，痰迷心窍，蒙蔽清阳，脉络闭塞，发为癫痫。又可由外感风寒暑湿六淫之邪，或惊恐七情，或饮食不节过食辛燥肥甘，或跌扑外伤等诱发。小儿为稚阴稚阳之体，肌肤娇嫩，敏感性强，生长迅速，可调性强，外治麝艾药棒灸简便有效，可补小儿服药难之不足，若能配合内服药物进行治疗更可增强疗效。[刁本恕. 江苏中医药，2007，39（9）]

　　【验方验法】

　　旷秋和报道，采用时令灯火灸治疗癫痫，取穴百会、神庭、头维、太阳、耳尖、耳背沟三穴、从风府至长强督脉诸穴、尺泽、委中。治疗时取灯芯草约 3～3.5cm 长。将一端浸入油中约 1cm，用之前取软棉纸吸去灯草外之浮油，然后医者用拇食指捏住灯芯草上 1/3 处，将其引燃，火要微，不要大。将点着之火朝向所取之穴位点移动，并在穴位旁稍停瞬间，待火焰由小变大时，立即将浸油端垂直接触穴位标志，此时从穴位点引出一种气流，把灯芯头部爆出，并发出清脆的啪啪的爆粹声，火随之亦灭，最后用软棉纸将穴位之油吸净。于每个二十四节气日上午灸 1 次，3 次为 1 疗程。治疗最短者为 1 个疗程，治疗最长者为 6 个疗程。50 例患者经治疗后，三年内未发作者 34 例，治疗期间不发作，停治不久有复发者 12 例，无效者 4 例。[旷秋和. JCAM，2003，19（7）]

　　【名家论坛】

　　窦材认为，癫痫有因痰气郁结而起者，有因肝风内动以成者。因肝风内动以成者，当刺风池，风熄而痫症自平；因痰气郁结而起者，必灸中脘，胃气行则痰易消也。

　　（五）注意事项

　　（1）灸法治疗癫痫有一定的疗效，但应作脑电图等检查以明确诊断。有条件者应作 CT、核磁共振检查，以与中风、厥证、癔病等相鉴别。对继发性癫痫，更应重视原发病的诊断、治疗。

　　（2）对癫痫间歇期也应坚持辨证治疗，以治其本。

　　（3）对癫痫持续发作伴有高热、昏迷等危重病例必须采取综合疗法。

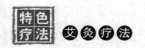

十五、感冒

感冒是感受触冒风邪，邪犯卫表而导致的常见外感疾病，临床表现以鼻塞、流涕、喷嚏、咳嗽、头痛、恶寒、发热、全身不适、脉浮为其特征。

（一）病因病机

病因：外感风邪疫毒；正气虚弱，肺卫功能失常。

病机：卫表不和，肺失宣肃。

病位：病位在肺卫，主要在卫表。

病性：多为实证，体虚感冒者虚实相兼。

（二）辨证

		实证			虚证	
		风寒感冒	风热感冒	暑湿感冒	气虚感冒	阴虚感冒
	主症	恶寒重，发热轻，无汗，头痛，肢节酸疼，鼻塞声重	身热较著，微恶风，汗泄不畅，头胀痛	身热，微恶风，汗少，肢体酸重或疼痛	恶寒较甚，发热，无汗，头痛身楚，咳嗽，痰白，咯痰无力	身热，微恶风寒，少汗
症状	兼症	或鼻痒喷嚏，时流清涕，咽痒，咳嗽，痰吐稀薄色白，口不渴或渴喜热饮	面赤，咳嗽，痰黏或黄，咽燥，或咽喉乳蛾红肿疼痛，鼻塞，流黄浊涕，口干欲饮	头昏重胀痛，咳嗽痰黏，鼻流浊涕，心烦口渴，或口中黏腻，渴不多饮，胸闷脘痞，泛恶，腹胀，大便或溏，小便短赤	平素神疲体弱，气短懒言，反复易感	头昏，心烦，口干，干咳少痰
	舌脉	舌苔薄白而润，脉浮或浮紧	舌苔薄白微黄，舌边尖红，脉浮数	舌苔薄黄而腻，脉濡数	舌淡苔白，脉浮而无力	舌红少苔，脉细数
治则	治法	辛温解表	辛凉解表	清暑祛湿解表	益气解表	滋阴解表
	取经	手太阴肺经、足太阳膀胱经	手太阴肺经及手阳明大肠经	手太阴肺经、足阳明胃经	手太阴肺经、足阳明胃经和肺俞	手太阴肺经、足阳明胃经和肺俞

（三）治疗

【取穴】

主穴	配穴	
	分型	取穴
大椎、风池、合谷、肺俞、外关、太阳	风寒感冒	列缺
	风热感冒	风门、曲池
	暑湿感冒	中脘、足三里
	气虚感冒	气海、足三里
	阴虚感冒	三阴交

【方法】

（1）艾条温和灸　每穴 20～30 分钟，灸至局部皮肤潮红为度，每日 1～2 次，3 日为 1 个疗程。

（2）艾炷隔姜灸　每穴 5～7 壮，每日 2～3 次，3 日为 1 个疗程。

（3）艾炷隔麻黄饼灸　每穴 5～7 壮，每日 1～2 次，3 日为 1 个疗程。

（4）苍术羌活散敷灸　感冒头痛无汗，取苍术，羌活各 30g，明矾 10g，共研细末，炒热用葱白汁和药末，趁热敷灸神阙穴。

（5）芭蕉根敷灸　感冒高热，取芭蕉根 500g，食盐适量，共捣烂敷灸穴位至体温正常。

（四）临床荟萃

【医案精选】

1. 徐某，男，67 岁。1997 年 10 月 21 日诊。晨起鼻塞、流涕、喷嚏频频，恶寒重，发热轻，周身酸楚，头痛。取艾条灸大椎穴 20 分钟后，诸症大减。隔 6 小时再按上法施灸，感冒痊愈，未服任何感冒类药物。

按　在《内经》中，始见大椎穴名，《素问·骨空论》"灸寒热之法，先灸项大椎……"大椎穴为督脉本经穴，《针灸甲乙经》载"为三阳，督脉之会"。实是手足三阳与督脉之交会穴，故内可通行督脉，外可流走三阳，除能调节本经经气外，还可调节六阳经经气。此乃内寒侵表，毛窍闭塞，大椎系六阳之会，取之而泻之，意在疏

散祛邪，用重灸乃加强温散寒邪之功。［王渝燕．上海针灸杂志，2006，25（2）］

2. 江某，女，42 岁，工人，于 2007 年 1 月 17 初诊。病史：2 年以来经常感冒，近 1 个月加重，合并支气管炎。临床见咳嗽、痰多，经用抗生素等输液治疗 28 天，疗效不佳。刻诊：怕冷，背部发凉，多汗，鼻流清涕，腰背酸困，全身乏力，舌质淡、苔白，脉细。诊断为虚寒感冒，合并支气管炎。治疗用直接灸法，穴取大椎、肺俞、关元、足三里，每穴 7 壮。灸治 1 次后，多汗、鼻流清涕、腰酸困、全身乏力等症状消失；1 个月后，面色红润，精力充沛，食欲增加，痊愈，停止治疗，正常上班。随访 3 个月未复发。

按 本例患者体质虚寒，滥用抗生素以致体质更加虚寒，经常感冒，机体免疫功能低下。大椎为六阳之会，总督一身之阳，能提高机体免疫力与抗病能力；肺俞具有调肺气、清虚热、宣肺、止咳化痰作用；关元补益肾气，鼓舞正气，可提高机体免疫功能；足三里健脾胃，疗虚热，强壮全身。诸穴合用，疗效增强，病遂痊愈。［肖杰．中国针灸，2008，28（7）］

【验方验法】

詹正明报道，采用艾灸足三里治疗感冒，治疗时用艾条温灸双侧足三里穴 10～15 分钟，使局部皮肤微见潮红，1 次/1 天，3 天为 1 个疗程，1 个疗程后对感冒表证作疗效评定。素有本证则另需较长时间的缓治，以每周 1 次用艾条温灸双侧足三里穴 10～15 分钟（时间不能长，经临床验证，时间愈长，疗效愈差），使局部皮肤微见潮红，7 周为 1 个疗程，60 例患者在治疗 1～2 个疗程后，体质均有不同程度的改善，其中，治愈 18 例，好转 40 例，未愈 2 例，总有效率为 96.66%。［詹正明．中医外治杂志，2006，15（5）］

【名家论坛】

广西中医学院第一附属医院王霭平教授认为，"热病不可灸"之说是因为艾灸导源于火的缘故。但是在临床上，大凡因感冒而发热的患者，往往寒热并存，表现在恶寒重发热亦重，由此说明发热实际是本虚标实、本寒标热之象。用温灸治疗，往往能收到意想不到的效果。

（五）注意事项

（1）灸法治疗本病疗效明显，但若出现高热持续不退、咳嗽加剧、咯吐血痰等症时，宜尽快采取综合治疗措施。

（2）感冒流行期间应保持居室内空气流通，少去公共场所。并可灸大椎、足三里等穴进行预防。

十六、咳嗽

咳嗽是肺系疾病的主要证候之一，以咳嗽、咯痰为主 要临床特征。

（一）病因病机

病因：外感六淫，内邪干肺。

病机：肺失宣降，肺气上逆。

病位：病变主脏在肺，与肝、脾有关，久则及肾。

病性：外感咳嗽属于邪实，内伤咳嗽多属邪实与正虚并见。

（二）辨证

		外感咳嗽			内伤咳嗽		
		风寒袭肺	风热犯肺	风燥伤肺	痰湿蕴肺	痰热郁肺	肝火犯肺	肺阴亏耗
症状	主症	咳声重浊，气急，喉痒，咯痰稀薄色白	咳嗽频剧，气粗或咳声嘶哑，喉燥咽痛，咯痰不爽，痰黏稠或黄，咳时汗出	干咳，连声作呛，喉痒，咽喉干痛，唇鼻干燥，无痰或痰少而黏，不易咯出	咳嗽反复发作，咳声重浊，痰多，因痰而嗽，痰出咳平，痰黏腻或稠厚成块，色白或带灰色，每于早晨或食后则咳痰甚多，进甘甜油腻食物加重	咳嗽，气息粗促，或喉中有痰声，痰多质黏厚或稠黄，咯吐不爽，或有热腥味，或咯血痰	上气咳逆阵作，咳时面赤，咽干口苦，常感痰滞咽喉而咯之难出	干咳，咳声短促，痰少黏白，或痰中带血丝，或声音逐渐嘶哑
	兼症	鼻塞，流清涕，头痛，肢体酸楚，恶寒发热，无汗	鼻流黄涕，口渴，头痛，身楚，或见恶风，身热等表证	或痰中带有血丝，口干，初起或伴鼻塞，头痛，微寒，身热等表证	胸闷，脘痞，呕恶，食少，体倦，大便时溏	胸胁胀满，咳时引痛，面赤，或有身热，口干而黏，欲饮水	痰量少质黏，或如絮条，胸胁胀痛，咳时引痛，症状可随情绪波动而增减	午后潮热，颧红，盗汗，口干咽燥，日渐消瘦，神疲
	舌脉	舌苔薄白，脉浮或浮紧	舌苔薄黄，脉浮数或浮滑	舌质红干，苔薄白或薄黄，脉浮	舌苔白腻，脉象濡滑	舌质红，苔薄黄腻，脉数滑	舌红或舌边红，舌苔薄黄少津，脉弦数	舌质红少苔，脉细数

		外感咳嗽			内伤咳嗽			
		风寒袭肺	风热犯肺	风燥伤肺	痰湿蕴肺	痰热郁肺	肝火犯肺	肺阴亏耗
治法	治则	疏风散寒，宣肺止咳	疏风清热，宣肺止咳	疏风清肺，润燥止咳	燥湿化痰，理气止咳	清热肃肺，豁痰止咳	清肺泻肝，顺气降火	滋阴润肺，化痰止咳
	取经	手太阴肺经及其俞募穴、足太阳膀胱经	手太阴肺经及其俞募穴、手阳明大肠经	手太阴肺经及其俞募穴、足少阴肾经穴	手太阴肺经及其俞募穴、足阳明胃经穴	手太阴肺经及其俞募穴、足阳明经穴	手太阴肺经及其俞募穴、足厥阴经穴	手太阴肺经及其俞募穴、足少阴肾经穴

（三）治疗

【取穴】

主穴	配穴	
	分型	取穴
大椎、大杼、风门、肺俞、尺泽、膻中	风寒袭肺	合谷
	风热犯肺	曲池
	风燥伤肺	太溪、照海
	痰湿蕴肺	足三里、丰隆
	痰热郁肺	丰隆、曲池
	肝火犯肺	行间、鱼际
	肺阴亏耗	肾俞、膏肓、太溪

【方法】

（1）艾条温和灸　每穴20～30分钟，每日1～2次，5日为1个疗程。

（2）艾炷隔姜灸　每穴5～7壮，每日1～2次，7日为1个疗程。

（3）艾炷隔蒜灸　每穴5～7壮，每日1～2次，5日为1个疗程。

（4）温针灸　每穴5～7壮，每日1～2次，7日为1个疗程。

（5）艾炷隔姜敷药灸　取白芥子3g，半夏3g，公丁香0.5g，麻黄5g，细辛2g，麝香少许共研细末。将药粉填脐窝，生姜一片置于药粉上，再置以大艾炷施灸，每穴5~7壮，每日1次，10日为1个疗程。

（四）临床荟萃

【医案精选】

田某，女，45岁，干部。就诊日期：1995年9月29日。主诉：频咳2月。患者17年前产后受凉而致咳嗽，以后每年均有不同程度发作，逐年加重，多方求医效果不显。3月前因感冒而诱发咳嗽再次发作，住院经抗炎、止咳化痰等治疗，其他症状消失，唯频咳不止，夜间尤重，不能睡眠，频咳汗多，以致虚脱。舌淡苔白，脉细数。治疗方法：先用针刺治疗6次，效果不显，则改为艾炷直接灸之。川黄豆大艾炷放于大椎、肺俞穴处，点火后，不等艾火烧到皮肤，当患者感到烫时即用镊子将艾炷夹去。每穴各灸20壮，局部红润，涂以绿药膏。当晚患者频咳明显好转。2日后于肾俞穴处依前法各灸20壮。1周后于大椎、肺俞穴处依前法再各灸20壮，诉咳只偶而为之。隔2日于肾俞穴处各灸20壮以巩固疗效。共灸治4次。随访2年未复发。

按　久病气虚，气不归元，肾失摄纳之权，故治疗宜以补气益肺肾。《素问·阴阳应象人论》指出"阴病治阳"，肺病则取背俞穴肺俞，肾虚则取背俞穴肾俞。大椎属督脉，为诸阳之会穴，可统帅全身之阳而主表，补大椎可助阳以散里寒。灸法借灸火的温和热力以及药物的作用，通过经络的传导，起到温通气血、扶正祛邪作用，达到治病的目的。[高春长.中国针灸，1999，（3）]

【验方验法】

山东省潍坊市中医院范永红报道，采用天灸治疗小儿过敏性咳嗽，于每年初伏、中伏、末伏3天采用天灸治疗。取膻中、天突、肺俞、心俞、膈俞穴；方药组成为灸麻黄21g，灸白芥子21g，延胡索21g，甘遂12g，细辛12g，甘草12g，精选地道中药材，洗净杂质，晾干消毒加工制成150g粉末，生姜汁调成糊状，将绿豆粒大小的药膏放于2.5cm×2.5cm透明脱敏胶布中心贴于所选穴位上，2~4小时自行揭下，以皮肤微微发红为度。连续治疗3年为1个疗程。260例患儿经第一年治疗后咳嗽停止无复发128例，占

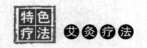

49.2%；第 2 年治疗后咳嗽减轻 2/3 以上 72 例，占 27.7%；第 3 年治疗后咳嗽减轻 1/2 以上 48 例，占 18.5%；治疗前后无明显改变 12 例，占 4.6%。[范永红. 上海针灸杂志，2009，28（12）]

【名家论坛】

邵经明教授认为，采用针灸治疗咳嗽，应以肺俞、大椎、风门三穴为主，因肺俞是肺脏经气输注部位，可统治肺系内伤外感诸疾；大椎属督脉与诸阳经之会穴，可治诸热证，又有宣通肺气平喘之效；风门则有祛邪平喘，预防感冒的作用，3 穴同用可调节和改善肺功能。

（五）注意事项

（1）本病若出现高热、咯吐脓痰、胸闷喘促气短等重症时，应采用综合治疗措施。

（2）感冒流行期间应减少外出，避免因感冒诱发本病。咳嗽发作时应注意休息，谨防病情加重。

（3）平时注意锻炼身体，增强体质，提高机体防御疾病的能力及对寒冷环境的适应能力。

十七、哮喘

支气管哮喘是一种常见的、反复发作的肺部过敏性疾病。是以阵发性呼吸喘促及喉间哮鸣为主要临床特征。

（一）病因病机

病因：外邪侵袭，饮食不当，情志失调，体虚病后。

病机：肺失肃降，肺气上逆。

病位：肺，与脾、肾关系密切。

病性：本虚标实，发作期实证为主。

（二）辨证

		实证		虚证		
		寒饮伏肺（冷哮）	痰热遏肺（热哮）	肺脾气虚	肺肾两虚	心肾阳虚
症状	主症	遇寒触发，胸膈满闷，呼吸急促，喉中痰鸣，咯痰稀白	喘急胸闷，喉中哮鸣，声高息涌	咳喘气短，动则加剧	短气而喘，咳嗽痰少	喘促短气，呼多吸少，气不得续
	兼症	初起恶寒，无汗，喉痒，痰白并稀薄多泡沫，咯吐不易，面苍白或青灰，口不渴，喜热饮	头痛，有汗，面红，张口抬肩，不能平卧，痰色黄而胶黏，咯痰不爽，烦躁，口渴，便秘	咳声低怯，痰液清稀，畏风自汗，神疲倦怠，食少便溏	头晕耳鸣，腰膝酸软，潮热盗汗	畏寒肢冷，尿少浮肿，甚则喘急烦躁，心悸神昧，冷汗淋漓，唇甲青紫
	舌脉	舌质淡，苔白滑，脉浮紧	舌质红，苔黄腻，脉滑数	舌淡、苔薄白，脉濡细	舌红、少苔，脉细数	舌质紫暗或有瘀点、瘀斑、苔薄白，脉沉细或微弱而结代
治法	治则	温肺散寒，化痰平喘	清热宣肺，化痰平喘	补肺固卫，健脾化痰	补肺温肾，纳气平喘	扶阳固脱，镇摄肾气
	取经	手太阴肺经及其俞募穴、足太阳膀胱经	手太阴肺经及其俞募穴、手阳明大肠经、足阳明胃经	手太阴肺经及其俞募穴、足太阴脾经	手太阴肺经及其俞募穴、足少阴肾经、任脉	手太阴肺经及其俞募穴、足太阳膀胱经、足少阴肾经

（三）治疗
【取穴】

主穴	配穴	
	分型	取穴
肺俞、大椎、尺泽、定喘、膻中	寒饮伏肺（冷哮）	风门、太渊
	痰热遏肺（热哮）	大椎、曲池
	肺脾气虚	脾俞、足三里
	肺肾两虚	肾俞、关元、太溪
	心肾阳虚	心俞、肾俞、气海、关元

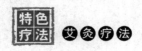

【方法】

（1）艾条温和灸或回旋灸　每穴20～30分钟，每日1次，10日为1个疗程。

（2）艾炷隔姜灸　每穴5～7壮，每日1次，7～10日为1个疗程。

（3）艾炷瘢痕灸　每取3～5穴，隔日1次，灸至化脓起小水泡效果更好，注意皮肤疮面清洁。

（4）毛茛叶敷灸　大椎穴，使之发泡，10天贴1次，3次1个疗程。

（5）药物艾炷瘢痕灸　取陈艾叶500g，硫黄30g，麻黄、桂枝、肉桂、羌活、独活、乳香、没药、细辛、干姜、丁香、白芷、川椒、苍术、防风、广木香、半夏曲各15g，苏子、牙皂、乌药、川乌、菖蒲、陈皮、甘草、炮甲片（代）各9g，麝香1g。上药共研细末，与艾绒拌匀，制成小艾炷（直径0.6～0.8cm，高1cm）；选穴3～5个，各灸5～9壮。灸前亦可先将穴位皮肤消毒或用普鲁卡因行局部麻醉后，用大蒜汁涂穴上，再置艾炷施灸。一年1次或两年3次，成人可共灸3次，小儿只灸1次。

（四）临床荟萃

【医案精选】

1. 沈某，男，16岁，农民，1980年7月16日初诊。咳喘气急反复发作10余年。形体消瘦，面色苍白，自汗畏风，易外感，呼吸短促，舌淡苔薄白，脉象细弱。法当温肾壮阳助运，补肺益气固表。铺灸2壮。经铺灸治疗后哮喘3年未发，参加劳动至今。未服其他药物。

按　哮喘一证，病由痰浊内伏，感新邪触发，肺失宣降所致。本例证系幼年外感伤肺气，后天失于调养，哮喘又反复发作，肺气受损，病久不愈，累及脾胃。"脾为生痰之源"而致痰浊伏肺。"肺为气之主"，"肾为气之根"，肺肾气虚易外感，而致咳喘频作，缠绵难愈。遵治病求本之训，用"铺灸"法治之，取其温肾壮阳助运以化宿痰，补肺益气固表以绝诱发之因，从而使多年痼疾治愈。［朱月伟．针灸临床杂志，1997，13（11）］

2. 雷某，男，17岁。因冬天遇寒常频发哮喘，经多方医治效果不佳前来诊治，其面色㿠白，形体偏瘦，平时畏寒怕冷，舌淡苔白腻，脉细，罗老认为其肺肾阳虚，寒痰内伏遇寒而作。艾灸风门、肺俞、大椎、身柱、膻中穴各3壮，灸疤处贴淡水膏（每日更换），服食酒酿数物3天。当年哮喘发作逐减，每年三伏天灸1次，连灸3

年而告愈。

按　化脓灸取效的关键是促使其灸后化脓为要。罗老施灸非常重视灸疮的发与不发，强调灸后贴淡水膏时，须食鱼腥或饮酒等发物3～5天，促成灸疮化脓。若不发，可继食发物，并在灸疮处热烫，促其化脓得灸疮为要。常用本法治疗一些哮喘、慢性胃肠疾患，预防中风或作强身保健治疗。罗老治慢性胃肠疾病常取足三里、中脘及督脉之命门穴。治哮喘除取风门、肺俞外，必加督脉之大椎、身柱两穴或任脉之膻中穴。预防中风除取足三里外，必加悬钟、阳陵泉。体质虚弱者强身保健而以足三里为主，酌加督脉之大椎、任脉之气海穴。罗老认为，化脓灸用之得当，疗效胜过针刺。[朱月伟．针灸临床杂志，1997，13（11）]

【验方验法】

米建平等报道，采用天灸疗法防治支气管哮喘，分3组穴位，①双肺俞、双胃俞、双志室、膻中；②双脾俞、双风门、双膏肓、天突；③双肾俞、双定喘、双心俞、中脘。将白芥子、细辛、甘遂、延胡索按4：4：1：1比例共研细末。取药末10g，以老姜汁（生姜去皮绞汁过滤）10ml调和成1cm×1cm×1cm大小的药饼，用5cm×5cm胶布贴于穴位上，背部穴位均取双侧。每次1组，3组交替使用。每次贴药1小时，10天贴1次，共治疗9次，疗程3月。181例患者经治疗后近期疗效临床控制44例，显效56例，好转45例，无效36例，总有效率8.1%；远期疗效临床治愈52例，显效58例，有效47例，无效24例，总有效率86.7%。[米建平，等．新中医，2005，37（2）]

【名家论坛】

罗诗荣教授认为，哮病的发生为痰伏于肺，每因外邪侵袭、饮食不当、情志刺激、体虚劳倦等诱因引动而触发，以致痰壅气道，肺气宣降功能失常。哮病的治疗当宗丹溪之说，以发时治标，平时治本为基本原则。

（五）注意事项

（1）灸法治疗哮喘有较好的效果，在急性发作期以控制症状为主；在缓解期以扶助正气、提高抗病能力、控制或延缓急性发作为主。

（2）在缓解期间，可用艾条灸风门、肺俞、膏肓、脾俞、肾俞、关元、气海、足三里等穴。每次选用3～5穴，灸至皮肤潮红为度。

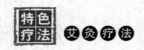
每日1次，连续灸治3～6个月，常有较好的防治作用。

（3）平时积极锻炼身体，增强体质，提高抗病能力。认真查找过敏源，避免接触而诱发。防寒保暖，力戒烟酒，不吃或少食肥甘厚腻之品及海腥发物。

十八、胃痛

胃痛又称胃脘痛，是以上腹部反复性发作性疼痛为主的症状，饥饿或饱胀时疼痛加剧。

（一）病因病机

病因：外邪犯胃，饮食伤胃，情志不畅，先天脾胃虚弱。

病机：胃气郁滞，胃失和降。

病位：胃，与肝、脾关系密切。

病性：初发多属实证，病久常见虚证，亦有虚实夹杂者。

（二）辨证

| | | 实证 | | | | | 虚证 | |
		寒邪客胃	饮食伤胃	肝气犯胃	湿热中阻	瘀血停胃	胃阴亏耗	脾胃虚寒
症状	主症	胃痛暴作，得温痛减，遇寒加重	胃脘疼痛，胀满拒按，嗳腐吞酸	胃脘胀痛，连及两胁，攻撑走窜	胃脘灼热而痛，得凉则减，遇热加重	胃脘疼痛，状如针刺或刀割，痛有定处而拒按	胃脘隐痛或隐隐灼痛	胃脘隐痛，遇寒或饥时痛剧，得温或进食则缓，喜暖喜按
	兼症	恶寒喜暖，口淡不渴，或喜热饮	呕吐不消化食物，吐后痛减，不思饮食	每因情志不遂而加重，善太息，不思饮食，精神抑郁	口干喜冷饮，或口臭不爽，口舌生疮	面色晦暗无华，唇黯	嘈杂似饥，饥不欲食，口干不思饮，咽干唇燥，大便干结	面色不华，神疲肢怠，四末不温，食少便溏，或泛吐清水
	舌脉	舌淡，苔薄白，脉弦紧	舌苔厚腻，脉滑	舌苔薄白，脉弦滑	舌质红，苔黄少津	舌质紫暗或有瘀斑，脉涩	舌体瘦，质嫩红，少苔或无苔，脉细而数	舌质淡而胖，边有齿痕，苔薄白，脉沉细无力

续表

		实证					虚证	
		寒邪客胃	饮食伤胃	肝气犯胃	湿热中阻	瘀血停胃	胃阴亏耗	脾胃虚寒
治法	治则	温胃散寒，行气止痛	消食导滞，和胃止痛	疏肝解郁，理气止痛	清热化湿，理气和胃	理气活血，化瘀止痛	滋阴益胃，和中止痛	温中健脾
	取经	足阳明胃经、手厥阴心包经	足阳明胃经、任脉	足阳明、足厥阴经	足阳明胃经、足太阴脾经	足阳明胃经、手厥阴心包经	足阳明胃经、足少阴肾经	足阳明胃经、手厥阴心包经、任脉

（三）治疗

【取穴】

主穴	配穴	
	分型	取穴
中脘、内关、足三里	寒邪客胃	阴陵泉、梁丘
	饮食伤胃	梁门、下脘、天枢、梁丘
	肝气犯胃	期门、肝俞、梁丘
	湿热中阻	合谷、内庭
	瘀血停胃	膈俞、阿是穴
	胃阴亏耗	太溪、三阴交
	脾胃虚寒	章门、下脘、天枢、脾俞、胃俞

【方法】

（1）艾条温和灸　每穴 15~20 分钟，每日 1 次，10 日为 1 个疗程。

（2）艾炷隔姜灸　每穴 5~7 壮，每日 1 次，10 日为 1 个疗程。

（3）艾炷隔盐灸　取神阙穴，灸 5~7 壮，每日 1 次，7 日为 1 个疗程。

（4）艾炷隔附子饼灸　取 3~5 穴，灸 5~7 壮，每日 1 次，7 日为 1 个疗程。

（5）艾炷无瘢痕灸　每穴 5~7 壮，以局部皮肤温热潮红为度，每日或隔日 1 次，10 日为 1 个疗程。

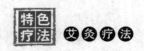

（6）复方吴茱萸敷灸　取神阙穴，每次敷 3~6 小时，每日可敷 1~2 次。

（四）临床荟萃

【医案精选】

李某，男，83 岁，1998 年 6 月 10 日诊。主诉：胃痛、纳食少、体乏 3 月余。患者情志不畅，饮食不节，渐感腹部不适、作痛，近来食少，身体日渐消瘦，体乏无力。查体：面黄，消瘦，胃区压痛，舌苔白厚腻，脉沉细。诊断为慢性胃炎（胃脘痛）。治疗：取中脘区艾灸盒施灸 30 分钟，足三里（双）艾条悬灸 15 分钟以皮肤红晕为止。每日 2 次，灸 5 天后疼痛大减，饭量增加，7 天后精神倍增。

按　胃痛是以胃脘部（心窝处）经常疼痛不适、食少为主症，多由饮食失调、情志刺激、劳累受寒、脾胃不健等引起。本病与西医学急、慢性胃炎、胃及十二指肠溃疡、胃神经官能症、胃黏膜脱垂等相类似。几年来笔者单纯用艾灸取胃俞区、中脘区、足三里（双）治胃痛不适，取得满意疗效，尤其是中老年患者尤佳。艾能补气助阳、温益脾胃，取任脉之中脘可以温中健脾，益气升阳；足三里有调节胃肠功能、疏通胃气以降浊气止痛作用，且能健脾和胃、助消化；胃俞则可直接调整脾胃功能，达到治疗脏腑疾病之目的。三穴配伍灸之，能有效地治疗胃病。［李德招.内蒙古中医药，1999，18（4）］

【验方验法】

聂斌报道，采用雷火灸治疗虚寒型胃痛，取神阙、足三里（双）、中脘穴。患者取仰卧位，露出腹部，采用赵氏雷火灸条，点燃雷火灸条，在上述穴位距离皮肤 2~3cm 处施温和灸，每穴 5~10 分钟，灸至皮肤发红且患者可忍受为度，每次 30 分钟，每日 1 次，10 天为 1 个疗程。30 例患者经 1 个疗程治疗后，治愈 8 例，有效 18 例，总有效率为 86.7%。［聂斌. 上海针灸杂志，2010，29（1）］

【名家论坛】

江苏省名中医盛灿若教授提出，本病病位虽然在胃，但是与肝脾关系密切。所以治疗本病，必须从肝、脾、胃三者分别主次，辨证论治。盛教授认为，从临床就诊的患者来看，大部分都有病程较长，全身营养状况较差，面色少华，精神欠佳，胃脘疼痛于饥饿之时，纳食可缓解等共同特点，所以认为中气虚弱是其根本原因。而脾阳虚和脾胃阴虚是其两种基本表现。由于中气虚弱，运化无权，气机失调而成为气滞证；气机阻滞，血行不畅，久则形成瘀血，发展成气滞血瘀证。因此这些证的出现，都是在中虚的基础上产生的，故认为治疗方法应以调补中气为主，而行气、活血、化瘀、温中为辅，随证应用，方可中得。针灸的处方，调脾胃以各经的俞募、原合等穴位为主，如胃俞、中脘、足三里、脾俞、章门、阳陵泉等穴位；气滞者配期门、膻中、内关等；中虚者配中脘、关元施以灸法，以补火生土；血瘀者取膈俞、血海、三阴交等穴，痰湿者取阴陵泉、丰隆等穴，根据病情，加减出入，常能获得较好的疗效。

（五）注意事项

（1）针灸治疗胃痛疗效显著，往往针灸 1 次或数次即有明显止痛效果。但慢性胃痛需坚持治疗才能取得较好的远期疗效。

（2）饮食调理、生活规律和精神调节对胃痛的康复具有重要意义。饮食宜定时、定量，勿过饥、过饱；忌食生冷、刺激性食物；力戒烟酒；保持心情舒畅。

（3）胃痛证候有时可与肝胆疾患、胰腺炎、心肌梗塞等相似，须注意鉴别，以免延误病情。

（4）对溃疡出血、胃穿孔等重症胃痛，应及时采取综合治疗措施或转外科治疗。

十九、胃下垂

胃下垂是指胃的位置低于正常以下。主要由于胃膈韧带和胃肝韧带无力或腹壁肌肉松弛所致。多发生于身体瘦弱的女性。

（一）病因病机

病因：素体脾胃虚弱，饮食不节，起居无常、劳倦过度。

病机：脾虚气陷，肌肉不坚，无力托举胃体。

病位：脾胃，与肝、肾相关。

病性：虚证为主，夹有实证，本虚标实。

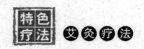

（二）辨证

| | | 虚实证 | 虚证 | | |
		肝郁脾虚	气血两虚	中气下陷	脾肾阳虚
症状	主症	腹胀、胃痛、恶心、暖气、腹胀以食后加重．平卧减轻			
	兼症	精神抑郁，暖气食少，矢气肠鸣，大便不调，口苦梦多	心悸气短，嗜睡多梦，面色萎黄，头昏乏力	四肢倦怠，身热自汗，面色㿠白，食少便溏，气短懒言	面色暗而不泽，腰酸腿软，畏寒肢冷，精神不振，大便溏泻，食少
	舌脉	舌淡红，苔薄白腻或淡黄腻，脉细弦	舌淡嫩，苔薄白，脉细缓	舌淡苔薄白，脉虚大或双寸脉细弱	舌淡胖嫩，苔白腻，脉沉细涩或沉迟
治法	治则	疏肝健脾	益气养血	补中益气	温补脾肾
	取经	足阳明经、足厥阴经为主	足阳明经、任脉为主	足阳明经、督脉经为主	足阳明经、足少阴经为主

（三）治疗

【取穴】

主穴	配穴	
	分型	取穴
胃俞、中脘、天枢、气海、足三里、神阙	肝郁脾虚	肝俞、脾俞、太冲
	气血两虚	脾俞、血海
	中气下陷	百会
	脾肾阳虚	脾俞、肾俞、命门

【方法】

（1）艾条温和灸　每穴 20～30 分钟，每日 1 次，10 日为 1 个疗程。

（2）艾炷隔姜灸　每穴 5～7 壮，每日 1 次，10 日为 1 个疗程。

（3）艾炷隔盐灸　取神阙穴，灸 5～7 壮，每日 1 次，7 日为 1 个疗程。

（4）艾炷隔附子饼灸　取 3～5 穴，灸 5～7 壮，每日 1 次，7 日为 1 个疗程。

（5）艾炷瘢痕灸 取穴 2～3 个，每穴 3～5 壮，7～14 日施灸 1 次。

（6）毛茛根敷灸 取新鲜毛茛，去叶茎留根须，捣烂如泥膏状，取硬币大小饼状敷贴于穴位上，20 分钟左右即可。每日 1 次，7 日为 1 个疗程。

（7）温针灸 每次取 3～5 穴，刺入得气后留针各灸 3 壮（或 10～15 分钟），每日或隔日针灸 1 次，10 次为 1 个疗程，疗程间休息 7 日。

（四）临床荟萃

【医案精选】

王某，男，56 岁，工人。初诊时间：2002 年 8 月 16 日。患者于 1997 年始发胃脘部胀闷不适，饭后加重，有时伴有下坠感。当时经胃钡餐透视诊断为轻度胃下垂。后经本院及院外门诊多方治疗，症状时轻时重。近 1 月来，上述症状加重，并伴有明显腹胀。查体：瘦长体型，上腹部凹陷，压痛明显，下腹部稍膨隆。舌淡苔厚腻，脉沉细。胃钡餐透视检查：胃小弯切迹在两髂嵴连线下 7.2cm，为中度胃下垂。治法：取百会、合谷、中脘、气海、足三里等穴。用清艾条在上述穴位施行温和灸或雀啄灸。进行温和灸 1 个疗程后，上述症状明显减轻，第 2 个疗程后症状完全消失。复查胃钡餐透视，胃小弯切迹升至髂嵴连线以上，临床治愈。随访 1 年未复发。

按 胃下垂是指胃的位置低于正常位置，其临床 X 线特征为胃钡餐透视小胃小弯切迹低于两髂嵴连线。中医理论认为胃下垂多因脾胃虚弱，中气下陷，升举无力所致。百会乃督脉与三阳经气的交会穴，气为阳，统摄于督脉，灸之则阳气旺盛；合谷为大肠经之原穴，具有治疗胃痛、腹痛之功效，灸之能使原气通达，从而发挥其维护正气、抵御病邪的作用；中脘为胃之募穴，"腑病取之募"，灸之可疏通腑气，使胃蠕动增强；气海为肓之原穴，灸之能补益中气，升阳举陷；足三里为足阳明胃经之下合穴，为治疗胃肠疾病之要穴，能调理肠胃，疏通经络，提高机体免疫力，灸之能温中补虚，益脾和胃，以治疗脘腹胀痛等症。诸穴合用，共奏升阳举陷、温中补虚、益脾和胃之功，可提高消化道平滑肌的张力及蠕动，促进胃肌张力的提高和腹肌发达，使下垂的胃复位，从而达到治疗胃下垂的目的。

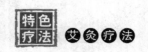

[孙永胜. 针灸临床杂志，2006，22（5）]

【验方验法】

安徽省巢湖市中医院王峰报道，采用温针灸治疗胃下垂，患者先取仰卧位，穴位常规消毒，先针刺中脘、天枢（双）、关元穴，进针1～1.5寸，得气后，针柄上套2.5cm长艾炷点燃，行温针灸，每次每穴温针灸3壮。伴发胃炎、胃及十二指肠溃疡、神经衰弱者可配内关（双）、足三里（双）、三阴交（双），针刺得气后，针柄上套2.5cm长艾炷点燃，每次每穴温针3壮。患者再俯卧位，穴位常规消毒，针刺胃俞（双）、肾俞（双），进针直刺0.6～1.2寸，得气后针柄上套2.5cm长艾炷点燃行温针灸，每次每穴针灸3壮。每日治疗1次，10天1个疗程，疗程间休息3天，再行第2个疗程。58例患者经治疗3个疗程后，近期疗效评定治愈45例，显效9例，有效3例，无效1例，总有效率98.3%；三个月后随访远期疗效评定治愈41例，显效11例，有效2例，无效4例，总有效率93.1%。

[王峰. 针灸临床杂志，2008，24（10）]

【名家论坛】

广东省粤北人民医院谢有权认为，胃下垂多由脾胃虚弱。约束无力，脏器弛缓不收或暴饮暴食，伤及脾胃，或肝气横逆，侵犯脾胃，使脾胃功能失调，气血生化不足，日久导致元气亏损，升举无力，中气下陷所致。气海为肓之原穴，为元气之根，有固本培元、升阳举陷之功，针刺时采用呼吸补法。使针感放射至脐上方，局部有重胀抽动感为佳。中脘为腑会，为胃之募穴，可疏通腑气，增强胃蠕动，促进胃排空。足三里为足阳明胃经之下合穴。为治疗胃肠疾病之要穴，能温中补虚，调理肠胃以治疗脘腹胀痛等症。诸穴合用，共奏升阳举陷、温中补虚、益脾和胃之功，可提高消化道平滑肌的张力及蠕动，促进胃肌张力的提高，使下垂的胃复位。

（五）注意事项

（1）针灸治疗本病有一定疗效，但病程较长，须坚持治疗。

（2）平时应注意饮食有节，起居有时，调畅情志，对本病治疗有重要作用。

二十、呕吐

呕吐是指胃气上逆，胃内容物从口中吐出而言。有物有声为呕，有物无声为吐，无物有声为干呕。因呕与吐常同时出现，故并称为"呕吐"。常见于西医学的急性胃炎、幽门痉挛（或梗阻）、胃黏膜脱垂症、十二指肠壅积症、胃神经官能症、胆囊炎、胰腺炎等病。

（一）病因病机

病因：虚者因胃腑自虚，胃失和降；实者因外邪、饮食、痰饮、郁气、瘀血等邪气犯胃，胃气上逆。

病机：胃失和降，胃气上逆。

病位：病变部位在胃，还与脾、肝有关。

病性：实证居多，虚实夹杂。

（二）辨证

		实证				虚证	
		外邪犯胃	饮食停滞	肝气犯胃	痰饮内停	脾胃虚弱	胃阴不足
症状	主症	呕吐，或脘腹胀满，或嗳气吞酸，或脘痞纳呆				呕吐，呕而无力，呕量不多或时作干呕	
	兼症	伴有发热恶寒、头身疼痛等表证	因暴饮暴食或饮食不洁而呕吐酸腐，脘腹胀满，吐后反快	每因情志不畅而呕吐或吐甚，嗳气吞酸，胸胁胀满	呕吐清水痰涎，脘痞纳呆，眩晕心悸	素来脾胃虚弱，饮食稍有不慎即发呕吐，时作时止，呕而无力，面色无华，少气懒言，纳呆便溏	呕吐反复发作，呕量不多或时作干呕，饥不欲食，咽干口燥
	舌脉	舌苔白，脉濡缓	苔厚腻，脉滑实	舌红苔黄，脉弦	苔白滑或白腻，脉滑	舌淡，苔薄，脉弱	舌红少津，脉细数
治法	治则	驱邪平胃	消食化积	疏肝理气、和胃止呕	化痰止呕	补益脾胃	养阴益胃止呕
	取经	足阳明、手厥阴、足太阳、督脉、手少阳经为主	足阳明、手厥阴、足太阳经为主	足阳明、手厥阴、足太阳、足厥阴经为主	足阳明、手厥阴、足太阳、足太阴经为主	足阳明、手厥阴、足太阳、足太阴经为主	足阳明、手厥阴、足太阴经为主

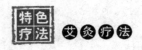

（三）治疗
【取穴】

主穴	配穴	
	分型	取穴
	外邪犯胃	外关、大椎
	饮食停滞	梁门、天枢
胃俞、中脘、足三里、肝俞	肝气犯胃	太冲、期门
	痰饮内停	丰隆、公孙
	脾胃虚弱	脾俞、公孙
	胃阴不足	脾俞、三阴交

【方法】

（1）艾条温和灸或回旋灸　每穴 15～20 分钟，每日 1 次，7 日为 1 个疗程。

（2）艾炷隔姜灸　每穴 5～7 壮，每日 1 次，7 日为 1 个疗程。

（3）艾炷隔盐灸　取神阙穴，灸 5～7 壮，每日 1 次，以腹部有明显温热感并向腹中扩散为佳，中病即止。此法适用于脾胃虚寒型呕吐。

（4）艾炷无瘢痕灸　每穴 5～7 壮，以局部皮肤温热潮红为度，每日或隔日 1 次，10 日为 1 个疗程。

（5）温针灸　每次取 3～5 穴，刺入得气后留针各灸 3 壮（或 10～15 分钟），每日或隔日针灸 1 次，7 次为 1 个疗程。

（四）临床荟萃
【医案精选】

程某，男，16 岁，学生。1997 年 5 月 18 日初诊。阵发性呕吐 3 年，加重 2 天。患者自 3 年前起，每于考试前后即发生呕吐。发作时烦躁不安，脘胁胀满不舒，微恶风寒，时觉恶心，嗳气，呕吐阵作，甚则吐出黄绿色清稀液体，吐尽则快。作 X 线钡餐透视未发现有器质性病变。诊断为"神经性呕吐"。既往用胃复安等药静滴有效。此次发作已有 2 天，用前药治疗效果不显，遂求陈老治疗。检查：神清，精神一般，面色淡白，脘腹饱胀无压痛，肝脾胁下未及，脑膜刺激征（-），舌质淡、苔厚微腻，脉弦细。陈老认为该学生病起于情志受激，心神失宁，肝郁不畅，气机横逆犯胃而吐，久吐则伤及脾胃，脾胃阳虚，不能受纳运化水谷，故治以宁心安神，和胃降逆。取百会用小艾炷灸 90 壮，同时针刺足三里、公孙、太冲、大陵，行阳中隐阴法，得气后留针 30 分钟。施治 1 次后呕吐立止，仍有恶心、脘胁胀满等不适。此后每日治疗 1 次，共治 3 次而诸症消，继治 2 次巩固疗效，随访 1 年未发。

按　中医学认为本病多因胃失和降，胃气上逆所致。此学生每因考试时情绪紧张而致呕吐。其病因在心、肝，病位在胃。督脉为阳脉之海，总督一身阳气，百会位于巅顶，是诸阳经之会，亦为督脉之要穴，故灸之可振奋全身阳气，调和气机，调整阴阳平衡。大陵属手厥阴心包经之腧穴，主心神及脾之疾患，与百会相配，有宁心安神、降气和胃之功。经曰"合治内腑"，故取阳明之会足三里以调整胃肠功能；兼加公孙、太冲补脾益气，泻肝木横逆之气。诸穴相配，针灸并施，则效如桴鼓。[陈宁．江苏中医，1999，20（8）]

【验方验法】

杨宗善报道，采用艾叶加苍术穴位灸治疗妊娠呕吐，穴取中脘、天突、内关、巨阙、神门、足三里，先将苍术 50g 研成细末，再将陈艾叶（2 年以上）250g 揉搓成团状，两者混匀，用细麻纸（或易燃的薄纸卷裹成长 20～25cm 艾条，直径约 112cm。点燃艾条对准选定的穴位，距皮肤 1 寸上下熏灼，直到所灸穴位皮肤呈潮红色为止，每日 1 次。除上述方法外，未做其他辅助治疗。33 例患者经 3 次治疗呕吐停止者 17 例，经 5 次治疗呕吐消失者 11 例，经 7 次治疗呕吐消失 5 例。[杨宗善．中国针灸，2000，（4）]

【名家论坛】

郑魁山教授认为，治疗呕吐宜用降逆止呕、和中健胃之法，主穴为内关、足三里。内关系手厥阴之络，通阴维脉，历络三焦，阴维主一身之里，故有宣通上、中、下三焦气机的作用；足三里为胃的下合穴，有调理脾胃、导滞降逆之功。针刺内关，患者上肢放平伸直，手掌略比肘高，针刺足三里，下肢放平伸直，足略比膝高，用关闭法，使针感应向上传导，用平补平泻手法，留 20～30 分钟，即可收到立竿见影的效果。

（五）注意事项

（1）灸法治疗呕吐效果良好。

（2）平时宜注意饮食调理，忌暴饮暴食，少食肥甘厚味、生冷

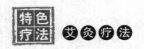

辛辣食物。

二十一、腹痛

腹痛是指胃脘以下、耻骨联合以上部位发生的以疼痛为主要表现的病证。

（一）病因病机

病因：感受外邪、饮食不当、情志不舒。

病机：脏腑气机不利，经脉阻滞或失养。

病位：与脾、胃、肝、胆、大小肠、膀胱、肾、三焦有关。

病性：寒、热、虚、实，或寒热并见，或虚实夹杂。

（二）辨证

		实证			虚证
		饮食停滞	肝郁气滞	寒邪内阻	脾阳不振
症状	主症	腹痛，或拒按，或痛则欲便			腹痛隐隐，时作时止
	兼症	暴饮暴食后脘腹胀痛、嗳腐吞酸，恶食，得吐泻后痛减	侧腹胀痛，痛则欲便，便后痛缓，喜叹息，得嗳气或矢气则减，遇恼怒则剧	多因感寒饮冷突发腹部拘急剧痛，得温痛减，遇寒更甚	喜温喜按，每食生冷或饥饿、劳累后加重，进食及休息后痛减
	舌脉	舌苔厚腻，脉滑	苔薄白，脉弦	苔白，脉沉紧	舌淡、苔薄，脉沉细
治法	治则	消食化积	调气化滞	温中散寒	补益脾阳
	取经	足阳明、任脉为主	足阳明、任脉、足厥阴经为主	足阳明、任脉为主	足阳明、任脉、足太阳经为主

（三）治疗
【取穴】

主穴	配穴	
	分型	取穴
神阙、气海、中脘、内关	饮食停滞	建里、内庭
	肝郁气滞	太冲
	寒邪内阻	关元、足三里
	脾阳不振	脾俞、胃俞、关元

【方法】

（1）艾条温和灸　每穴 20～30 分钟，每日 1 次，10 日为 1 个疗程。

（2）艾炷隔姜灸　每穴 5～7 壮，每日 1 次，10 日为 1 个疗程。

（3）艾炷隔盐灸　取神阙穴，灸 5～7 壮，每日 1 次，7 日为 1 个疗程。用于寒凝，虚寒型腹痛。

（4）艾炷无瘢痕灸　每穴 5～7 壮，以局部皮肤温热潮红为度，每日或隔日 1 次，10 日为 1 个疗程。

（5）艾炷隔附子饼灸　取 3～5 穴，灸 5～7 壮，以肢温痛减为度。每日 1 次，7 日为 1 个疗程。

（四）临床荟萃
【医案精选】

管某，男，45 岁。医师。患者原有慢性胆囊炎，胆石症。1986 年 2 月 14 日晚进食蛋炒饭约 2 小时，出现上腹部胀痛伴有恶心，23 点时疼痛加剧并放射至右肩，经门诊对症治疗效果不显，拟胆石症、慢性胆囊炎急性发作住院治疗，先后给予硫酸阿托品，654－2 及消炎镇痛药物治疗，效果不显。次晨疼痛呈阵发性加剧，于床上辗转不安，腹平软，肝脾未触及，墨菲征阳性。当即给予艾灸神阙穴，2 分钟后疼痛缓解，伴肠鸣矢气，5 分钟疼痛消失，墨菲征转阴，至今未出现过疼痛。

按　临床上应用针刺治疗急性腹痛已历史悠久，灸治神阙穴治病亦记载甚多，但用来治疗胆囊炎、胆石症所致的急性腹痛则未见报道。药用艾条以艾绒及雄黄为主要原料，艾叶及雄黄有温经散寒，除湿解毒之功。脐为胚胎发育过程中为腹壁最后闭合处，表皮最薄，屏障功能最弱，药物最易穿透、吸收、弥散。脐又名神阙穴，属任脉，又为冲脉循行之地，冲乃经脉之海，任督又互为表里，故三脉经气相通，内联十二经、五脏、六腑、四肢百骸。故艾灸神阙穴可达温经通脉止痛之功。本法使用简单方便，适合于各级医疗单位，使用时毫无痛苦，疗效确切，患者易于接受。[喻峰，等. 湖南中医杂志，1987，（6）]

【验方验法】

黑龙江哈尔滨市第五医院赵宏伟等报道，采用电子灸疗仪照射神阙等穴治疗虚寒性腹痛，穴取神阙、气海、关元、水分、天枢、阴陵泉、足三里等。有纳呆腹胀配中脘、建里，有便溏、尿清长配大横、三阴交。根据病情、病证选取上述部分主穴与配穴，但神阙穴每次必取，每次用3至5个穴。然后用仪器直接照射穴位。仪器头距穴位3~5cm。照射时以患者能承受的程度选取特定强度、大小、快慢的频率与照射范围。每穴照射5~7分钟（上述穴位交替使用），每日照射1次，10次为1个疗程，间隔2~3天再作下疗程。42例患者第1个疗程治愈12例，好转19人，无效11人；第2个疗程治愈17人，好转6人，无效7人；第3个疗程治愈5人，好转3人，无效5人，总有效率为88%。[赵宏伟，等. 针灸临床杂志，2004，20（5）]

【名家论坛】

王品山教授认为，感受外邪、饮食所伤、情志失调及素体阳虚等，均可导致气机阻滞、经脉痹阻或经脉失养而发生腹痛。治疗腹痛多以"通"字立法，应根据辨证的虚实寒热，在气在血，确立相应治法。在通法的基础上，结合审症求因、标本兼治的原则来进行治疗。属实证者，应温中补虚，不可滥施攻下；对于久病入络，绵绵不愈者，可采用活血通络之法。

（五）注意事项

（1）止痛后应明确诊断，积极治疗原发病。

（2）急腹症引起的腹痛，在治疗的同时应严密观察，必要时应采取其他治疗措施或转手术治疗。

二十二、泄泻

泄泻是以大便次数增多、便质清稀甚至如水样为主要特征的病证。常见于西医学的急、慢性肠炎、肠结核、肠道激惹综合征、慢性非特异性溃疡性结肠炎等疾病中。

（一）病因病机

病因：感受外邪、内伤饮食、情志不调、禀赋不足。

病机：脾失健运，湿邪困脾。

病位：肠，与肝、肾关系密切。

病性：早期以实证为主，日久则以虚实夹杂证多见。

（二）辨证

		实证			虚证
		饮食停滞	肝郁气滞	寒邪内阻	脾阳不振
症状	主症	腹痛，或拒按，或痛则欲便			腹痛隐隐，时作时止
	兼症	暴饮暴食后脘腹胀痛、嗳腐吞酸，恶食，得吐泻后痛减	侧腹胀痛，痛则欲便，便后痛缓，喜叹息，得嗳气或矢气则减，遇恼怒则剧	多因感寒饮冷突发腹部拘急剧痛，得温痛减，遇寒更甚	喜温喜按，每食生冷或饥饿、劳累后加重，进食及休息后痛减
	舌脉	舌苔厚腻，脉滑	苔薄白，脉弦	苔白，脉沉紧	舌淡，苔薄，脉沉细
治法	治则	消食化积	调气化滞	温中散寒	补益脾阳
	取经	足阳明、任脉为主	足阳明、任脉、足厥阴经为主	足阳明、任脉为主	足阳明、任脉、足太阳经为主

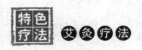

（三）治疗

【取穴】

主穴	配穴	
	分型	取穴
天枢、中脘、足三里、神阙	饮食停滞	梁门、脾俞、下巨虚
	肝郁气滞	中封、合谷、阴陵泉
	寒邪内阻	大肠俞、气海
	脾阳不振	脾俞、气海

【方法】

（1）艾条温和灸　每穴20～30分钟，每日1次，10日为1个疗程。

（2）艾炷隔姜灸　每穴5～7壮，每日1次，10日为1个疗程。

（3）艾炷隔盐灸　取神阙穴，灸5～7壮，每日1次，7日为1个疗程。

（4）艾炷隔附子饼灸　取3～5穴，灸5～7壮，每日1次，7日为1个疗程。

（5）艾炷胡椒饼灸　取3～5穴，灸5～7壮，每日1次，7日为1个疗程。

（6）温针灸　每次取3～5穴，刺入得气后留针各灸3壮（或10～15分钟），每日或隔日针灸1次，10次为1个疗程，疗程间休息7日。

（7）灯火灼灸　在天枢灼灸一下，3日灸1次。此法适用于虚泻。

（8）太乙神针灸　每次取3～5穴，各按灸5～7次，隔日或3日灸1次。此法适用于虚泻。

（四）临床荟萃

【医案精选】

程某，男，21岁，韩国籍，2008年7月20日初诊。患者在2005年去加拿大留学，当时因为学习生活的环境改变，加上学习的压力，导致胃脘疼痛，日久演变成十二指肠溃疡，2007年因溃疡出血而手术。此后一直觉得身体疲乏，纳食不佳，每日腹泻2～3次，时而稀薄，时而水样，稍进油腻或饮食生冷即泻，伴有腹部隐痛。刻下见其形体消瘦，面色㿠白，双目下呈现青黑色。舌尖红，苔薄腻，脉濡滑。西医诊断为十二指肠溃疡，中医辨证为先天中气不足，术后又损脾阳，中焦虚寒，水湿内停，运化无力。治法为补中益气，温运脾阳，祛寒化湿。取天枢、气海、足三里、章门、公孙穴，针后关元穴透热灸9壮，隔日治疗1次。3次后腹泻止，10次后体重增加3 kg，痊愈，至今未发。

按　患者于19岁时赴加拿大留学，其饮食生活习惯等与在家时完全改变，加之语言不通，学习环境改变，短期内徒增压力，又缺乏调节，导致胃脘疼痛；又未及时治疗，最终得十二指肠溃疡穿孔出血而手术。术后未得正确调养，中焦受损，脾阳不振，水湿内停。《沈氏尊生书》："泄泻，脾病也。脾受湿而不能渗泄，致伤阑门元气不能分别水谷，并入大肠而成泻"。"风、寒、热、虚，虽皆能为病，苟脾强无湿，四者均不得而于之，何自成泻？"本案患者素体中气不足，又逢开刀伤及脾阳，脾阳虚弱不能化生水谷，风寒之邪犯之，故成泄泻。虚证腹泻也不离湿，《内经》："脾病者，虚则腹痛肠鸣，飧泄食不化"。本案主证腹痛绵绵隐隐，喜温喜按，泄下稀薄，脉象濡弱，舌苔薄腻，正与之相合。故治以温运健中，调理中焦，扶土益阳。取中脘、气海、关元、足三里，补中益气，相当于芪参之功。公孙、章门健脾消食，和山药扁豆白术相齐，天枢健脾利湿止泻收茯苓、砂仁之功，针后灸关元9壮，相当于附子之功，收益火生土之效。此案治疗表里兼顾，治本而不忘治标，通过温脾阳而使寒湿祛除，补中气而脾土旺，健胃而助消食。故仅治3次而泄泻止。[沈克艰.上海针灸杂志，2011，30（1）]

【验方验法】

余华等报道，采用麦粒灸脾俞、胃俞、阴陵泉、足三里，每穴3壮，隔日1次，1月为1个疗程治疗脾虚泄泻证。56例患者经治疗后痊愈13例，显效19例，无效8例，总有效率85.71%。[余华.中国针灸，2001，21（3）]

【名家论坛】

邱茂良教授认为，泄泻发病有暴泻、久泻之分，病因不外外感和内伤两类。外感多致暴泻，其发病急，病程短，多属实证，治疗多以运脾化湿为主，针灸采用天枢、足三里、气海、阴陵泉为主穴，操作宜用泻法，宜深刺，宜较长时间留针；内伤多致久泻，起病慢，病程长，多属虚证或虚实夹杂，治疗多以健脾为主，采用脾俞、天枢、关元、足三里、三阴交为主穴，操作宜用补法，刺激勿过强，宜留针，可配合灸法。

（五）注意事项

（1）若急性胃肠炎或溃疡性结肠炎等因腹泻频繁而出现脱水现象者，应适当配合输液治疗。

（2）治疗期间应注意清淡饮食，忌食生冷、辛辣、油腻之品，注意饮食卫生。

二十三、痢疾

痢疾是以剧烈腹痛、腹泻、下痢赤白脓血、里急后重为主要特征的病证。多发于夏秋季节。相当于西医学的细菌性痢疾、阿米巴痢疾。

（一）病因病机

病因：外感时疫邪毒、内为饮食所伤。

病机：寒湿、湿热、积滞、疫毒等壅塞肠中，气血与之搏结凝滞，肠道传化失司，脉络受伤，腐败化为脓血。

病位：肠。

病性：实证为主，兼有虚证。

（二）辨证

		实证				虚证
		寒湿痢	湿热痢	疫毒痢	噤口痢	休息痢
症状	主症	剧烈腹痛、腹泻、下痢赤白脓血、里急后重				下痢时发时止，日久不愈
	兼症	白多赤少或纯为白冻，脘腹胀满，头身困重	赤多白少，肛门灼热疼痛，小便短赤	痢下鲜紫脓血，壮热，口渴，头痛，甚至神昏痉厥，躁动不安	恶心呕吐，不能进食	常因饮食不慎、受凉、劳累而发，发则大便次数增多，便中带有赤白粘冻，或伴有脱肛
	舌脉	苔白腻，脉濡缓	苔黄腻，脉滑数	舌质红绛，苔黄燥，脉滑数	苔腻，脉滑	舌淡，苔腻，脉细

		实证				虚证
		寒湿痢	湿热痢	疫毒痢	噤口痢	休息痢
治法	治则	温化寒湿	清热利湿	泻热解毒	降逆止呕	健脾理肠
	取经	足太阴、足阳明、任脉为主	足太阴、足阳明、手阳明经为主	足阳明、督脉、任脉为主	足阳明、任脉、足太阳经为主	足阳明胃经足太阴脾经

（三）治疗

【取穴】

主穴	配穴	
	分型	取穴
天枢、足三里、阴陵泉、大肠俞、水分	寒湿痢	中脘、气海
	湿热痢	曲池、上巨虚
	疫毒痢	委中、十二井穴
	噤口痢	内关、中脘
	休息痢	脾俞、胃俞

【方法】

（1）艾条温和灸　每穴 20~30 分钟，每日 1 次，10 日为 1 个疗程。

（2）艾炷隔姜（隔蒜）灸　每穴 5~7 壮，每日 1 次，10 日为 1 个疗程。

（3）艾炷隔盐灸　取神阙，灸 5~7 壮，每日 1 次，7 日为 1 个疗程。

（4）艾炷无瘢痕灸　每穴 5~7 壮，以局部皮肤温热潮红为度，每日或隔日 1 次，10 日为 1 个疗程。

（5）太乙神针灸　每穴灸 5~7 次，隔日或 3 日灸 1 次。此法适用于虚寒久痢。

（四）临床荟萃

【医案精选】

梅某，女，53 岁。农民。1989 年 3 月 15 日就诊。自诉 1986 年 5 月因劳累过度引起腹泻，在当地医院用止泻药治疗，常呈间歇性发作。

此次腹痛发热 3 天，大便日十五、六次。测体温 37.8℃。人消瘦，舌淡、苔腻。大便常规：黏液血便，阿米巴滋养体多量可见（活动型）。予针天枢、气海、上巨虚，加艾条温和灸 5 分钟。3 月 16 日二诊诉：大便次数略减，而腹痛较甚。予直接灸气海 7 壮。3 月 17 日三诊；腹痛腹泻均减，予直接灸天枢（双）7 壮。3 月 18 日症状基本消失，复灸天枢、气海各 7 壮。3 月 19 日大便报告：便黄软，白细胞少量。嘱回家贴灸疮膏 1 月后，来复查大便，无异常。

按 体会《玉龙歌》有"脾泻之症别无他，天枢二穴刺休差，此是五脏脾虚疾，艾火多添病不加"之句。天枢为肠之募穴，主治肠道疾患。中医辨证，阿米巴痢疾为脾气虚导致寒湿壅滞肠中，首选天枢直接灸，能温经散寒，破积利湿。气海又称丹田，聚一身之气，灸之大补中气，使脾气恢复固涩之功，二穴合用相得益彰。从西医学分析，阿米巴原虫进入肠道，形成滋养体、包囊等多种形式寄生，用药物一时很难杀灭，致使疾病反复发作，迁延难愈。通过位于肠部的主治腑穴直接灸治，以无菌化脓这样一种持久的提高自身细胞吞噬作用的方法，达到根治目的。一般只需灸 1～2 次即愈。[梁德斐．浙江中医杂志，1996，31（10）]

【验方验法】

戴文宏报道，采用中药配合针灸治疗慢性细菌性痢疾，温针灸以温脾益肾、调气化滞为治法，主要取阳明经和脾经腧穴，腹部和背部各取一组穴位，两组可交替使用。腹部穴取天枢（双侧）、上巨虚（双侧）、关元；后背部穴取双侧的脾俞、胃俞、肾俞。虚寒痢加下巨虚（双侧）、中脘；休息痢，加双侧足三里和三阴交；阴虚痢，加次髎和大肠俞。针刺得气后，将毫针留在适当的深度，取约 2cm 长艾卷 1 节，套在所选主穴的针柄上，从下端点燃，直至艾卷烧完为止。可以根据患者的具体情况连续灸 2～3 次，待针柄冷却后出针。也可用艾绒团代替艾卷。25 例患者有 5 例不到 3 个疗程就获得痊愈，3 个疗程后，治愈 12 例，好转 10 例，未愈 3 例，总有效率88.00%。[戴文宏．中医外治杂志，2009，18（5）]

【名家论坛】

邱茂良教授认为痢疾主要是内伤饮食，外受湿热疫毒所致，治疗宜清热化湿，消积导滞，调和气血为主，取穴以天枢、气海、上巨虚为主穴。

（五）注意事项

（1）中毒性菌痢病情急重，需采取综合治疗措施。

（2）急性菌痢发病期间应进行床边隔离，注意饮食。

二十四、便秘

便秘是指大便秘结，排便周期或时间延长，或虽有便意但排便困难的病证。可见于多种急、慢性疾病中。西医学将便秘分为功能性便秘、肠道易激综合征、直肠及肛门疾病所致便秘、药物性便秘、内分泌及代谢性疾病的便秘，以及肌力减退所致的便秘。

（一）病因病机

病因：外感寒热之邪、内伤饮食情志、阴阳气血不足。

病机：肠腑壅塞或肠失温润，大肠传导不利。

病位：肠，与脾、胃、肺、肝、肾等功能失调均有关联。

病性：实证为主，兼有虚证。

（二）辨证

<table>
<tr><th colspan="2" rowspan="2"></th><th colspan="3">实证</th><th>虚证</th></tr>
<tr><th>热秘</th><th>气秘</th><th>冷秘</th><th>虚秘</th></tr>
<tr><td rowspan="3">症状</td><td>主症</td><td colspan="3">排便困难</td><td>虽有便意但排便不畅，或数日不便但腹无所苦</td></tr>
<tr><td>兼症</td><td>腹胀腹痛，面红身热，口干口臭，小便短赤</td><td>腹痛连及两胁，得矢气或便后则舒，嗳气频作或喜叹息</td><td>腹部拘急冷痛，拒按，手足不温</td><td>临厕努挣乏力，心悸气短，面色无华</td></tr>
<tr><td>舌脉</td><td>舌红，苔黄燥，脉滑数</td><td>苔薄腻，脉弦</td><td>苔白腻，脉弦紧或沉迟</td><td>舌质淡，脉细弱</td></tr>
<tr><td rowspan="2">治法</td><td>治则</td><td>清泻腑热通便</td><td>疏调气机通便</td><td>通阳散寒通便</td><td>健运脾气通便</td></tr>
<tr><td>取经</td><td>足阳明、足太阳、手太阴、手阳明经为主</td><td>足阳明、足太阳、足厥阴经为主</td><td>足阳明、足太阳、任脉为主</td><td>任脉、足太阳经为主</td></tr>
</table>

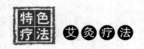
（三）治疗

【取穴】

主穴	配穴	
	分型	取穴
天枢、大横、大肠俞、气海	热秘	曲池、丰隆、支沟
	气秘	次髎、中脘、足三里
	冷秘	关元、中脘、丰隆
	虚秘	关元、次髎

【方法】

（1）温和灸　每穴可灸 10 ~ 15 分钟，10 次为 1 个疗程，疗程间休息 5 日。

（2）隔盐灸　用食盐填满脐中，再覆盖姜片后，艾炷灸 5 ~ 10 壮或灸至皮肤潮红为度，每日或隔日 1 次，10 次为 1 个疗程。

（3）隔蒜灸　每穴可灸 3 ~ 5 壮，每日 1 次，10 次为 1 个疗程，疗程间休息 5 日。

（4）葱豉膏敷灸　取连须葱头 3 茎，淡豆豉 12 粒，生姜 10g，食盐 3g，共捣烂，制成药饼烘热敷灸神阙穴。

（5）附子丁香敷灸　取附子、丁香各 25g，川乌、白芷、猪牙皂各 15g，独头蒜 10g，胡椒 5g，共捣粗末，炒热布包敷灸小腹部，每次 30 分钟，每日 1 ~ 2 次。

（四）临床荟萃

【医案精选】

林某，男，76 岁。大便秘结数年，每隔 3 ~ 8 天排便 1 次。自诉腰以下怕冷，舌淡苔薄，脉沉细。曾服用润肠通便药物，结果泻痢不止，故求治于针灸。取穴：肾俞、天枢、关元、足三里，肾俞加以长时间艾灸，治疗 5 次，大便即每日一行。

按　此例顽固性便秘所以能获速效，全在于辨证正确，施治恰当。高年肾气自衰，肾阳不足，阴寒内结，阳气不运，肠道传送无力，以致排便艰难。临床常以关元合肾俞，治疗肾气不足、下元衰惫之“冷秘”患者，每获良效。长期便秘患者，往往习惯于应用泻药。岂知泻药虽可见效于一时，但由于对肠黏膜的经常刺激，使其应激力进一步减弱，反而有加重便秘的可能，形成恶性循环。另有少数患者，服用泻药后下利不止。而针灸能兴奋低张力的肠管，促进其运动，加速排空。其既可使粪便湿软，易于排出，又能避免药物的弊端。［徐乃扬．江苏中医药，1989，（1）］

【验方验法】

南京中医药大学王玲玲教授等报道，采用麦粒灸结合针刺治疗慢性功能性便秘，分两组穴位隔日交替使用，第1组针刺穴位选取天枢、大横、关元、上巨虚、三阴交，麦粒灸穴位选取气海、足三里；第2组针刺穴位选用中髎、下髎、肾俞，麦粒灸穴位选取大肠俞、脾俞。非灸穴位同时配以电针使用，疏密波，强度以患者耐受的最大值为度。10次为1个疗程，50例患者经2个疗程治疗后，临床痊愈5例，显效17例，有效15例，好转5例，无效8例，总有效率74.0%。［王丽娟．中国针灸，2011，31（4）］

【名家论坛】

郑魁山教授认为，便秘病因虽然不同，但大肠传导功能失常是造成便秘的主要原因。治疗重在疏通大肠腑气，应以大肠俞、天枢为主穴。两穴合用，为俞募配穴，腑气通则传导自能恢复正常。

（五）注意事项

（1）灸法治疗便秘有较好效果。如经多次治疗无效者，应查明病因。

（2）患者应多吃新鲜蔬菜、水果，进行适当体育活动，并养成定时排便的习惯。

二十五、水肿

水肿是指体内水液潴留、泛溢肌肤而以头面、眼睑、四肢、腹背甚至全身浮肿为临床特征的一类病证。常见于西医学的急、慢性肾炎、慢性充血性心力衰竭、肝硬化、贫血、内分泌失调以及营养障碍等疾病所出现的水肿。

（一）病因病机

病因：外感风寒湿热之邪，水湿浸渍，湿毒侵淫，湿热内盛，饮食劳倦，肾气虚衰。

病机：肺失宣降，脾失转输，肾失开合，膀胱气化失常，导致体内水液潴留，泛滥肌肤。

病位：在肺、脾、肾三脏，与心有密切关系。

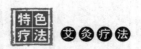

病性：阳水为实，阴水为虚，虚实在一定条件下可以相互转化。

（二）辨证

		实证				虚证	
		风水泛滥		湿毒浸淫	水湿浸渍	湿热壅盛	脾阳虚衰	肾阳衰微
症状	主症	浮肿起于眼睑，继则四肢及全身皆肿，甚者眼睑浮肿，眼合不能开，来势迅速		身发疮痍，甚则溃烂	全身水肿，按之没指	遍体浮肿，皮肤绷急光亮	身肿，腰以下为甚，按之凹陷不易恢复	面浮身肿，腰以下为甚，按之凹陷不起
	兼症	多有恶寒发热，肢节酸痛，小便短少等症 偏于风热者，伴咽喉红肿疼痛，口渴	偏于风寒者，兼恶寒无汗，头痛鼻塞，咳喘	或咽喉红肿，或乳蛾肿大疼痛，继则眼睑浮肿，延及全身，小便不利，恶风发热	小便短少，身体困重，胸闷腹胀，纳呆，泛恶	胸脘痞闷，烦热口渴，或口苦口黏，小便短赤，或大便干结	脘腹胀闷，纳减便溏，食少，面色不华，神倦肢冷，小便短少	心悸，气促，腰部冷痛酸重，尿量减少，四肢厥冷，怯寒神疲，面色㿠白或灰滞
	舌脉	舌质红，脉浮滑数	舌苔薄白，脉浮滑或浮紧。如浮肿较甚，此型亦可见沉脉	舌质红，苔薄黄，脉浮数或滑数	苔白腻，脉沉缓	舌红，苔黄腻，脉滑数或沉数	舌质淡，苔白腻或白滑，脉沉缓或沉弱	舌质淡胖，苔白，脉沉细或沉迟无力
治法	治则	疏风清热，宣肺行水	疏风散寒，宣肺行水	宣肺解毒，利尿消肿	健脾化湿，通阳利水	分利湿热	温阳健脾，化气利水	温肾助阳，化气行水
	取经	足太阳，手太阴经	足太阳，手太阴经	足太阳，足太阴经	足太阳，足阳明经	足太阳，足太阴经	足太阳，任脉	足太阳，足太阴，足少阴经

（三）治疗

【取穴】

主穴	配穴	
	分型	取穴
肾俞、三焦俞、大肠俞、京门、阴陵泉、关元	风水泛滥	风门、肺俞、外关
	湿毒浸淫	曲池、血海、水分
	水湿浸渍	脾俞、足三里、三阴交
	湿热壅盛	大椎、曲池、三阴交
	脾阳虚衰	脾俞、中脘、足三里
	肾阳衰微	肾俞、气海、命门

【方法】

（1）温和灸　每穴可灸15~20分钟，每日1次，10次为1个疗程。

（2）艾炷灸　每穴可灸3~5壮，每日1次，10次为1个疗程。

（3）隔附子灸　每穴可灸3~7壮，每日1次，10次为1个疗程。

（4）灯火灸　阳水用明灯爆灸法，每日灸1次，每穴灸1壮，连续灸至病愈。阴水用灼灸法，每日灸1次，每穴灸1壮，连续灸至病愈。

（5）艾炷隔赤小豆灸　下肢水肿，用赤小豆研末，以淡盐水调制成小圆饼置穴上，上面再放艾炷各灸6~8壮，每日1次。

（6）敷灸　阳水：田螺敷灸：取田螺（去壳）4只，大蒜5瓣，车前子末10g，共捣烂敷灸脐部，8小时除去，每日1次，3次可见效。阴水：蝼蛄敷灸：取活蝼蛄5只，捣烂敷灸脐上，每日1次；复方商陆敷灸：腹水取商陆、芫花、甘遂、黑白丑、冰片各6g，共研细末，加葱白适量捣烂敷灸脐上，每日1次。

（四）临床荟萃

【医案精选】

赵某，男，31岁。患水肿病半载有余。今夏5月中旬，四肢及头面胸腹皆浮肿，喘不能卧。灸气海、水分，针复溜、肺俞、天突、足三里，经灸疗3次，未及半月而肿消喘除。

按 《针灸资生经》："有里医为李治水肿，以药饮之，久之不效……一日忽为灸水分与气海穴，翌早观面如削矣。信乎水分能治水肿也"。水分为利水要穴，配复溜分利水邪，重灸气海助气行水，气行则水行，水行则肿消。取肺俞宣通肺气与足太阳经气。天突穴以定喘。（赵尔康《金针治验录》）

【验方验法】

王卫强等报道，采用温针灸治疗脑卒中后肢体水肿，穴取水分、患侧肩髃、曲池、外关、合谷、阴陵泉、三阴交、足三里、太冲。取清艾条用手术刀片切割成长度为 2.5cm 小块，用牙签在横断面钻一小孔，深约 1.5cm，取 2.5 寸 28 号毫针在以上穴位针刺，获得针感后，从针柄纵向套入艾块，捏紧固定，逐个点燃，灸尽去针，谨防烧伤。每日 1 次，2 周为 1 个疗程。57 例患者经治疗后，患肢浮肿完全消失，第 2 个疗程内患侧肢体未出现浮肿共 16 例，占 28.07%；患肢浮肿消失，第 2 个疗程内患肢偶有浮肿，但很快消退共 29 例，占 50.88%；患肢浮肿较前减轻共 9 例，占 15.79%；患肢浮肿无好转共 3 例，占 5.26%；总有效率 94.74%。[王卫强，等.光明中医，2010，25（12）]

【名家论坛】

广西中医学院蒋筱教授认为，中医对水肿的认识多从肺、脾、肾三脏功能失调入手，然而特发性水肿病的病机不能完全被这三脏的功能失调所概括，治疗上也不能单纯从此三脏立法论治，应注重整体的调节，全面调理各脏腑的功能。因为特发性水肿多发于育龄妇女，且患者多体胖，多呈周期性加重，并伴有月经失调，病程较长。因此在治疗上，注重调理肺脾肾三脏功能的同时，应注意调畅肝脾的气机，气机畅行，水液随之升降出入，水肿自消。

（五）注意事项

（1）水肿初期应吃无盐饮食，肿势渐退后（约 3 个月）可进少盐饮食，待病情好转后逐渐增加食盐量。

（2）注意摄生，慎防感冒，避免劳倦，节制房事。

二十六、癃闭

癃闭是由于肾和膀胱气化失司导致的以排尿困难，全日总尿量明显减少，小便点滴而出，甚则闭塞不通为临床特征的一种病证。

其中以小便不利，点滴而短少，病势较缓者称为"癃"；以小便闭塞，点滴全无，病势较急者称为"闭"。癃和闭虽有区别，但都是指排尿困难，只是轻重程度上的不同，因此多合称为癃闭。多见于老年男性、产后妇女及手术后患者。相当于西医学的尿潴留。

（一）病因病机

病因：湿热下注、肺热壅盛、肝郁气滞、尿路阻塞、脾气不升，肾气亏虚。

病机：膀胱气化不利。

病位：膀胱。

病性：实证、虚证都有。起病急骤，病程较短者，多实；起病较缓，病程较长者，多虚。

（二）辨证

		实证				虚证	
		湿热下注	肺热壅盛	肝郁气滞	瘀浊闭阻	脾气不升	肾气亏虚
症状	主症	小便点滴不通，或量少而短赤灼热	全日总尿量极少或点滴不通，咽干，烦渴欲饮	小便不通，或通而不爽，胁腹胀满	小便点滴而下，或尿细如线，甚则阻塞不通	时欲小便而不得出，或量少而不爽利	小便不通或点滴不爽，排出无力
	兼症	小腹胀满，口苦口粘，或口渴不欲饮，或大便不畅	呼吸急促或咳嗽	情志抑郁，或多烦易怒	小腹胀满疼痛	气短，语声低微，小腹坠胀，精神疲乏，食欲不振	面色㿠白，神气怯弱，畏寒怕冷，腰膝冷而酸软无力
	舌脉	苔根黄腻，舌质红，脉数	苔薄黄，脉数	舌红，苔薄黄，脉弦	舌质紫暗或有瘀点，脉细涩	舌质淡，脉弱	舌淡，苔薄白，脉沉细而弱
治法	治则	清热利湿，通利小便	清肺热，利水道	疏利气机，通利小便	行瘀散结，通利水道	益气健脾，升清降浊，化气利尿	温补肾阳，化气利尿
	取经	足太阳，任脉	足太阳，手太阴经	足太阳，足厥阴经	足太阳，足太阴经	足太阳，足太阴经	足太阳，足少阴经

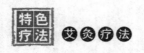

（三）治疗

【取穴】

主穴	配穴	
	分型	取穴
中极、水道、关元、涌泉、次髎	湿热下注	关元、秩边、三阴交
	肺热壅盛	肺俞、曲池
	肝郁气滞	太冲、支沟
	瘀浊闭阻	血海、膈俞
	脾气不升	脾俞、足三里
	肾气亏虚	气海、肾俞、太溪

【方法】

（1）温和灸　每穴可灸 10～20 分钟，每日 1 次，3 次为 1 个疗程。

（2）隔姜灸　每穴可灸 5～10 壮，每日 1～2 次，3 次为 1 个疗程。

（3）鲜青蒿敷灸　取鲜青蒿 200～300g，搅细碎（注意勿让汁水流掉），随即敷于脐窝（神阙），外面覆盖 25cm×30cm 塑料薄膜及棉垫各一块，胶布固定即可。待排尿后，即可去药。

（4）癃闭散敷灸　取甘遂 15g 碾为细末，另将甘遂 10g 加水煎取汁，再将生姜 3g 与葱白适量捣融如膏，备用。敷灸时先将甘遂末 6g 撒布于神阙穴内，以葱姜膏贴在上面，盖以纱布，胶布固定后，再将甘草汤饮下。

（5）逐水散敷灸　取磁石、商陆各 5g，研成极细粉末后，兑入麝香 0.1g，研匀。将上药分成 2 份，分别摊放于神阙及关元穴处，外以胶布覆盖固定即可，每日敷灸 1 次，排尿后即可取下。

（四）临床荟萃

【医案精选】

常某，男，72 岁，退休干部。1987 年 10 月 21 日初诊。患者午夜后少腹拘急冷痛半年，近月痛作时欲小便，但排尿无力，滴点难出，辗转熬至次日则小便自利，白日一如常人，中西药治疗效差。日久精神倦怠，语声低微，腰背畏风，脉沉细而弱，愿用针灸一试。辨证属肾阳衰惫，气化失司。主穴：关元用烧山火手法，针后用麝香艾炷蒜灸3壮。配穴：三阴交平补平泻，强壮穴足三里用补法。选时：午后1~2点，患者当晚安寐坚持周余，夜间癃闭痊愈。

按 老年夜间癃闭，临床时有所见。午夜为至阴之极，肾阳虚惫，午夜后阳气鼓动无力，阴气停滞，故见少腹气窜拘急，冷痛，日久影响气化，故排尿无力。平旦阳气盛，阴气宣通，小便自解。临床效果主要取决关元，长针烧山火手法和患者配合程度。患者身心舒坦，目神微闭，意念静守丹田。长针入后有沉滞跳动感，继则少腹暖和，有热流徐徐由腰背向上、背心，刹时全身暖和，微有汗出，最为理想。配穴多取协调阴阳和补益气血之意，临床须辨证选用。[孙长青.治验集锦，1988，9（12）]

【验方验法】

福州市中医院陈苏等报道，采用温和灸加针刺治疗术后尿潴留，患者仰卧位，取两侧足三里、三阴交、阴陵泉，用75%乙醇棉球常规消毒后，选用30号2寸毫针垂直进针，然后施以平补平泻手法，待患者感觉穴下酸胀，留针30分钟，每隔5~10分钟运针1次。再对神阙穴进行温和灸治疗，时间约20分钟，以患者觉得温热舒服为度。每日治疗1次，一般治疗1~3次，无效则改用其他治疗方法。59例患者经治疗后，治愈36例，有效18例，无效5例，总有效率91.5%。[陈苏，等.光明中医，2009，24（8）]

【名家论坛】

王秀珍教授认为，癃闭的病机为膀胱气化功能失调，应以"腑以通为用"为原则，但通利之法，又因证候虚实之不同而异。实证者宜清邪热，利气机，散瘀结；虚证者宜补脾肾，助气化，不可不经辨证，滥用通利小便之法。对于水蓄膀胱之急症，应配合针灸法急通小便。

（五）注意事项

（1）若膀胱充盈过度，经治疗1小时后仍不能排尿者，应及时采取导尿措施。

（2）癃闭患者往往伴有精神紧张，在治疗的同时，应解除精神紧张，反复做腹肌收缩、松弛的交替锻炼。

（3）癃闭兼见哮喘、神昏时，应采取综合治疗措施。

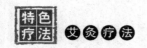

二十七、淋证

淋证是以小便频急、淋沥不尽、尿道涩痛、小腹拘急或痛引腰腹为主要特征的病证。常见于西医学的急性尿路感染、结石、结核、肿瘤和急、慢性前列腺炎、膀胱炎、乳糜尿等。中医学历代对淋证分类有所不同，根据症状和病因病机，一般分为热淋、石淋、血淋、气淋（肝郁气滞）、膏淋（湿热下注）和劳淋六种类型。

（一）病因病机

病因：膀胱湿热；肝郁气滞；脾肾亏虚。

病机：肾虚，膀胱湿热，气化失司。

病位：肾与膀胱，且与肝脾有关。

病性：有虚有实，初病多实，久病多虚，初病体弱及久病患者，亦可虚实并见。

（二）辨证

		实证				虚证
		热淋	石淋	气淋	血淋	膏淋	劳淋
主症		小便频急短涩，尿道灼热刺痛，尿色黄赤，少腹拘急胀痛	尿中时夹砂石，小便艰涩，或排尿时突然中断，尿道窘迫疼痛	小便涩痛，淋沥不畅	小便热涩刺痛，尿色深红	小便浑浊如米泔水，置之沉淀如絮状，上有浮油如脂	小便不甚赤涩，但淋沥不已，时作时止，遇劳即发
症状	兼症	或有寒热，口苦，呕恶，或腰痛拒按，或有大便秘结	少腹拘急，或腰腹绞痛难忍，痛引少腹，连及外阴，尿中带血	小腹胀满疼痛	或夹有血块，疼痛满急加剧，或见心烦	或夹有凝块，或混有血液，尿道热涩疼痛	腰膝酸软，神疲乏力
舌脉		苔黄腻，脉滑数	舌红，苔薄黄	苔薄白，脉多沉弦	舌苔黄，脉滑数	舌红，苔黄腻，脉濡数	舌淡，苔薄白，脉沉细而弱

续表

		实证					虚证
		热淋	石淋	气淋	血淋	膏淋	劳淋
治法	治则	清热解毒，利湿通淋	清热利尿，通淋排石	疏利气机，通淋	清热通淋，凉血止血	清热利湿，分清泄浊	健脾益肾
	取经	足太阳，足厥阴经	足太阳，足太阴经	足太阳，足厥阴经	足太阳，足太阴经	足太阳，足太阴经	足太阳，足少阴经

（三）治疗

【取穴】

主穴	配穴	
	分型	取穴
次髎、肾俞、膀胱俞、三焦俞、中极、三阴交	热淋	行间
	石淋	秩边、水道
	气淋	肝俞、太冲
	血淋	血海、膈俞
	膏淋	气海、足三里
	劳淋	脾俞、关元、足三里

【方法】

（1）温和灸 每穴可灸 15~20 分钟，急性期每日 2~3 次；慢性期每日 1 次，7 次为 1 个疗程。

（2）艾炷无瘢痕灸 每穴可灸 5~10 壮，每日或隔日 1 次，7 次为 1 个疗程，疗程间休息 3 日。

（3）艾炷隔山药灸 取鲜山药用盐水浸泡 10 分钟后，取出切成 0.2cm 薄片置穴上，上面再放艾炷各灸 4~8 壮，每日 1 次。

（4）温针灸 每穴可灸 10~15 分钟，每日或隔日 1 次，7 次为 1 个疗程。

（5）复方田螺敷灸 取田螺（去壳）7 只，淡豆豉 10 粒，鲜车前草 30g，连须葱头 3 个，食盐 1g，共捣烂敷灸脐上，包扎固定，每日 1 次。

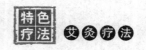

（四）临床荟萃

【医案精选】

李某，女，56 岁，1988 年 9 月 22 日初诊。病史：尿道烧灼感，尿频数 3 天。每小时解小便 2～3 次，伴小腹坠痛。尿常规检查：高倍视野下红细胞 1～3 个，白细胞 5～10 个，尿蛋白（＋）。诊断为急性膀胱炎。取太溪、关元穴。用艾条温和灸，每穴 20 分钟，以潮红为度。每日治疗 1 次。治疗 1 次，症状明显缓解。治疗 2 次后，高倍视野下白细胞 0～1 个，余为阴性。共治 7 次而愈。

按 根据患者的症状，属于膀胱湿热并有气虚表现。艾灸疗法取太溪、关元补肾，益元气，利膀胱。[张莉荣．中国针灸，1994，（2）]

【验方验法】

闰楠等报道，采用针灸治疗单纯性急性膀胱炎（中医淋证），分两组穴位，①照海、三阴交、阴陵泉、关冲、合谷。②关元、气门、水泉。第一组穴位用针刺法，其中关冲穴可三棱针点刺放血；第二组穴位用灸法，关元、气门灸 30 壮，水泉灸 7 壮。以上两组穴位交替使用，隔 1 日治疗 1 次。7 次为 1 个疗程。53 例患者经治疗后，痊愈 47 例，占 88.67%；显效 4 例，占 7.54%；好转 1 例，占 1.89%；无效 1 例，占 1.19%。有效率 98.11%。其中疗程有白细胞尿、镜下血尿者约经 1 个疗程痊愈；有白细胞尿、肉眼血尿者大多 5 天就可痊愈。[闰楠，等．中国医药指南，2010，8（34）]

【名家论坛】

邱茂良教授认为治疗石淋时应根据病位取穴，肾与输尿管上段结石用肾俞、三焦俞、京门、气海为主，输尿管中、下段和膀胱结石用肾俞、次髎、膀胱俞、中极、水道为主。湿热型加阴陵泉、三阴交、委阳，用泻法；阳虚型加太溪，用补法；肾阳不振加命门、关元，用补法。腹与背部穴位均用结石同侧穴位，下肢取双侧穴位，每次选用 3～5 穴。腹与背部穴位交替使用。

（五）注意事项

（1）石淋患者应多饮水，多做跑跳运动，以促进排石。

（2）膏淋、劳淋气血虚衰者应适当配合中药以补气养血。

二十八、尿失禁

尿失禁是在清醒状态下小便不能控制而自行流出的一种疾病。可分为充溢性尿失禁、无阻力性尿失禁、反射性尿失禁、急迫性尿失禁及压力性尿失禁五类。充溢性尿失禁是由于尿路有较严重的机械性（如前列腺增生）或功能性梗阻引起尿潴留，当膀胱内压上升到一定程度并超过尿道阻力时，尿液自尿道中滴出；无阻力性尿失禁是由于尿道阻力完全丧失，膀胱内不能储存尿液，患者站立时尿液全部由尿道流出；反射性尿失禁是由上运动神经元病变导致患者不自主地间歇排尿（间歇性尿失禁），排尿无感觉；急迫性尿失禁是由于逼尿肌无抑制性收缩而发生尿失禁；压力性尿失禁是当腹压增加时（如咳嗽、打喷嚏、上楼梯或跑步）即有尿液从尿道排出。本病属中医学"小便不禁"范畴。

（一）病因病机

病因：肾气不固，脾肺气虚，湿热下注，下焦瘀滞。

病机：下元不固、膀胱失约。

病位：膀胱。

病性：有实有虚。初病多实，久病多虚。

（二）辨证

		实证		虚证	
		湿热下注	下焦瘀滞	肾气不固	脾肺气虚
症状	主症	小便频数，排尿灼热，时有尿自遗	小便不禁，小腹胀满隐痛	小便不禁，尿液清长	尿意频急，时有尿自遗
	兼症	溲赤而臭	或可触及肿块	神疲怯寒，腰膝酸软，两足无力	在咳嗽、谈笑时也可出现尿失禁，小腹时有坠胀，面白气短
	舌脉	舌质偏红、苔黄腻，脉细滑数	舌质暗或有紫斑，苔薄，脉涩	舌质淡、苔薄，脉沉细无力	舌淡红，脉虚软无力
治法	治则	清热化湿	通瘀固脬	补气固本	
	取经	足太阳，足厥阴经	足太阳，足太阴经	足太阳，足少阴经	足太阳，足太阴经

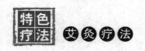
（三）治疗
【取穴】

主穴	配穴	
	分型	取穴
中极、膀胱俞、肾俞、三阴交、委阳	湿热下注	阴陵泉、行间
	下焦瘀滞	次髎、太冲
	肾气不固	关元、命门
	脾肺气虚	肺俞、脾俞、足三里

【方法】

（1）温和灸　每穴可灸20～30分钟，每日1次，7日为1个疗程。

（2）隔姜灸　每穴可灸5～10壮，艾炷如半个枣核大，每日1～2次，3～5次为1个疗程。

（3）隔盐灸灸神阙　艾炷如半个枣核大，每次可灸3～5壮，每日1～2次，3次为1个疗程。

（4）艾炷隔葱饼灸　先取葱白适量，捣烂如泥制成小圆饼状，盖在穴位上（或再上放一生姜片），上置艾炷，点燃施灸，可灸3～5壮，每日可灸1～2次，中病即止。

（5）温针灸　每穴可灸10～15分钟，每日1次，中病即止。

（四）临床荟萃
【医案精选】

王某，男，20岁。以下肢失用、二便失调1年余，于2005年7月24日来诊。自诉2004年5月不慎坠入枯井致L1压缩性骨折，后住院治疗，行内固定术。出院后坐轮椅，下肢不能活动，大小便困难。曾服一些钙片及维生素片，针灸治疗，效果不显且症状有加重趋势。症见：双下肢失用，臀肌及股四头肌萎缩，肢寒怕冷，小便日行20余次，尿急失控，却无力排空，大便艰涩难出，1周1次，有时需人工掏除。查：双下肢肌力为0级，痛温觉消失，触觉正常，巴彬基征阳性。予：神阙穴隔盐姜灸5壮/天，连用7天。结果灸治第2天小便即减至12次，第3天7次，第4天最少只有4次，以后维持在每天6次左右，能够控制且间隔时间延长，不再湿裤，大便竟也改善，4天1次，较为通畅了。其他症状配合药物、针灸进一步治疗。1月后随访，偶有复发，如法灸治3天仍然有效。

按 尿失禁，西医学认为它是由于大脑皮质及皮质下功能失调和膀胱括约肌张力不够引起的，有功能性和器质性两大类。类似中医的"遗尿"，肾气不足、下元虚冷及病后体弱、肺脾气虚是其病机。患者均因外伤导致腰椎脊髓损伤，影响排尿中枢，久病成虚，脾肾不足，膀胱失约，无以气化，造成尿频无制，甚则腰腹坠痛，疲乏无力，形寒肢冷等。神阙穴在肚脐中，位于任脉上，胚胎时期是胎儿与母体营养能量信息连接的唯一通道，出生后虽退化为无用的瘢痕组织，却被后世医家认为腹部胃肠病及神志病的神妙之穴，姜灸重在温通肾阳、温经散寒、回阳救逆，肾阳得煦，膀胱气化功能正常，则肢温尿少便通。[冯卫星，等．陕西中医，2006，26（9）]

【验方验法】

三亚市中医院萨仁报道，采用温灸气海穴治疗中老年女性应力性尿失禁，治疗时患者取平卧位，暴露下腹部，先切1.5cm大小、3cm厚鲜姜片，三棱针刺孔数个，置于气海穴上，将直径1cm的艾炷置于姜片上点燃，依次施灸7枚为1次治疗，每日1次，10次为1个疗程，每个疗程间休息3天。艾灸以患者自觉有温热感，不引起灼痛为度。局部知觉减退患者，通过医生手指的触觉来测知患者局部受热程度，以随时调节，防止烫伤。对于局部知觉迟钝的患者，应防止烧伤后化脓感染，若施灸过重，皮肤可出现水泡。若水泡较大，可用无菌针头刺破水泡，放出渗出液，再涂以龙胆紫。60例患者经3个疗程治疗后，痊愈15例，占25.0%；显效30例，占50.0%；好转13例，占21.7%；无效2例，占3.3%，总有效率96.7%。[萨仁．中华中医药杂志，2008，23（10）]

【名家论坛】

云南省文山州中医院针灸科李玲教授认为，尿失禁治疗应取肾俞、太溪以补肾；膀胱俞、次髎二穴以调理膀胱的气化开合；气海为诸气之海，取之以大补元气，总调下焦气机；关元为小肠募穴，为补肾壮阳穴，肾阳不足，下元虚寒者宜取之；足三里为阳明胃经之下合穴，取之以益气养血、养生保健。以上诸穴针灸并用，可以增强补肾益气、固摄膀胱的作用，从而达到治疗的目的。

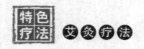

（五）注意事项

（1）灸法治疗本病有较好疗效，但应注重对原发病的治疗。

（2）加强锻炼，增强体质。经常作收腹、提肛练习。

二十九、遗精

遗精是指不因性生活而精液频繁遗泄的病证，又称"失精"。有梦而遗精，称为"梦遗"；无梦而遗精，甚至清醒时精液流出，称"滑精"。常见于西医学的男子性功能障碍、前列腺炎、神经衰弱、精囊炎及睾丸炎等疾病之中，未婚或已婚但无正常性生活的男子每月遗精2~4次者属正常现象。

遗精病位在肾，多由肾气不能固摄所致。肾为先天之本，藏精之所，水火之脏。若所求不遂，情欲妄动，沉湎房事，精脱伤肾，劳倦过度，气不摄精，饮食不节，湿浊内扰等均可使肾不固摄，精关失守而致遗精滑泄。

（一）病因病机

病因：肾虚不固，心脾两虚，阴虚火旺，湿热下注。

病机：肾不固涩，精关失守。

病位：肾。

病性：有实有虚。初病多实，久病多虚。

（二）辨证

		实证	虚证		
		湿热下注	肾气不固	心脾两虚	阴虚火旺
症状	主症	梦中遗精频作，尿后有精液外流	遗精频作，甚则滑精	遗精常因思虑过多或劳倦而作	梦中遗精，夜寐不宁
	兼症	小便短黄混浊且热涩不爽，口苦烦渴	面色少华，头晕目眩，耳鸣，腰膝酸软，畏寒肢冷	心悸征忡，失眠健忘，面色萎黄，四肢倦怠，食少便溏	头昏头晕，耳鸣目眩，心悸易惊，神疲乏力，尿少色黄
	舌脉	舌红，苔黄腻，脉滑数	舌淡，苔薄白，脉沉细而弱	舌淡，苔薄，脉细弱	舌尖红，苔少，脉细数
治法	治则	清热利湿、调气固精	益气养血、补虚固本		育阴潜阳、护肾摄精
	取经	足太阳，任脉经	足太阳，足少阴经	足太阴，足太阳经	足太阳，足太阴经

（三）治疗
【取穴】

主穴	配穴	
	分型	取穴
肾俞、关元、气海、中极、三阴交	湿热下注	阴陵泉
	肾气不固	志室、太溪
	心脾两虚	心俞、脾俞
	阴虚火旺	太溪、神门

【方法】

（1）温和灸　每穴可灸 10~20 分钟，每日 1 次，10 次为 1 个疗程。

（2）隔姜灸　每穴可灸 5~10 壮，每日或隔日 1 次，10 次为 1 个疗程。

（3）隔附子饼灸　每穴可灸 2~3 壮，每日 1 次，10 次为 1 个疗程。

（4）滑精膏敷灸　取硫黄 18g，母丁香 15g，麝香少许，独蒜头（去皮）2 头，先将前 2 药研细与大蒜共捣烂，加麝香调匀制成黑豆大小药丸，以朱砂为衣。然后取川椒 50g，肉桂、附片、韭菜子、蛇床子各 20g，独头蒜 300g，置锅内加麻油 500ml，将药炸枯，滤去药渣，继续熬至滴之成珠时加入广丹 250g，搅拌收膏制成黑膏药。敷灸时取药丸 1 粒研碎置黑膏药中央，分别敷灸各穴，3 日更换 1 次。

（四）临床荟萃
【医案精选】

沙某，男，25 岁，海员，已婚，摩尔曼斯克市人。1993 年 7 月 5 日初诊。主诉：遗精已年余。现头晕，四肢无力，记忆力减退，精神萎靡。舌质淡，苔薄白，脉细弱。证属肾阳虚型，经当地医院多方医治无效，特来要求针灸治疗。取穴：肾俞、命门、关元、气海、足三里、三阴交、太溪、志室。每次取 3~5 个穴位，交替使用，针刺用补法，留针 30 分钟。腹部与腰部穴位加灸，每日治疗 1 次。经治疗 5 次后，患者自觉诸症状明显好转，经治疗 10 次后，诸症状消失，停止遗精，痊愈。

按　三阴交穴是足三阴经的交会穴，太溪是肾经的原穴，两者均能调补肾气；气海、关元为人身元气之根本，可补肾气，固封藏；肾俞、命门、志室能固肾益精，使肾强而精关自固；足三里是胃经合穴，具有调理脾胃，以补气血生化之源，达健脾摄精的作用。诸穴配合应用疗效显著，一般1~3个疗程可治愈。[王泽涛．湖南中医学院学报，1996，16（3）]

【验方验法】

陈天安报道，采用针灸配合口服六味地黄丸治疗遗精，穴取肾俞、次髎、阴廉、关元、百会、三阴交、太溪。刺法：先针刺肾俞穴，使其产生酸胀感；次髎穴直刺入骶骨孔，进针1~1.5寸，用捻转手法使酸胀针感向阴茎根部放射；阴廉穴针刺2.5~3寸，避开股动脉，使酸胀感传至阴；关元穴针尖呈30度向下斜刺0.8寸；百会穴针尖向前斜刺。每次留针30分钟，每隔5分钟行针1次，每天治疗1次。同时配合艾灸肾俞、关元、三阴交，每天艾灸30~40分钟。10天为1个疗程，每疗程之间休息3~4天，同时配合口服六味地黄丸。31例患者经两个疗程治疗后，痊愈22例，显效7例，有效2例，无效0例。[陈天安．中国社区医师，2005，（12）]

【名家论坛】

全国名老中医夏治平教授认为，遗精有梦遗和滑精之分。因梦而泄精为梦遗，白昼见色流精为滑精。梦遗多因思念劳神太过，心火亢盛，肾阴暗耗，引动相火，扰乱精室，或因嗜食甘肥辛辣，蕴湿生热，湿热下注，精室不宁。此类属实证。常取太冲、行间、内关、神门，刺时用泻法，必要时分三部捻转提插手法，以清泻君相之火；若由实转虚，出现虚实夹杂，可酌加太溪、三阴交，平补平泻。滑精多因房室无度，或梦遗日久，而致肾气受损，精关失固，证属虚证。对于滑精，则以补肾固精为要，取关元、归来、肾俞、志室、气海、太溪等，以补法为主，必要时分三部补法以大补其肾阳。

（五）注意事项

（1）遗精多属功能性，在治疗的同时应消除患者的思想顾虑。

（2）睡眠养成侧卧习惯，被褥不宜过厚，衬裤不宜过紧。

三十、阳痿

阳痿又称"阴痿"，是指男子未到性功能衰退年龄，出现性生活中阴茎不能勃起或勃起不坚，影响正常性生活的病证。常见于西医学的男子性功能障碍及某些慢性虚弱疾病。本病的发生多因房事不节，手淫过度；或过于劳累、疲惫；异常兴奋、激动；高度紧张、惊恐伤肾；命门火衰、宗筋不振；嗜食肥甘、湿热下注、宗筋迟缓而致。

（一）病因病机

病因：命门火衰，心脾两虚，惊恐伤肾，肝郁不舒，湿热下注。

病机：宗筋失养而弛纵，引起阴茎痿弱不起。

病位：病位在肾，并与脾、胃、肝关系密切。

病性：有虚有实。

（二）辨证

		实证		虚证		
		湿热下注	肝郁不舒	命门火衰	心脾两虚	惊恐伤肾
症状	主症	梦中遗精频作，尿后有精液外流	阳痿不举，情绪抑郁或烦躁易怒	阳事不举，精薄清冷	阳事不举，精神不振，夜寐不安，健忘	阳痿不举，或举而不坚
	兼症	小便短黄混浊且热涩不爽，口苦烦渴	胸脘不适，胁肋胀闷，食少便溏	阴囊阴茎冰凉冷缩，或局部冷湿，腰酸膝软，头晕耳鸣，畏寒肢冷，精神萎靡，面色㿠白	胃纳不佳，面色少华	胆怯多疑，心悸易惊，夜寐不安，易醒
	舌脉	舌红，苔黄腻，脉滑数	苔薄，脉弦	舌淡，苔薄白，脉沉细，右尺尤甚	舌淡，苔薄白，脉细	苔薄白，脉弦细
治法	治则	清热利湿，调气固精	疏肝解郁	温肾壮阳，滋肾填精	补益心脾	益肾宁神
	取经	足太阳膀胱经，任脉	足太阳膀胱经，足厥阴肝经	足太阳膀胱经，督脉	足太阴脾经，足太阳膀胱经	足太阳膀胱经，督脉

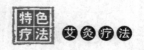

（三）治疗

【取穴】

主穴	配穴	
	分型	取穴
肾俞、关元、三阴交、中极、神阙、大赫	湿热下注	膀胱俞、次髎
	肝郁不舒	肝俞、太冲
	命门火衰	命门、腰阳关
	心脾两虚	心俞、脾俞、足三里
	惊恐伤肾	气海、心俞、神门

【方法】

（1）温和灸 每穴可灸 20～30 分 每日 1 次，10 次 1 个疗程，疗程间可休息 3～5 日。

（2）隔附子饼灸 每穴可灸 3～5 壮，隔日 1 次，10 次为 1 个疗程。

（3）温针灸 每次可灸 10～20 分钟，隔日 1 次，10 次为 1 个疗程，疗程间休息 10 日。

（4）阳痿膏敷灸 取大附子 1 枚，挖成空壳，再取阿片 1.5g，穿山甲 3g，硫黄 6g 或炮山甲、硫黄各 3g，炙黄芪、五味子各 6g，与挖出的附子末共研细后，填向附子壳内进行敷灸。

（四）临床荟萃

【医案精选】

卢某，男，41 岁，因"阴茎不能勃起 6 个月"而就诊。诉 6 个月前因工作压力大，睡眠不足而行房时突然出现阴茎痿软不起，其后每于行房时阴茎不能勃起，曾多次求治，服用众多中西药无效，睡眠亦未有改善，每夜仅能睡 3～4 小时，常于凌晨 4 时左右醒来，醒后不能再入睡，精神甚为苦恼。经人介绍，遂求助于针灸治疗。症见：阳痿不举，头晕耳鸣，腰膝酸软，失眠健忘，情绪抑郁，胸胁胀满，烦躁易怒，善太息，舌淡，苔薄白，脉弦细。穴取合谷（双）、太冲（双）、太溪（双）、足三里（双）、三阴交（双）、关元、百会、四神聪、安眠穴。操作时令患者排空小便，仰卧体位，放松涧息。关元穴采用缓慢捻转进针补法，针感传至龟头后留针，配合艾条灸 30 分钟；其余穴位采用快速进针平补平泻法，得气后留针 30 分钟。在针灸治疗前，先对患者进行心理开导。针灸每天 1 次，10 次为 1 个疗程。患者针灸第 1 次后，诉当晚有困意，但仍然至凌晨一点半左右才入睡，仅能睡 3 小时余，其他症状无明显减轻。继续按上法针灸第 2 次后，诉性欲很强烈，阴茎能勃起但不够坚硬，当晚约 23 时睡着，次日六点一刻醒来，已能睡 6 小时余，头晕耳鸣减轻，精神舒畅。仍按上法针灸第 3 次后，患者诉阴茎已能正常勃起，并于当晚 21 时余顺利完成了一次久违了的性生活，22 时余入睡，至次日七点半醒来，睡眠时间接近 9 个小时，头晕耳鸣消失，仍有轻微腰膝酸软，精神倍佳。患者治疗 3 次，阴茎就能正常勃起并顺利完成了性生活，并且睡眠质量明显提高，全身整体状况均明显好转。应患者要求，继续针灸治疗 5 次，以巩固疗效，随访 3 个月未见复发。

按 该患者因长期工作压力大，七情损伤，肝气郁结，故症见情绪抑郁，胸胁胀满，烦躁易怒，善太息；气郁化火，消烁肾阴，肾精亏耗，故症见头晕耳鸣，腰膝酸软，失眠健忘；肝气郁结，肝血运行失畅，不能灌溉宗筋，加之肾精亏耗，阴损及阳，肝郁肾虚而致阳痿。辨证属肝郁肾虚型，治疗宜疏肝通络，补肾生精，故取以上诸穴治疗。[姚重华，等. 时珍国医国药，2007，18（3）]

【验方验法】

重庆中医研究院苟春雁报道，采用循经灸疗器治疗阳痿，取两组穴位，①双肾俞、命门（若腰 3、4、5 有明显压痛者选命门，腰阳关及脊柱腰椎上压痛点）。②关元、中极、神厥。两组穴位交替使用，每天 1 组，每组每次用循经灸疗器灸 15～20 分钟，艾炷选用艾条截成 4cm 大小，灸感以局部发热，以皮肤温热潮红，有向内渗透或向前阴部有热感放射疗效最佳。每天治疗 1 次，10 次为 1 个疗程，休息 3 天，继续下 1 个疗程。同时配以心理疏导。36 例患者经 3 个疗程治疗后，阴茎勃起＞90%，性交机会的 75% 以上成功者 14 例，占 41.6%；治疗后勃起＞90%，性交机会的 50% 能成功者 8 例，占 22.22%；治疗后勃起有改善，性交机会的 25% 以上能成功者 9 例，占 25%；治疗后各项指标均无改善者 5 例（其中 2 例因夫妻关系失和而未能坚持治疗），占 13.8%，总有效率达 86.1%。[苟春雁. 针灸临床杂志，2006，22（1）]

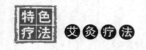

【名家论坛】

陈全新教授认为，阳痿的病因主要有老久伤病，饮食不节，七情所伤，外邪侵袭。基本病机为肝、肾、心、脾受损，经脉空虚，或经络阻滞，导致宗筋失养而发为阳痿。实证者，肝郁宜疏泄，湿热宜清利；虚证者，命门火衰宜温补，结合养精；心脾血虚当调养气血，佐以温补开郁；虚实夹杂者需标本兼顾。

（五）注意事项

（1）灸法治疗阳痿有一定疗效。收到疗效后，仍要注意节制房事。

（2）阳痿多属功能性，夫妻按摩对治疗本病有相当好的疗效。在性生活中，男方要消除紧张心理，克服悲观情绪，树立信心。

三十一、糖尿病

糖尿病是内分泌系统的一种常见的新陈代谢障碍性疾病，隶属于中医学"消渴"的范畴。以多饮、多食、多尿、消瘦、尿糖及血糖增高为特征。可分为原发性和继发性两大类。原发性又分为糖尿病1型和糖尿病2型；继发性为数不多。糖尿病的发病机制主要是由于胰岛素的绝对或相对不足，导致糖代谢的紊乱，使血糖、尿糖过高。进而又导致脂肪和蛋白质代谢的紊乱，多见于中年以后，男性略高于女性。

（一）病因病机

病因：禀赋不足、过食肥甘，情志失调，劳欲过度。

病机：阴精亏损，燥热过盛。

病位：肺、胃、肾，尤以肾为关键。

病性：虚证。阴虚为本，燥热为标。

（二）辨证

		虚证			
		上消（肺热津伤）	中消（胃热炽盛）	下消（肾阴亏虚）	阴阳两虚
症状	主症	烦渴多饮	多食易饥	尿频量多，混浊如脂膏	小便频数，混浊如膏，甚至饮一溲一

		虚证			
		上消（肺热津伤）	中消（胃热炽盛）	下消（肾阴亏虚）	阴阳两虚
症状	兼症	口干舌燥，尿频量多	口渴，尿多，形体消瘦，大便干燥	尿甜，腰膝酸软，乏力，头晕耳鸣，口干唇燥，皮肤干燥、瘙痒	面容憔悴，耳轮干枯，腰膝酸软，四肢欠温，畏寒肢冷，阳痿或月经不调
	舌脉	苔薄黄，脉洪数	苔黄，脉滑实有力	舌红苔薄，脉细数	舌苔淡白而干，脉沉细无力
治法	治则	清热润肺，生津止渴	清胃泻火，养阴增液	滋阴补肾，润燥止渴	温阳滋阴，补肾固摄
	取经	足太阳，手太阴经为主	足太阳，足阳明经为主	足太阳，足少阴经为主	足太阳，任督二经为主

（三）治疗

【取穴】

主穴	配穴	
	分型	取穴
脾俞、膈俞、足三里、天枢、大肠俞、阳池	上消（肺热津伤）	肺俞、大椎
	中消（胃热炽盛）	胃俞、曲池
	下消（肾阴亏虚）	肾俞、关元
	阴阳两虚	阴谷、气海、命门

【方法】

（1）温和灸　每穴可灸 15～20 分钟，每日 1～2 次，10 次为 1 个疗程。

（2）麦粒灸　每穴可灸 3～5 壮，每日 1 次，10 次为 1 个疗程，每月可灸 1 个疗程。

（3）隔姜灸　每穴可灸 10～30 壮，隔日 1 次，10 次为 1 个疗程。

（4）温针灸　每穴可灸 5～10 分钟，隔日 1 次，10 次为 1 个疗程。

（5）温盒灸　每日灸关元10～30分钟，10次为1个疗程。

（四）临床荟萃

【医案精选】

何某，男，49岁，干部。自诉：4个月前因过量饮酒，自觉口干渴，尿频，善饥，继则神疲，体重减轻而在某医院就诊。经查空腹血糖144mg%，餐后2个小时血糖178mg%，空腹及餐后两小时尿糖定性各为（＋），（＋＋＋），诊断为糖尿病。给予内服甲糖灵1g，日2次，症状改善，但减量后症状复，现而求针灸治疗。穴取肾俞、胰点（6～8胸椎旁开过敏压痛点）、肺俞、太溪、关元、命门、足三里、三阴交、气海、曲泉、中极、脾俞、阴陵泉等穴，每次选2～3穴针刺，并用艾条温灸命门、中极、关元、气海，经治17次后，患者自感精力充沛，消渴病稳定，腰酸、耳鸣、阳痿等肾虚症状基本消失，复查血、尿糖均正常。苔薄润，脉弦缓。停止治疗，跟踪观察数月，"三多"，症状未见。

按　糖尿病属中医学"消渴"，与肺、胃、肾关系密切，治疗取穴肺俞养阴清肺；脾俞健脾利湿，益气统血；肾俞益肾固精；足阳明合穴足三里，益气生血；足少阴经原穴太溪滋阴补肾。肾阳不足加关元补肾壮阳。《证治准绳》中指出，中消，灸关元，又灸三里。《经验方》中指出上消，灸气海，关元。故取以上穴位，消渴乃治。（刘冠军.《现代针灸医案选》）

【验方验法】

崔玉梅等报道，采用艾灸治疗糖尿病，是在全身治疗的基础上，加用艾条对局部进行灸疗。具体做法是将艾条的一端点燃，对准应灸的腧穴部位或患处距离皮肤2～3cm，依次使用温和灸、回旋灸、雀啄灸三步法施灸，先行温和灸温热局部气血开通经络，再施以回旋灸、雀啄灸加强敏化，一般每穴灸2～3分钟，如此往返共约30分钟，移动范围3cm左右，每天1次，4周为1个疗程。对顽固病及灸感传导过程不明显者，每次施灸1～2小时，每天2次，4周为1个疗程。为防止烫伤患者皮肤，操作者注意及时弹掉燃尽的艾灰并将食指、中指置于施灸部位两侧，通过医生的手来测知患者局部受热程度，以便及时调节施灸距离，掌握施灸时间。34例患者经1个疗程治疗后，病情得到控制10例，显效16例，有效6例，无效2

例。[崔玉梅,等. 全科护理，2010，8（9）]

【名家论坛】

陈全新教授认为针灸治疗糖尿病应特别强调操作前针刺部位的严格消毒，以防感染。同时，艾宜悬灸，以防灼伤皮肤，引起感染。如患者在接受针灸治疗前已服用降糖药或注射胰岛素，针灸时仍应按原剂量服用，待病情改善后，则可逐渐减量至停用药物，治疗期间，应按要求配合控制饮食。

（五）注意事项

（1）灸法治疗糖尿病，对早、中期患者及轻型患者效果较好。若病程长而病重者应积极配合药物治疗。

（2）糖尿病患者的皮肤极易并发感染，在温针灸过程中应注意严格消毒。

（3）严格控制饮食，限制碳水化合物的摄入，饮食增加蔬菜、蛋白质和脂肪类食物。

三十二、瘿病

瘿病又称"瘿气"，俗称"大脖子病"。是以颈前喉结两侧肿大结块、不痛不溃、逐渐增大、缠绵难消为特点的病证。以高原地带及山区多发，中青年女性多见。西医学的单纯性甲状腺肿、甲状腺炎、甲状腺腺瘤和甲状腺功能亢进等可参照本节治疗。

中医学将本病分为气瘿、血瘿、筋瘿、肉瘿、石瘿五种类型。本节所论乃气瘿为病。气瘿多因居住地区饮用水质过硬，损伤脾胃，湿聚痰凝；或情志不畅，忧患郁结，气滞痰凝；或素体阴虚，炼液成痰，气滞痰凝，遂成血瘀，气、痰、瘀三者互结于颈部而发为本病。病位在颈前喉结两旁。

（一）病因病机

病因：情志内伤、饮食及水土失宜、也与体质因素有密切关系。

病机：气滞、痰凝、血瘀壅结颈前。

病位：颈前。

病性：瘿病初起多实，病久则由实致虚，尤以阴虚、气虚为主，以致成为虚实夹杂之证。

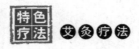

（二）辨证

		实证	虚证	
		气滞痰凝	阴虚火旺	气阴两虚
症状	主症	颈部漫肿，边缘不清，皮色如常，质软不痛	颈部轻度或中度肿大	瘿肿日久，肿势加重，颈部明显增粗或结块
	兼症	喜消怒长	急躁易怒，五心烦热，心悸多汗，头晕，目胀眼突，手、舌震颤	神疲乏力，胸闷气短，呼吸不利，声音嘶哑
	舌脉	苔薄腻，脉弦滑	舌红，少苔，脉弦细数	苔薄腻，脉细弦
治法	治则	疏肝解郁，行气化痰	滋阴降火，行气化痰	益气养阴，理气化痰
	取穴	颈部和足阳明，足厥阴经为主	颈部和足阳明，足少阴阴经为主	颈部和足阳明，任脉为主

（三）治疗
【取穴】

主穴	配穴	
	证型	选穴
天突、膻中、合谷、足三里、三阴交、丰隆	气滞痰凝	太冲、内关
	阴虚火旺	太溪、复溜、阴郄
	气阴两虚	关元、照海

【方法】

（1）温和灸　每穴可灸 5～15 分钟，每日 1 次，10 次为 1 个疗程。

（2）隔姜灸　每穴可灸 3～5 壮，每日 1 次，10 次为 1 个疗程，疗程间可休息 3～5 日。

（3）隔蒜灸　每穴可灸 5～10 壮，每日或隔日 1 次，10 次为 1 个疗程。

（4）无瘢痕灸　每穴可灸 3～7 壮，艾炷如蚕豆大，每日或隔日 1 次，10 次为 1 个疗程。

（四）临床荟萃
【医案精选】

吴某，女，36 岁，于 2006 年 10 月 17 日就诊。主诉：心悸、乏力、多汗、消瘦、颈前肿大 1 年，加重 2 月。该患者 1 年前患甲亢症，服用甲巯咪唑等药物治疗，症状减轻后即自行停药。2 月前因情志刺激，诸症加重，伴面色潮红、五心烦热、口干少津、两手颤动。查：甲状腺Ⅱ度肿大，质韧，心率 120 次/分钟，舌质红，有裂纹，少苔，脉弦数。查 FT_3：16.3pmol/L，FT_4：47.1 pmol/L。诊断：甲状腺功能亢进症。中医辨证为阴虚火旺型，治则：滋阴降火、疏肝补肾。采用艾灸法治疗。2 个疗程后心悸、多汗减轻；3 个疗程后烦热、口干减轻，体力增强，甲状腺肿变软、缩小；治疗约 6 个疗程后诸症基本消失，甲状腺肿明显缩小，手颤消失。复查 FT_3：5.9 pmol/L，FT_4：13.7 pmol/L。再继续治疗 2 个疗程以巩固疗效，诸症皆消，随访半年未再复发。

按　艾灸法治疗瘿病历史悠久，《千金要方》载："瘿上气短气，灸肺俞百壮"。"诸瘿，灸肺俞百壮"。《外台秘要》有："灸瘿法，灸大椎百壮。"本疗法取穴以背部太阳经及督脉经穴为主。督脉总督一身之阳气，太阳为"巨阳"，灸之可从阳引阴，阳生阴长，扶阳济阴，调节机体阴阳平衡。本法疗程短，见效快，不良反应小，复发率低，对本病的主要症状和体征有很好的治疗作用，对于血清 FT_3、FT_4 及 TSH 等实验室检查指标也有明显的改善作用。[闫晓瑞，等. 针灸临床杂志，2008，24（3）]

【验方验法】

朱红梅等报道，在基础治疗的基础上配合壮医药线点灸治疗甲亢突眼症，采用广西壮医医院精制的壮医药线，成人用Ⅱ号药线，儿童用Ⅲ号药线，线头在酒精灯上点燃，轻轻甩灭火焰，使之形成圆珠状炭火，随即用火星对准穴位，顺应腕和拇指的屈曲动作，拇指指腹稳重而敏捷地将有火星的线头直接点按于穴位上，一按火灭为 1 壮，一般每个穴位点灸 1 壮即可。25 例患者经治疗后治愈 7 例，显效 9 例，有效 6 例，无效 3 例，总有效率 88%。[朱红梅，等. 中国民族民间医药杂志，2011，（5）]

【名家论坛】

北京中医医院外科吴信受教授认为，瘿病中之气瘿、肉瘿的病因病机在于在于气滞、血瘀、痰凝，其中肝之疏泄起主导作用。单纯肿大型以气滞为主，合并结节及腺瘤者以痰凝为主，质地硬者以血瘀为主。另外，本病也与正气不足有关。如气血亏虚之人，易致痰癖内生，结于颈部，形成本病。其次，正气不足还表现于饮食偏嗜，缺碘。瘿病中之瘿痈的病因病机急性期病因多由肝郁胃热，风湿风热客于肺胃，积热上壅，蕴聚化毒所致；慢性期常伴体弱乏力、神倦身肿等脾肾不足证候。瘿病中之甲亢的病因病机主要由于精神刺激，情志不调，肝郁气滞，痰湿郁结或饮食偏嗜，导致肝胃郁热，痰火集聚，日久耗灼阴精，致阴虚肝旺。瘿病中之甲状腺功能减退的病因病机为先天不足，肾气素虚或后天失养，或手术致肾气不足，肾阳亏损所致。

（五）注意事项

（1）灸法对单纯性甲状腺肿有一定的疗效，若能同时加用碘剂治疗，则疗效更佳。

（2）在本病流行地区，除改善饮用水源外，应以食用碘化食盐作集体性预防，最好用至青春期以后。平时应多食海带、紫菜等含碘食物。发育期的青少年、妊娠期和哺乳期的妇女更应注意补碘。

（3）甲状腺明显肿大而出现压迫症状时可考虑手术治疗。

（4）甲状腺功能亢进者出现高热、呕吐、谵妄等症状时应考虑甲亢危象之可能，须采取综合抢救措施。

三十三、单纯性肥胖症

单纯性肥胖症是指无明显内分泌－代谢原因，且排除因水钠潴留或肌肉发达等蛋白质增多诸因素引起实际体重超过标准体重20%以上的一种疾患。目前，中国"肥胖问题工作组"根据20世纪90年代中国人群有关数据的汇总分析报告，提出了适合我国成人的肥胖标准：正常体重指数［体重（kg）÷身高（m）］是18.5~23.9，大于或等于24为超重；大于或等于28为肥胖。男性腰围大于或等于85cm、女性腰围大于或等于80cm为腹部肥胖标准。临床上所称的肥胖症大多指单纯性肥胖。

正常成年人的能量摄入和机体的能量消耗长期维持在平衡状态，脂肪量亦维持在一定水平，使体重保持相对稳定。若神经、精神、遗传、饮食等因素使摄入能量过多或消耗能量过少，多余的能量除了以肝糖原、肌糖原形式贮存之外，脂肪就成为多余能量的主要贮存形式。长期能量代谢障碍，可引起肥胖症。按发病年龄和脂肪组织病理可分为体质性肥胖和获得性肥胖两类；体质性肥胖与遗传有关，且营养过度，幼年起即有肥胖，全身脂肪细胞增生肥大；获得性肥胖多自青少年时代因营养过度、活动减少等因素而发病，脂肪细胞仅有肥大而无增生。

本病的发生与脾、胃、肾三脏功能失调有关。脾胃功能失常，肾元虚惫则引起气血偏盛偏衰、阴阳失调，导致肥胖。脾胃虚弱则水湿不化，酿生痰浊；胃肠腑热则食欲偏旺，水谷精微反被炼成浊脂；真元不足则气不行水，凝津成痰，遂致痰湿浊脂滞留肌肤而形成肥胖。

（一）病因病机

病因：湿热下注、肝郁气滞、尿路阻塞和肾气亏虚。

病机：脾胃功能失常，肾元虚惫则引起气血偏盛偏衰、阴阳失调，导致肥胖。

病位：脾、胃、肾。

病性：有实有虚。

（二）辨证

<table>
<tr><td colspan="2"></td><td>实证</td><td colspan="2">虚证</td></tr>
<tr><td colspan="2"></td><td>胃肠腑热</td><td>脾胃虚弱</td><td>真元不足</td></tr>
<tr><td rowspan="3">症状</td><td>主症</td><td>体质肥胖，上下匀称，按之结实</td><td>肥胖以面、颈部为甚，按之松弛</td><td>肥胖以臀部、下肢为甚，肌肤松弛</td></tr>
<tr><td>兼症</td><td>消谷善饥，食欲亢进，口干欲饮，怕热多汗，急躁易怒，腹胀便秘，小便短黄</td><td>食欲不振，神疲乏力，心悸气短，嗜睡懒言，面唇少华，大便溏薄，小便如常或尿少身肿</td><td>神疲乏力，喜静恶动，动则汗出，畏寒怕冷，头晕腰酸，月经不调或阳痿早泄</td></tr>
<tr><td>舌脉</td><td>舌质红，苔黄腻，脉滑有力</td><td>舌淡，边有齿印，苔薄白，脉细缓无力或沉迟</td><td>面色㿠白，舌质淡嫩、边有齿痕，苔薄白，脉沉细迟缓</td></tr>
<tr><td rowspan="2">治法</td><td>治则</td><td>清胃泻火，通利肠腑</td><td>益气健脾，祛痰利湿</td><td>温肾壮阳，健脾利湿</td></tr>
<tr><td>取经</td><td>足太阴脾经、足阳明胃经为主</td><td>足太阴脾经、足阳明胃经为主</td><td>足阳明胃经、足少阴肾经为主</td></tr>
</table>

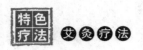

（三）治疗

【取穴】

主穴	配穴	
	分型	取穴
肾俞、脾俞、天枢、胃俞、丰隆、三阴交	胃肠腑热	曲池、内庭
	脾胃虚弱	中脘、足三里
	真元不足	气海、关元、命门

【方法】

（1）温和灸 每穴可灸10～15分钟，每日或隔日1次，10次为1个疗程，疗程间隔3日。

（2）隔姜灸 每穴可灸3～5壮，每日1～2次，20次为1个疗程，疗程间隔3日。

（3）无瘢痕灸 每穴可灸5～7壮，隔日1次，持续2～3个月。

（四）临床荟萃

【医案精选】

王某，女，21岁，大一学生，曾进行过运动、节食、药物等减肥。身高156cm，体重68kg，属中度肥胖。2003年6月21日至2003年7月21日，取主穴：水分、神阙、天枢、阴交、关元、滑肉门、水道、足三里。配穴：辨证取穴或局部肥胖处取穴。操作方法：应用多功能艾灸仪，将灸头固定在穴位上，仪器直接设置为温灸，根据患者耐热情况调节温度。灸后以穴处潮红为宜。每日1次，所选穴位同时施灸，时间30分钟，30天为1个治疗周期。运用多功能艾灸仪灸疗2个治疗周期后，体重下降6kg，治疗前的嗜睡及疲劳感消失，皮肤也变得光滑细嫩。

按 肥胖是由于脏腑功能失调，导致水湿痰浊膏脂等雍滞体内而致。运用艾灸减肥机制在于调整机体功能，通过对神经系统内分泌及代谢和体内活性物质调节，一方面能够抑制肥胖者亢进食欲，同时也抑制了亢进的胃肠消化吸收功能，从而减少了能量的摄入；另一方面可以促进能量代谢，增加能量消耗，促进体内脂肪动员及分解，达到减肥目的。使用多功能艾灸仪是将传统的艾灸与磁疗相结合，治疗过程中磁场促进了艾的有机成分的挥发，通过人体腧穴，直接作用于经络脏腑，具有疏通经络、调和气血、提高艾灸治疗功

效的作用。[崔学伟、胡敏艾灸疗法治疗单纯性肥胖 78 例. 中国针灸，2007]

【验方验法】

谭立明等报道，采用灸法治疗单纯性肥胖，脾虚湿阻型取穴水分、天枢、关元、丰隆、三阴交；胃热湿蕴型：支沟、内庭、曲池、腹结、三阴交；冲任失调型取穴关元、带脉、血海、太溪、三阴交。患者均应用灸法，用单头灸器，每穴 5 分钟，自上而下施灸，4 周为1 个疗程，前两周每周 5 次，后两周隔日 1 次，每两个疗程之间间隔1 周，进行下 1 个疗程，治疗前后测量患者体重，要求体重测量标准化，即定时、定秤、定条件（饮食、衣服等）。108 例患者经 3 个疗程治疗后。体重下降 5kg 以上有 73 例，占 67.6%；体重下降 2kg 以上有 30 例，占 27.8%；体重无变化或未达到上述标准者有 5 例占4.6%。总有效率为 95.4%。[谭立明. 河北中医药学报，2008，23（3）]

【名家论坛】

天津市中医药研究院附属医院赵强教授认为，单纯性肥胖病多属本虚标实之证，本虚以气虚为主，标实以膏脂、痰浊为主，病位在脾胃，亦可影响到其他脏腑。因此，针灸治疗单纯性肥胖病，主要以脾胃经、任脉以及胸腹部腧穴为主，其中三阴交、足三里、天枢、丰隆、中脘为最具治疗意义的腧穴。

（五）注意事项

（1）灸法对单纯性肥胖症有较好疗效。在取得疗效后应巩固治疗 1~2 个疗程，以防体重回升。

（2）指导患者改变不良的饮食和生活习惯。食物宜清淡，少食肥甘厚腻及煎炸之品；用餐须细嚼慢咽；限定食量，少吃零食；忌过度睡眠；坚持适度的体力劳动和体育运动。

第二节 儿科疾病

一、急惊风

急惊风俗称"抽风"，是以四肢抽搐、颈项强直、两目上视、牙关紧闭甚或神昏为主要表现的儿科常见危急病证。相当于西医学的

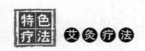

小儿惊厥，可见于多种疾病如高热、乙型脑炎、流行性脑膜炎（或脑炎、脑膜炎的后遗症）、原发性癫痫等。以 1~5 岁的小儿最为多见。

（一）病因病机

病因：外感时邪，痰热内蕴，暴受惊恐。

病机：小儿肌肤薄弱，腠理不密，易感风热时邪，化火动风；小儿元气未充，如暴受惊恐，气机逆乱，可致惊惕不安；如饮食不节或误食污染毒邪之物，郁结肠胃，痰热内生，蒙蔽心包，也可引动肝风。总之，急惊风的主要病机是热、痰、惊、风的相互影响，互为因果。

病位：心、肝。

病性：以实证、热证居多。

（二）辨证

		外感时邪	痰热内蕴	暴受惊恐
症状	主症	四肢抽搐、颈项强直、两目上视、牙关紧闭、神志昏迷		
	兼症	发病急骤，高热头痛，咳嗽咽红，面红唇赤，气急鼻煽，烦躁不安；继而神志昏迷，脊背强直，四肢抽搐或颤动，两目上视，牙关紧闭	发热，痰多色黄，咳吐不利，呼吸急促，纳呆呕吐，腹胀腹痛，便秘，目瞪发呆，或神昏痉厥	暴受惊恐后突然抽搐，惊跳惊叫，神志不清，面色乍青乍赤，四肢欠温，夜寐不安
	舌脉	舌红苔白，脉浮数或弦数	舌质红，苔黄腻，脉滑数	舌苔薄白，脉乱不齐
治法	治则	疏风清热，熄风止痉	清热熄风，豁痰开窍	清心开窍，平肝熄风
	取经	手足少阳经	足阳明胃经、任脉	督脉、任脉

（三）治疗

【取穴】

主穴	配穴	
	分型	取穴
水沟、中冲、合谷、太冲	外感时邪	外关、风池
	痰热内蕴	中脘、丰隆
	暴受惊恐	印堂、承浆

【方法】

先点刺十宣出血，后灸人中、百会、印堂穴各3~5壮，不愈加灸大椎、关元、合谷、足三里，以局部红润痉止为佳。

（四）临床荟萃

【医案精选】

张某，女，1岁。于1980年4月间突然高烧，四肢抽搐，两目上视，角弓反张，汗出痰鸣，六脉浮数。证属感受风寒，邪从热化，热盛生风，夹痰上扰，发为急惊，治宜清热散风，祛痰镇惊，熄风开窍，方用①惊风穴双穴各灸三壮。②羚角镇惊汤二剂。惊止热退，病告痊愈。

按 "惊风穴"位于足厥阴肝经与足太阴脾经之间，足大趾第二趾节，足背大趾高骨处行间旁被"行间"、"大都"二穴位所夹，灸此穴一方面调和阴阳，使伤阴者养阴济阳，亡阳者强阳济阴，另一方面有调气血、通利经脉，促使病儿苏醒的作用，临床应用，每收良效。[雷泽林.陕西中医，1986，7（5）]

【验方验法】

刁本恕报道，采用麝艾药棒节律灸治疗小儿癫痫，急性发作期可取催醒六穴：鬼哭、人中、涌泉、百会、神门、后溪；缓解间歇期取解痉十穴：风池、风府、大椎、神门、心俞、肝俞、肺俞、丰隆、太冲、申脉。随证加减。取麝香、艾叶、法半夏、川陈皮、川芎、川贝、川郁金、川厚朴、川黄连、北细辛、石菖蒲、沉香、檀香、上桂，打成细末，过60目筛，制成2~4mm粗，30~40cm长之药棒，包装冷冻备用。以每年农历节气为治疗节律点，共24个节气，选择每个节气当日及前后各1日，此3日每日治疗1次。每次取麝艾药棒1根，点燃稍候，吹灭明火，即刻点灸于所选经穴，1次为1燋，视患儿体质强弱，形体瘦盛，每次1~5燋。[刁本恕.江苏中医药，2007，39（9）]

【名家论坛】

湖北省名中医梅大钊在治疗本病上常遵《幼科全书》中："急惊风为实为热，当用凉泻；慢惊风为虚为寒，当用温补"为治疗原则，注意分析病因，辨别外感、内伤与虚实。梅老认为，小儿为"纯阳之体"，"阳常有余"，生机旺盛，机体反应灵敏，起病急，传变速，且小儿"肝常有余"，"脾常不足"，筋脉虚，风木易动，感受时邪后，正邪相拒，热势嚣张化火，引动肝风，而发惊厥。因此，急惊风的病机多因"热甚生痰，痰盛生惊，惊盛生风，风盛发搐"引起。在治疗上遵古人之训，疗惊必先豁痰，豁痰必先祛风，祛风必先泻热，热解诸症随之而安。此仅是一般治惊规律，而临床上急惊风发作时常四证俱全，互有联系，在治疗上既要全面照顾，又要区分主次缓急，随证变通，灵活运用。［梅和平．新中医，1992，24（4）］

（五）注意事项

（1）居室空气要流通，夏季要采取降温措施。若为传染病引起，要注意隔离患儿。

（2）惊风发作时，患儿侧卧，松解衣领。纱布包压舌板放患儿上下齿间，防止抽搐时咬伤舌体。给予吸氧。

（3）密切观察体温、血压、脉象、呼吸、汗出、瞳孔等变化。

二、百日咳

百日咳又称"顿咳"、"疫咳"、"天哮"，民间俗称"鸬鹚咳"。是以小儿阵发性痉挛咳嗽、咳后出现特殊的吸气性吼声为临床特征的一种病证。相当于西医学的百日咳综合症。四季均可发病，但以冬、春季节为多。患病年龄以学龄儿童为主，年龄越小其病情和伴发症状越重（由于计划免疫工作的开展，现在本病已明显减少）。病程较长，往往迁延2～3个月之久。

（一）病因病机

病因：外感时邪，痰浊内伏。

病机：外感风寒或风热时邪侵入肺系，夹痰交结气道，导致肺失肃降，上逆喉间而致。

病位：肺、脾，与心、肝、胃、大肠关系密切。

病性：病证属性有虚有实，有寒有热。

（二）辨证

<table>
<tr><th colspan="2"></th><th>初咳期</th><th>痰热内蕴</th><th>暴受惊恐</th></tr>
<tr><td rowspan="4">症状</td><td>主症</td><td colspan="3">阵发性痉挛咳嗽、咳后出现特殊的吸气性吼声（鸡鸣样回声）</td></tr>
<tr><td>兼症</td><td>鼻塞流涕，咳嗽阵作，咳声高亢，2天左右症状大多逐渐好转，唯咳嗽却日渐加剧，痰稀色白，量不多，或痰稠不易咯出</td><td>咳嗽连续，日轻夜重，咳后伴有深吸气样鸡鸣声，吐出痰涎及食物后，得以暂时缓解。伴有目睛红赤，两胁作痛，舌系带溃疡</td><td>咳嗽渐轻，咳声无力；脾气虚者形体虚弱，神疲乏力，面色淡白虚浮，气短声怯，痰稀而少，纳差便溏；肺阴虚者干咳无痰，心烦不眠，两颧发红，盗汗，手足心热</td></tr>
<tr><td>舌脉</td><td>苔薄白或薄黄，脉浮紧或浮数</td><td>舌红，苔黄腻，脉滑数</td><td>舌淡、少苔，脉细弱或舌红，苔少或无苔，脉细数无力</td></tr>
<tr><td></td><td></td><td></td><td></td></tr>
<tr><td rowspan="2">治法</td><td>治则</td><td>疏风祛邪，宣肺止咳</td><td>泻肺清热，涤痰镇咳</td><td>养阴润肺，益气健脾</td></tr>
<tr><td>取经</td><td>手阳明大肠经、手少阳三焦经</td><td>手太阴肺经、任脉</td><td>手太阴肺经、足太阴脾经、足太阳膀胱经</td></tr>
</table>

（三）治疗
【取穴】

<table>
<tr><th rowspan="2">主穴</th><th colspan="2">配穴</th></tr>
<tr><th>分型</th><th>取穴</th></tr>
<tr><td rowspan="3">大椎、身柱、肺俞</td><td>初咳期</td><td>合谷、外关</td></tr>
<tr><td>痉咳期</td><td>天突、孔最</td></tr>
<tr><td>恢复期</td><td>脾俞、太渊</td></tr>
</table>

【方法】

（1）温和灸　每穴灸5分钟，每日2次，5次为1个疗程。

（2）隔姜灸　艾炷如麦粒大，每穴1～3壮，每日1～2次，若点刺出血后再隔蒜灸效果会更好。5次为1个疗程。

（3）针刺加灸　以毫针1寸刺诸穴，不留针，再于身柱穴处施以隔姜灸法。

（四）临床荟萃
【医案精选】

张某，男，11.5岁，患咳喘6年，2岁起经常反复感冒，咳嗽气喘，5岁后愈来愈重，咳粘痰，量较多。曾多次治疗未见好转，近日就诊。查：形体消瘦，面色无华，予内关、鱼际、尺泽、肺俞、足三里麝香大蒜敷灸治疗，以后未再复发，肺部检查无异常，患儿体质增强，生长发育好转。

按 百日咳是小儿感受时邪，引起的肺系方面的疾病。祖国医学称为"顿咳"、"痉咳"。内关宽胸利膈；鱼际为肺之荥穴，调理肺气，清热止咳；尺泽为肺经合穴，宣肺理气，镇咳平喘；久咳不已加肺俞，降逆肃肺；体弱者加足三里，健补脾胃，以扶正气。

【验方验法】

吴思平报道，采用三伏天隔盐灸治疗小儿咳喘，取大椎、肺俞、涌泉为主穴，肾虚者加艾灸肾俞，痰热者加艾灸丰隆。选用直径约4.0cm，高约3.5cm的通心木圈，一段包上二层纱布为底面，另一端放上少许盐，盐上面放些艾绒并点燃之，放在穴位上并左右移动。艾绒燃完后再放第2次，如此反复操作。每穴可灸4~5壮，皮肤潮红即可。操作完后给局部皮肤搽上少许万花油，以防起泡。隔日治疗1次，10次为1个疗程。386例患儿经2个疗程治疗后，痊愈152例，好转197例，总有效率为90.4%。[吴思平.中国针灸，1993，(4)]

【名家论坛】

名中医高辉远教授指出，本病皆因小儿外感时行疠气侵入肺系，夹痰交结气道，致使肺失肃降而发病。由于小儿时期肺气娇弱，易感时行外邪，年龄偏小，肺更娇弱，故感染机会愈多。高教授认为，本病一般多经历初咳期，痉咳期，恢复期三个阶段。因每一期的病变机制不同，故临床特征各有异别。如初咳期是以肺卫表症为主。皆因小儿外感疫疠之邪，使肺卫被束，不得宣通，肺失清肃则出现畏寒发热，咳嗽流涕等证。若外邪入里化热，痰热互结，深伏肺之气道，肺失清肃，气冲上逆，则出现痉咳不止。痰随气升，必待痰涎吐出后，气道才通畅、咳嗽暂缓。而肺气壅盛常犯胃，致胃气上逆可见呕吐乳食等证，此多属痉咳期。恢复期常以干咳无痰、口渴烦热、身倦纳少等，肺气阴不足，或中气虚弱为主要病变。[薛长连.中医函授通讯，1994，13（1）]

（五）注意事项

（1）本病具有传染性，患儿应隔离4~7周。病后应细致地做好护理工作，加强营养，避免精神情绪上的刺激，每天应有一定时间的户外活动。

（2）痉咳期应注意防止粘痰难以咳出而造成呼吸困难，应加强看护，随时进行人工呼吸、给氧等急救措施。

三、厌食

厌食系指小儿较长时间的食欲不振。属于中医学"恶食"、"不嗜食"的范畴。小儿厌食的原因很多，可以由消化系统疾病如胃肠炎、肝炎、便秘和全身性疾病如贫血、结核病、锌缺乏、维生素 A 或 D 中毒以及服用引起恶心呕吐的药物等引起。家长喂养不当，对小儿进食的过度关心以致打乱了进食习惯；或小儿好零食或偏食、喜香甜食物、盛夏过食冷饮；或小儿过度紧张、恐惧、忧伤等均可引起厌食。

（一）病因病机

病因：脏腑娇嫩，饮食不调，病后失养，惊恐过度。

病机：脾胃功能受损，导致受纳运化功能失常。

病位：脾、胃。

病性：区别以运化功能改变为主，还是以脾胃气阴不足之象已现为主。

（二）辨证

		脾运失健	脾胃气虚	脾胃阴虚
症状	主症	长期不思进食，厌恶摄食，食量显著少于同龄正常儿童		
	兼症	厌恶进食，饮食乏味，食量减少，或有胸脘痞闷、嗳气泛恶，偶尔多食后脘腹饱胀，大便不调，精神如常	不思进食，食不知味，食量减少，形体偏瘦，面色少华，精神欠振，或有大便溏薄夹不消化物	不思进食，食少饮多，口舌干燥，大便偏干，小便色黄，面黄少华，皮肤失润
	舌脉	舌苔薄白或白腻，脉濡	舌质淡，苔薄白，脉弱无力	舌红少津，苔少或花剥，脉细数
治法	治则	调和脾胃，运脾开胃	健脾益气，佐以助运	滋脾养胃，佐以助运
	取经	足阳明胃经、足太阳膀胱经	任脉、足太阳膀胱经	足太阴脾经、足阳明胃经

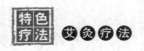

（三）治疗

【取穴】

主穴	配穴	
	分型	取穴
中脘、足三里、肝俞、天枢	脾运失健	脾俞、梁门
	脾胃气虚	脾俞、胃俞、关元
	脾胃阴虚	三阴交、内庭

【方法】

（1）温和灸　每穴灸 10～20 分钟，每日 1 次，10 次为 1 个疗程。

（2）复方焦三仙敷灸　取焦山楂、焦神曲、焦麦芽、炒莱菔子、鸡内金各等分，共研细末，用温水调糊状于睡前敷灸神阙，次日除去，5 次为 1 个疗程。

（3）雀啄灸　每次选 3～4 穴，每穴灸 5～10 分钟，每日 1 次，10 次为 1 个疗程。

（4）隔姜灸　取足三里穴，每次 3～4 壮，每日 1 次，3 次为 1 个疗程，配合挑四缝，每 3 日 1 次。

（四）临床荟萃

【医案精选】

王某，男，4 岁。1986 年 8 月 5 日诊。食欲不振，有时拒食已 20 余天。查：面色少华，舌质淡红，苔白，脉沉无力。诊断为小儿厌食症。证属脾气不振，阳失鼓运。经艾灸足三里 1 个疗程，针刺四缝穴 1 次，痊愈，追访半年，未复发。

李某，男，3 岁。1985 年 12 月 18 日诊。近 1 月来，食欲不振，伴腹胀，拉稀便夹有食物残渣，曾服保合丸加减、土霉素等药治疗罔效。查：形体消瘦，面色无华，腹胀气，舌质淡红，苔白，脉弦细。大便常规发现未消化脂肪球。诊断为小儿厌食症伴消化不良。证属脾不健运。经艾灸足三里 2 个疗程，针刺四缝穴 3 次。诸症痊愈。追访半年，健康良好。

按　小儿脏腑娇嫩，"脾常不足"。若饮食不节，或喂养不当，或长期偏食，损伤脾胃的正常运化功能，导致脾失健运，胃不思纳致成厌食症。治疗小儿厌食症关键在脾，但是，脾不在于补，而贵在于运，在运脾的同时注意疏肝，如果肝疏脾运，气机升降正常而厌食愈矣。艾灸足三里，可和胃健脾、补养气血，兼有通经活络，行气活血作用，针刺四缝穴，具有补脾健胃，提高脾胃功能等作用。[周洵清．四川中医，1988，6（9）]

【验方验法】

林绍琼报道，采用改良艾灸治疗小儿厌食症，艾盒灸神阙穴、中脘穴、足三里穴，每日1次，每次一个穴位灸20分钟，1个月为1个疗程。50例患儿经1个月治疗后，治愈10例，显效22例，有效13例，总有效率为90.0%。在改善食欲、面色，缓解腹胀、汗出、体重等方面明显优于采用口服锌剂及胃酶合剂的对照组。[林绍琼．医学信息，2010，5（10）]

【名家论坛】

四川省名中医黄迪君教授认为小儿厌食症病位在脾胃，与肝有关。小儿脏腑娇嫩，脾胃不足，加之小儿生机旺盛，脾胃负担较重。若因故断奶过早，突然改变食物性质；或喂养不当，饥饱不匀；或患儿纵恣口腹，偏食，饮食缺乏多样化；或家长溺爱，饮食投其所好，恣食油腻生冷等，均能损伤脾胃而引起厌食。小儿或因丧失父母；或父母教育不当，打骂凌辱；或对子女偏爱歧视，损其自尊，造成小儿精神抑郁，肝失疏泄，脾土受克，亦常成病。根据小儿厌食症的病因病理系脾胃受损，黄教授强调治疗当从脾胃着手，兼顾肝气。取穴宜精当，施术宜简验。以脾俞、胃俞、中脘、章门、足三里、华佗夹脊穴为主。根据小儿临床症状随证配以辅穴，如泛酸、呕吐者，配下脘、内关、阴陵泉；精神不振，脘腹胀满，配肝俞、太冲、合谷；大便溏薄或便中见食物残渣者，配百会、上脘、天枢、大肠俞。[陈骥．针灸临床杂志，2006，22（9）]

（五）注意事项

（1）本疗法对小儿厌食有一定的疗效。但应当积极寻找引起厌食的原因，采取相应措施。

（2）纠正不良的饮食习惯，保持良好的生活规律，有助于纠正厌食。

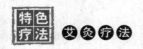

四、疳证

疳证是由于喂养不当，或因多种疾病的影响，致使脾胃受损，影响小儿生长发育的慢性疾病。相当于西医学的小儿营养不良及部分寄生虫病。多见于5岁以下的婴幼儿。"疳"有两种含义：一为"疳者甘也"，谓其病由恣食肥甘厚腻所致；二为"疳者干也"，是指病见气液干涸，形体干瘪消瘦的临床特征。前者言其病因，后者言其病机和症状。

（一）病因病机

病因：喂养不当，疾病影响，先天禀赋不足。

病机：脾胃虚损，津液消亡。

病位：脾、胃。

病性：以虚为本。

（二）辨证

		疳气	疳积	干疳
	主症	面黄肌瘦、头大颈细、头发稀疏、精神不振、饮食异常、腹胀如鼓或腹凹如舟、青筋暴露		
症状	兼症	形体略较消瘦，面色萎黄少华，毛发稀疏，食欲不振，或能食善饥，大便干稀不调，精神欠佳，易发脾气	形体明显消瘦，面色萎黄无华，肚腹膨胀，甚则青筋暴露，毛发稀疏如穗，精神不振或易烦躁激动，睡眠不宁，或喜揉眉挖鼻，咬指磨牙，动作异常，食欲减退或善食易饥，或嗜食生米、泥土等异物，大便下虫	极度消瘦，呈老人貌，皮肤干瘪起皱，皮包骨头，精神萎靡，啼哭无力且无泪，毛发干枯，腹凹如舟，或见肢体浮肿，或有紫癜、鼻衄、齿衄等，大便稀溏或便秘，时有低热，口唇干燥
	舌脉	舌淡红，苔薄微腻，脉细滑	舌淡，苔薄腻，脉沉细	舌淡或光红少津，脉沉细弱
治法	治则	和脾健运	消积理脾	补益气血
	取经	足厥阴肝经、足太阳膀胱经	任脉、足阳明胃经、足太阴脾经	足太阳膀胱经

（三）治疗

【取穴】

主穴	配穴	
	分型	取穴
上脘、四缝、鱼际、足三里、背部膀胱经循行路线	疳气	章门、胃俞
	疳积	建里、天枢、三阴交
	干疳	肝俞、膈俞

【方法】

（1）温和灸　每次选2~3穴，各灸3~5壮，每日1次，7次为1个疗程。

（2）白矾敷灸　取白矾末30g，陈醋调敷灸涌泉穴，每晚1次。

（3）阿魏敷灸　取阿魏10g，杏仁7粒，蜈蚣（去头足）1条，连须葱白3根，共捣烂敷灸脐部，每日1次。

（4）半夏敷灸　取生半夏、香附各等分，共研细末，用鸡蛋清调，敷灸涌泉穴，包扎固定，每晚1次。

（5）复方木香敷灸　取木香、陈皮、莱菔子各12g，三棱、莪术、槟榔各10g，姜黄3g，共研细末，用麻油调成膏状，敷于中脘穴，每日1次。

（6）复方使君子敷灸　虫积疳证取石膏10g，党参、白术各10g，当归、三棱、莪术、山栀、黑白丑、龙胆草各9g，胡黄连、大黄、槟榔、木香、陈皮各6g，巴豆、雄黄各3g，共研细末，蜂蜜调成膏状敷灸脐部，每日1次。

（四）临床荟萃

【医案精选】

吴某，女，3岁。胃纳欠香1月余，偏嗜香甜，口渴欲饮，但饮不多，面色萎黄，形体略瘦，毛发易脱，精神欠佳，烦躁好哭，时有低热，日轻暮重，腹微胀，大便干稀不调，舌苔白腻。按疳积散敷灸法敷灸内关穴。3日后复诊，诸症大减，胃纳已增，精神亦佳，低热悉除，腹胀消失。

按　内关为手厥阴心包经之络穴，联络心包、三焦经二经，调理三焦，宣上导下。该患儿之症状属于脾气不升，胃气不降，上下不通之疳也，故以疳积散敷灸内关穴，上升脾气，下降胃气，脾气

得升，胃气得降，上下通泰，故诸证皆除。 ［王平生．新中医，1981，（8）］

【验方验法】

李永德报道，已故之土族民间老医生秦氏善以香火灸代艾叶灸，治疗小儿疳疾，取得较好的疗效，深受群众欢迎。其方法是将卫生香或其他香点燃后，在对症穴位上先灸 5～10 分钟，然后将正在燃烧的香火压在穴位上烫灼，使所灸穴位发红或起泡而达到治疗目的。此法由于火力较艾火较小，瘢痕形成面也小，尤其适用于体质娇嫩之小儿，它与艾火化脓灸有异曲同工之妙。［李永德．实用医技杂志，2001，8（1）］

【名家论坛】

广东省名中医陈全新教授指出本病多因小儿脾胃虚弱，饮食不节或感受外邪，损伤脾胃致运化失常而致病。陈教授认为，小儿生理上"脏气清灵，随拨随应"的特点，使小儿疳积的治疗首应辨明虚实，重护胃气扶正，不宜攻伐太过。因虚为积之本，积反为虚之标也，故治疗小儿疳积应化积消食以治标，益气健脾以治本，取穴以足三里、三阴交、脾俞为主，发热刺曲池，呕吐配内关，腹泻频刺阴陵泉，腹胀灸气海、天枢、三阴交。［杜爱红．中国中医药现代远程教育，2010，8（14）］

（五）注意事项

（1）平素要注意小儿的饮食调理，营养搭配合理，食有节制，不可养成偏食和挑食的习惯。

（2）注意饮食卫生，预防各种肠道传染病和寄生虫病。

（3）多去户外活动，呼吸新鲜空气，多晒太阳。以增强体质，增进健康。

五、遗尿

遗尿又称"尿床"、"夜尿症"。是指 3 岁以上的小儿睡眠中小便自遗、醒后方知的一种病证。3 岁以下的小儿由于脑髓未充，智力未健，正常的排尿习惯尚未养成，尿床不属病态。年长小儿因贪玩少睡、过度疲劳、睡前多饮等偶然尿床者也不作病论。年龄超过 3 岁，特别是 5 岁以上的儿童，睡中经常遗尿，轻者数日 1 次，重者可一夜数次，则为病态，方称遗尿症。

本病发病男孩高于女孩，部分有明显的家族史。病程较长，或反复发作，重症病例白天睡眠也会发生遗尿，严重者产生自卑感，影响身心健康和生长发育。西医学认为，本病因大脑皮层、皮层下中枢功能失调而引起。

（一）病因病机

病因：肾气不足，脾肺两虚，下焦湿热。

病机：主要在膀胱约束无权，与肺、脾、肾功能失调，以及三焦气化失司都有关系。

病位：膀胱，与肺、脾、肾、三焦有关。

病性：病证属性有虚有实，以虚证居多。

（二）辨证

症状		肾气不足	脾肺两虚	下焦湿热
	主症	睡中尿床，数夜或每夜1次，甚至一夜数次		
	兼症	睡中经常遗尿，甚者一夜数次，尿清而长，醒后方觉，神疲乏力，面白肢冷，腰腿酸软，智力较差	睡中遗尿，少气懒言，神倦乏力，面色少华，常自汗出，食欲不振，大便溏薄	睡中遗尿，尿黄量少，尿味臊臭，性情急躁易怒，面赤唇红，口干，或夜间梦语磨牙
	舌脉	舌质淡，苔薄白，脉沉细无力	舌淡，苔薄，脉细少力	舌红，苔黄或黄腻，脉弦数
治法	治则	温补肾阳，固涩小便	益气健脾，培元固涩	清热利湿，调理膀胱
	取经	督脉、足太阳膀胱经	足太阳膀胱经、足阳明胃经	任脉、足太阴脾经

（三）治疗

【取穴】

主穴	配穴	
	分型	取穴
肾俞、关元、中极、膀胱俞	肾气不足	命门、腰阳关
	脾肺两虚	脾俞、肺俞、足三里
	下焦湿热	曲骨、阴陵泉

【方法】

（1）温和灸　每次选3～5穴，各灸5～10分钟，每日1次，7次为1个疗程。

（2）隔姜灸　艾炷如麦粒大，选3~5穴，各灸3~5壮，每日1次，7次为1个疗程。

（3）雀啄灸　命门、关元穴各灸10~15分钟，每日1次。

（4）温针灸　每次选4~5穴，每穴灸1壮（或5分钟），隔日1次，5次为1个疗程。

（5）热吹疗法　用热吹器吹关元、中极、三阴交穴，每穴10分钟，每日1次。

（6）补骨脂敷灸　取补骨脂末0.3g，纳脐中，包扎固定，2日更换1次。

（7）雄黄敷灸　取雄黄（或硫黄）30g，大葱2根，共捣烂，每晚敷于神阙穴，次日取出。

（8）丁香敷灸　取丁香3粒，研细末，米饭调成饼敷灸脐部，每晚1次。

（四）临床荟萃

【医案精选】

1. 周某，男，11岁。自幼遗尿，现在每周约4~5次，苔薄白，舌淡，脉缓滑无力。诊为禀赋虚弱，肾阳不足。治宜补肾阳。取肝俞、脾俞、肾俞、关元穴，每日灸1次，每次灸20分钟，灸至两周，遗尿痊愈。

按　灸三阴交、足三里、关元穴能温肾健脾暖肝，促使足三阴经气升，促进小肠消化吸收，分别清浊，因而增强膀胱气化功能，则遗尿自止。（北京市老中医编委会.《北京市老中医经验选编》）。

2. 朱某，女，1岁，1969年5月3日诊。自幼遗尿，每夜1~3次，从未间断。其证形体消瘦，食欲不振，面色㿠白，四肢清冷，脉象沉细，舌质淡，苔薄白，夜来沉睡难醒。以针刺配合艾条温灸。取穴：第1组：中极、膀胱俞、三阴交、神门；第2组：肾俞、关元、足三里、心俞。每日选用一组，交替使用，10次为1个疗程。经针灸4次后遗尿停止，继续针灸6次而愈。

按　此属脾肾阳虚，膀胱失约之症。治当温补脾肾，固摄膀胱，佐以宁心益志。中极、膀胱俞分别是膀胱经的募穴和俞穴，合而为用属俞募配穴，可调理膀胱，以助对尿液的约束能力；关元、三阴交为足三阴经交会穴，疏调肝、脾、肾而止遗尿（肖少卿.《中国针灸处方学》）。

【验方验法】

彭晓虹报道，采用艾灸治疗小儿遗尿，取关元、中极、长强、膀胱俞（双）、肾俞（双）、三阴交（双）等穴，用艾条雀啄灸每个穴位5分钟，以局部皮肤发红为度。隔日1次，连续3次休息2天，治疗9次为1个疗程，疗程间隔2天。41例患儿经2个疗程治疗后，治愈16例，显效12例，好转6例，总有效率为82.93%。［彭晓虹.河南中医，2011，31（8）］

【名家论坛】

田文秀教授认为小儿遗尿与肺、脾、肾三脏有关，主要责之于肾气亏虚，膀胱失约所致，故临床治疗中多以温补肾阳，补益脾肺，固摄膀胱为主。同时，田教授认为醒脑开窍也必不可少，解除酣睡难以叫醒也是治疗遗尿关键所在，所以在补肾培元的基础上，加以醒脑开窍之法，使患儿于睡中易叫醒，能达到有尿意能自动醒来之意识。取关元、肾俞补肾益气，固摄下元；三阴交以调补脾胃，补中益气，壮后天之本；中极为膀胱的募穴，亦为足三阴与任脉之会，用以振奋膀胱的约束力；膀胱俞可通调水道，下输膀胱，固精缩尿以补益肾气；气海为八会穴之一，可调补三焦；遗尿点（手小指末节横纹中点）有醒神开窍之功。诸穴相配，使肾气充足，脾气健旺，膀胱约束有权则遗尿自止。［戴珍.光明中医，2010，25（9）］

（五）注意事项

（1）在治疗期间家长要配合医生治疗，培养孩子按时排尿的习惯，白天玩不要太疲劳，夜间家长要定时叫醒患儿起床排尿，有助于提高疗效。同时注意临睡前少饮水，并排空小便。家长要消除孩子的紧张恐惧心理，树立信心和勇气，不要因尿床而打骂孩子。

（2）积极查治可能引发小儿遗尿的其他病证。

六、脑瘫

脑瘫是指脑损伤所致的非进行性中枢性运动功能障碍，属于中医学五迟、五软、五硬、痿证的范畴。主要由围产期和出生前各种原因引起颅内缺氧、出血等导致，如母孕期感染、胎儿窘迫、新生儿窒息、早产、脑血管疾病或全身出血性疾病等。

（一）病因病机

病因：先天不足、肝肾亏损或后天失养、气血虚弱。

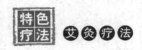

病机：五脏不足，气血虚弱，精髓不充，导致生长发育障碍。

病位：肝、心、脾、肾。

病性：通常为虚证。

（二）辨证

		肝肾不足	心脾两虚
症状	主症	肢体运动功能障碍	
	兼症	筋骨萎弱，发育迟缓，智力低下，坐起、站立、行走、生齿等明显迟于正常同龄小儿，头项萎软，天柱骨倒，筋脉拘急，屈伸不利，急躁易怒或多动秽语	语言迟钝，精神呆滞，智力低下，头发生长迟缓，发稀萎黄，四肢萎软，肌肉松弛，口角流涎，咀嚼吮吸无力，或见弄舌，纳食欠佳，大便多秘结
	舌脉	舌淡苔少，脉弦细无力	舌淡苔少，脉沉细
治法	治则	补肾养肝	健脾养心，补益气血
	取经	足太阳膀胱经、足少阴肾经、足太阴脾经	任脉、足太阳膀胱经、足阳明胃经

（三）治疗

【取穴】

主穴	配穴	
	分型	取穴
以督脉腧穴为主。大椎、身柱、风府、四神聪、悬钟、阳陵泉	肝肾不足	肝俞、肾俞、太溪、三阴交
	脾胃虚弱	中脘、脾俞、足三里

【方法】

（1）温和灸　每穴灸10～15分钟，至皮肤稍起红晕即可。每日灸1次，5～7次为1个疗程。

（2）隔姜灸　每次选3～5穴，每穴灸3～10壮，每日或隔日1次，7～10天为1个疗程。

（四）临床荟萃

【医案精选】

张某，女，1岁5个月，因运动、智力发育较正常儿落后入院。入院时筋骨萎软，不能翻身，独坐不稳，不会跪、爬，口流清涎，面白无华，自汗，动则加甚，纳呆便溏，指纹淡红未达风关，舌淡有齿印，苔薄白，脉迟无力。西医诊断为小儿脑瘫（肌张力低下型）Ⅱ度。中医辨证为脾肾阳虚，遵医嘱艾灸肾俞、脾俞、神阙、关元、百会，每日 1 次，并辅以中药、针灸、按摩等治疗。经过 60 天综合治疗，患儿筋骨较前强健，肢端温暖，流涎减少，胃纳如常，汗出减少，可翻身、独坐，可四点跪、爬，能扶着站立。

按 中医学认为艾属温性，其味芳香，善通十二经脉，具有理气血、逐寒湿、温经、止血、软化周围毛细血管的作用。由于脑瘫患儿为先天享赋不足，后天失于调养，体质虚弱，故可以通过艾灸扶正祛邪、健运脾胃，促进气血生化，改善患儿胃肠道消化吸收功能，使筋骨强健，肌肉充实。可作为辅助治疗方法，在脑瘫患儿康复护理中加以推广应用。[谢洁珊．艾灸在小儿脑瘫康复中的临床应用．中医儿科杂志，2006，2 (5)]

【验方验法】

张国华报道，采用常规综合康复疗法加健脾益肾通督艾灸治疗脾肾两虚型脑瘫，取中脘、大椎、命门、脾俞（双）、肾俞（双）、三阴交（双）等穴。点燃艾条，放至距离皮肤约 3 cm 处，以不灼伤患儿皮肤为度，采用悬起温和灸上述穴位。每穴约 10 分钟，每日 1 次，每日 9 时至 11 时治疗，每周 6 次。30 例患儿经 9 周治疗后，体液及细胞免疫水平提高，唾液淀粉酶活性比值升高，中医脾肾两虚证候得到改善，有利于康复疗效的提高。[张国华．中医儿科杂志，2011，7 (2)]

【名家论坛】

张吕夫教授指出，小儿脑瘫属中医"五迟"、"五软"范畴。脑瘫患儿因父精不足、母体虚弱、感受毒邪、难产窒息等各种原因导致先天禀赋不足，肝肾受损，髓海不充，再加之后天喂养不当，脾胃失调，生化不足，气血乏源，四肢百骸无以充养，则生长迟缓、发育障碍。张老认为先天不足、肝肾亏虚，后天失养、脾胃失和是脑瘫患儿致病的根本，故治疗上滋补肝肾、健脾和胃为其基本法则，而其中张老首先重视调理脾胃。张老认为脾胃健旺，气血生化充足，是脏腑百骸充养的基础，其次注重补益肝肾、健脑益髓，肝肾强盛、髓海充盛则筋骨灵便、心智聪慧。而且气血充盛，五脏六腑充养，则有利发育、抵御外敌。[沈艳莉．辽宁中医药大学学报，2011，13 (9)]

（五）注意事项

（1）小儿脑瘫患者不要吃油炸、辣、油腻、辛热等有刺激性食

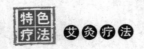

物和难消化的食物，因小儿体质多热，再食油炸等辛热食品易引起热病。

（2）小儿脑瘫患者也不宜滥食温补，因小儿为纯阳之体，只宜滋养清润食物。

（3）不要过多食糖，因口腔内的细菌会使糖发酵，易患蛀齿而影响食欲。

（4）不要偏食，因偏食会造成营养不良。这是小儿脑瘫的饮食中重要的一点。

（5）不要过多食用姜、葱、味精、胡椒、酒等调味品。

第三节　妇科疾病

一、月经不调

月经不调是以月经周期异常为主症的月经病，临床有月经先期、月经后期和月经先后无定期几种情况。西医学的排卵型功能失调性子宫出血、生殖器炎症或肿瘤引起的阴道异常出血等疾病可参照本节治疗。

（一）病因病机

病因：本病的形成主要因于气虚不固或热扰冲任。气虚则统摄无权，冲任失固；血热则流行散溢，以致月经提前而至。月经后期又称"经迟"或"经期错后"，有实有虚。实者或因寒凝血瘀、冲任不畅，或因气郁血滞、冲任受阻，致使经期延后；虚者或因营血亏损，或因阳气虚衰，以致血源不足，血海不能按时满溢。月经先后无定期又称"经乱"，主要责之于冲任气血不调，血海蓄溢失常，多由肝气郁滞或肾气虚衰所致。

病机：冲任气血不调，血海蓄溢失常，多由肝气郁滞或肾气虚衰所致。

病位：本病与肾、肝、脾三脏及冲、任二脉关系密切。

病性：以气血不足，气滞血瘀为主。

（二）辨证

		气虚	血虚	肾虚	气郁	血热	血寒
症状	主症	经期多提前，月经色淡质稀	经期多错后，月经量少、色淡质稀	经期或前或后，月经量少、色淡质稀	经行不畅，经期或前或后，经量或多或少，色紫红，有血块	经期提前，月经量多，色深红或紫红，经质黏稠	经期错后，月经量少，色暗红、有血块
	兼症	神疲肢倦，小腹空坠，纳少便溏	小腹隐痛，头晕眼花，心悸少寐，面色苍白或萎黄	头晕耳鸣，腰骶酸痛	胸胁、乳房及少腹胀痛，喜叹息	心胸烦热，面赤口干，大便秘结。潮热盗汗，手足心热，腰膝酸软	小腹冷痛，得热痛减，畏寒肢冷
	舌脉	舌淡、苔白，脉细弱	舌苔少，脉细弱	舌淡、苔薄白，脉沉细	苔薄白或薄黄，脉弦	舌红、苔黄，脉滑数者为实热证；舌红、苔少，脉细弱者为虚热证	苔白，脉沉紧
治法	治则	益气养血	养血益气	补肾调经	疏肝理气	清热调经	温经散寒、调理冲任
	取经	足太阴脾经，任脉，足阳明胃经	足太阴脾经，任脉，足太阳膀胱经	足太阴脾经，任脉，足少阴肾经	足太阴脾经，足厥阴肝经，足太阳膀胱经	足太阴脾经，足厥阴肝经，手阳明大肠经	足太阴脾经，任脉，足太阳膀胱经

（三）治疗

【取穴】

主穴	配穴	
	分型	取穴
气海、关元、血海、三阴交	气虚	足三里、脾俞
	血虚	脾俞、膈俞
	肾虚	肾俞、太溪
	气郁	太冲、期门

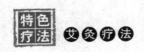

主穴	配穴	
	分型	取穴
气海、关元、血海、三阴交	血热	行间、地机
	血寒	归来、命门

【方法】

（1）温和灸　每穴灸 10～20 分钟，每日 1 次，5 次为 1 个疗程。

（2）隔姜灸　艾炷如麦粒大，每穴 5～7 壮，每日 1 次，5 次为 1 个疗程。

（3）药物灸　取益母草 60g，夏枯草 30g，炒热研末，用黄酒调适，灸气海穴，1 日换药 1 次，连灸 1 周。

（4）温针灸　于月经预期该至之时前 3～5 日施常规温针灸，每穴灸 3～5 壮（或 15～20 分钟），每日 1 次，5 次为 1 个疗程。

（四）临床荟萃

【医案精选】

邹某，女，43 岁，干部，2006 年 11 月 27 日来诊。自述 15 日应为正常月事，一周后未来，怀疑有孕，第二周到市内医院检查未孕，着急来就诊。患者两星期前曾到驾校学习开车，天寒地冻，在外久站感寒着凉。因素体虚弱，又因气候寒冷和开车情绪紧张等因素，引起月经不调。又因寒邪留滞于胞宫，经血不能应期而临，表现畏寒喜热，舌质淡润，脉细迟或涩。初诊为经迟（寒邪郁闭型），采用先针后灸，取任脉与足太阴经穴为主。主穴取气海、血海、中极、归来、合谷。配穴取三阴交、肾俞、脾俞、上髎、次髎采用毫针刺，使针感产生酸麻、胀痛感，有上行下串感，留针 40 分钟。每日 1 次。灸穴取气海、中极、归来（双），采用隔姜灸，每次 2 壮。经针灸治疗月经来潮，经量正常，余月正常来月经。3 日，无出血而出院。

按　月经不调多因身体素虚，脾胃虚弱，每因感受寒邪，留滞于胞宫或阳虚血衰，影响冲任，经血不能应期来潮。本方的主要作用是通调冲任，理气和血，温经散寒，冲任调达，则月事调和。气海为任脉经穴，可调一身之气，因气为血帅，气充则能统血，脾胃为生血之源，脾气旺，则血有所统。故配三阴交等穴，经迟泻血海、

归来、气海等穴。体虚者平补平泻以行气血，血虚者用补法并灸，能温经养气血。[郎秋生．上海针灸杂志，2008，27（8）]

【验方验法】

郎秋生报道，采用先针后灸，取任脉与足太阴经穴为主。主穴取气海、血海、中极、归来、合谷，配穴取三阴交、肾俞、脾俞、上髎、次髎，采用毫针刺，使针感产生酸麻、胀痛感，有上行下串感，留针40分钟，每日1次。灸穴取气海、中极、归来（双），采用隔姜灸，每次2壮。灸使局部产生微红，有热感为佳。本组16例患者经治疗，症状消失，月事按时，均为治愈，未复发。[郎秋生．上海针灸杂志，2008，27（8）]

【名家论坛】

上海医科大学附属华山医院方幼安教授，认为本病可分外感、内伤两大类，外感以寒、热、湿为主，内伤以忧、思、悲、惊为多。外感、内伤合并气血失调，可产生月经不调，针灸治疗，补虚泻实，理气调血，益肾健脾，疏肝解郁。实证、热证首选穴：气海、血海、三阴交；虚证、寒证首选穴：关元、太溪、三阴交，备用穴：心俞、肝俞、脾俞、肾俞、阴谷、足三里、内关、太冲。气海穴与肺气所吐纳之大气息息相关，既为大气所归，犹如百川汇海，故名气海。气为血帅，血有滞行者，气可推行之，血有妄行者，气可正行之，故气海一穴，虚证能补，实证能泻，能随患者当时功能状态，达到双向良性调节的补虚泻实作用。配血海穴能和营清热，故可治月经不调之实证、热证。关元穴能固本回阳，祛寒理虚，配太溪穴能温补肾元，故可治月经不调之虚证、寒证。三阴交穴兼通肝、脾、肾三经，广泛用于女子经带诸证，也能随患者当时功能状态，达到双向良性调节的补虚泻实作用，故虚证实证皆可使用。心俞、肝俞、脾俞、太冲等穴，可用于七情内伤，月事不以时至；肝俞、肾俞、阴谷等穴可用于肝肾不足、气血两亏，月经后期。内关属阴维脉，阴维"循胁肋，上胸膈，"可治月经来潮时胸胁乳房胀痛。

（五）注意事项

（1）注意饮食调节，忌食生、冷、辛辣刺激食物。

（2）调畅心情，劳逸结合，适当锻炼身体，以增强体质。

（3）注意经期卫生，经期忌过性生活。月经干净后5天施术治疗，月经来潮时停止。

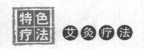

二、痛经

痛经又称"经行腹痛"，是指经期或行经前后出现的周期性小腹疼痛。以青年女性较为多见。西医学将其分为原发性和继发性两种。原发性系指生殖器官无明显异常者；后者多继发于生殖器官的某些器质性病变，如子宫内膜异位症、子宫腺肌病、慢性盆腔炎、子宫肌瘤等。

（一）病因病机

病因：如若经期前后冲任二脉气血不和，脉络受阻，导致胞宫的气血运行不畅，"不通则痛"；或胞宫失于濡养，"不荣则痛"。此外，情志不调、肝气郁结、血行受阻；寒湿之邪客于胞宫，气血运行不畅；气血虚弱，肝肾不足均可使胞脉不通、胞宫失养而引起痛经。

病机：冲任气血不调，胞宫失养，肝肾不足为主。

病位：本病与肾、肝、胞宫及冲、任二脉关系密切。

病性：以寒湿凝滞，气滞血瘀为主。

（二）辨证

		寒湿凝滞	气滞血瘀	气血不足
症状	主症	经前或经期小腹冷痛，得热则舒，经血量少，色紫黯有块	经行不畅，经色紫黯、有血块，经前或经期小腹胀痛拒按	经期或经后小腹隐痛喜按，且有空坠不适之感，月经量少、色淡质清稀
	兼症	伴形寒肢冷、小便清长	伴胸胁、乳房胀痛	神疲乏力，头晕眼花，心悸气短，
	舌脉	苔白，脉细或沉紧	舌紫黯或有瘀斑，脉沉弦或涩	舌淡、苔薄，脉细弦
治法	治则	温经散寒	化瘀止痛	益气养血、调补冲任
	取经	足太阴脾经，任脉	足太阴脾经，足太阳膀胱经	足太阴脾经，任脉

（三）治疗
【取穴】

主穴	配穴	
	分型	取穴
脾俞、血海、关元、三阴交、归来	寒湿凝滞	肾俞、神阙、大赫
	气滞血瘀	气海、太冲
	气血不足	气海、足三里

【方法】

（1）温和灸 每穴灸 10～20 分钟，每日 1 次，5 次为 1 个疗程。于月经前 5 天开始施灸，灸至月经来潮，连灸 3 个疗程

（2）隔姜灸 艾炷如枣核大，每穴 5～7 壮，每日 1 次，5 次为 1 个疗程。

（3）药物灸 取肉桂 10g，吴茱萸、茴香各 20g 研末，用白酒适量炒热灸神阙穴，冷后再炒，以不烫伤为度，胶布固定，连灸 3 日。下次月经之前再灸 3 日。

（四）临床荟萃
【医案精选】

冯某，女，21 岁，学生，2005 年 11 月就诊。主诉：痛经 5 年余。现病史：患者 14 岁月经初潮，初期即为痛经，但症较轻，每次月经腹痛时，服用止痛药后疼痛可止。近几个月来，由于学习紧张，每次经前及经期腹部胀痛连及两胁，伴经行不畅，月经色暗，有血块，乳房胀痛，性情急躁，病情加重，服中西药物未能奏效。苔薄白，脉沉弦。诊断：痛经；中医辨证：气滞血瘀型。方法：气滞血瘀型铺灸治疗（铺灸材料：①中药散剂：当归、川芎、玄胡索各 50g；益母草、莪术、香附、陈皮、红花、桃仁各 30g。②鲜生姜泥，精制艾绒，胶布。③铺灸部位：部位一：子宫穴（双），小腹部神阙至关元旁开 0.5 寸；部位二：背腰部夹脊穴，当第二腰椎至第二骶后孔。）治疗 1 个周期疼痛明显减轻，连续治疗 1 个疗程，临床症状消失。随访半年未复发。

按 该患者属气滞血瘀型痛经，瘀血阻滞，不通则痛。用鲜生姜泥、艾绒作为铺灸材料，发挥生姜与艾绒温经散寒、温通经络、消瘀散结、补虚理气之功为治疗痛经之本。子宫穴为女子蓄血之处，

是痛经经验穴,与小腹部神阙、关元均接近疼痛部位,有局部治疗的作用。盆腔内神经分布主要有交感和副交感神经支配分支,如卵巢神经丛、子宫神经丛、骨盆神经等纵横交错。而这些神经丛中的副交感神经主要来自第2~4骶神经及第1~2腰神经,所敷背腰部有相应的神经根与动静脉分布,可调节神经血管的功能,药物与灸疗作用直达病所,达到治疗作用。[章婷婷.中国中医药现代远程教育,2007,5(4)]

【验方验法】

赵敬军报道艾灸配合针刺治疗原发性痛经47例,治疗方法:选择87例痛经患者分成两组。治疗组47例采用针刺和艾灸并用的治疗方法,艾灸取穴关元、足三里、归来,同时对痛经伴随的不同兼症随症加减取穴。而对照组40例仅用针刺治疗,亦随症取穴。结果:治疗组总有效率为91.50%,对照组总有效率是75.00%。两组比较差异有显著性($P < 0.05$),治疗组优于对照组。[赵敬军.针灸临床杂志,2011,27(9)]

【名家论坛】

华延龄认为采用项丛刺法、银温针温壮督阳法治疗痛经有独特疗效,若辨证为阴寒凝滞冲任型痛经,阳气虚微,阴寒内盛,经水难以畅流,故采用温壮督阳法,消冲任之阴寒,依阳治阴之理,取用项部哑门、风府、下脑户、风池等穴,施以银温针灸7壮,即时收效,病自愈矣。

(五)注意事项

(1)灸疗法对痛经的治疗效果较好,但疗程较长,要坚持治疗。

(2)本病应在每次月经来潮前2~3天开始治疗。

(3)平时要加强体育锻炼,注意情志的调节,消除焦虑、紧张和恐惧心理,并注意经期卫生,经期要避免剧烈运动和过度劳累,饮食忌寒凉,不宜洗冷水浴,忌过性生活。

三、闭经

女子年逾18周岁月经尚未来潮,或已行经而又中断3个周期以上者即为"闭经"。西医学将前者称"原发性闭经",后者称"继发性闭经"。

（一）病因病机

病因：本病的病因不外虚、实两端：虚者因肝肾不足，气血虚弱，血海空虚，无血可下；实者由气滞血瘀，寒气凝结，阻隔冲任，经血不通。

病机：肝肾不足，气滞血瘀导致经血不通。

病位：主要在肝，与脾、肾也有关联。

病性：以肝肾不足，气滞血瘀为主。

（二）辨证

		寒湿凝滞	气滞血瘀	气血不足	肝肾亏虚
症状	主症	月经数月不行，小腹冷痛拒按，得热则减	月经数月不行，小腹胀痛拒按，精神抑郁	月经周期逐渐后延，经量少而色淡，继而闭经	月经超龄未至，或由月经后期、量少逐渐至闭经
	兼症	形寒肢冷，面色青白	烦躁易怒，胸胁胀满	面色无华，头晕目眩，心悸气短，神疲肢倦，食欲不振	头晕耳鸣，腰膝酸软
	舌脉	舌紫黯、苔白，脉沉迟	舌质紫黯或有瘀斑，脉沉弦或涩而有力	舌质淡、苔薄白，脉沉缓或细而无力	舌红、少苔，脉沉弱或细涩
治法	治则	温经散寒	化瘀止痛	益气养血	补益肝肾
	取经	足太阴脾经，任脉	足太阴脾经，足太阳膀胱经	足太阴脾经，任脉	足太阴脾经，足少阴肾经，足厥阴肝经

（三）治疗

【取穴】

主穴	配穴	
	分型	取穴
气海、神阙、三阴交、关元	寒湿凝滞	肾俞、大赫
	气滞血瘀	膈俞、太冲
	气血不足	脾俞、足三里
	肝肾亏虚	肝俞、肾俞

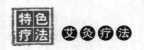

【方法】

（1）温和灸　每穴灸 10～20 分钟，每日 1 次，10 次为 1 个疗程。

（2）隔姜灸　艾炷如枣核大，每穴 3～5 壮，每日 1 次，10 次为 1 个疗程。

（3）药物灸　取益母草、月季花各 30g 捣汁，加热后灸关元，冷后加热再灸，每次 30 分钟，每日 1 次，连灸 1 周。

（4）温针灸　每穴灸 1～3 壮后留针 10 分钟，每日 1 次，15 次为 1 个疗程，疗程间隔 2 天。

（四）临床荟萃

【医案精选】

郑某，女，23 岁，未婚。闭经 5 个月，经常腹痛、腰痛、全身无力、纳差、大便 2～3 天 1 次，小便正常，口渴，性情急躁。17 岁月经初潮，既往月经周期不规律，一般 2～3 个月行经 1 次，量少，痛经，白带多。检查：面色萎黄，舌无苔，脉沉细。诊为阴血不足所致的闭经，用温针法治疗。先针肝俞、脾俞、肾俞，针后腰痛减轻，第 2 次用热补手法针中脘、天枢、气海、合谷、三阴交，在针气海穴时使热胀感到阴部。留针时三阴交，气海穴加灸 2 壮。同法针 7 次，月经来潮，经复查 2 个月，月经周期正常，症状消失。

按　该患者属闭经之阴血不足型，治宜健脾养血、通经活络。因闭经主要与肝、脾、肾和任、冲经脉有关。中医学认为肝藏血，脾统血，肾为先天之本，血会膈俞，故肝俞、脾俞、肾俞和膈俞穴，为治闭经的要穴。［李志明．赤脚医生杂志，1978，（10）］

【验方验法】

娄玉芳报道闭经门诊病例 50 例，皆经西药，理疗等多种西医方法综合治疗无效转来针灸科，年龄 25～40 岁，闭经时间最短者 4 个月，最长者 7 个月。其中肾虚型 12 例，气滞血瘀型 8 例，气血亏虚型 16 例，寒凝血瘀型 14 例，随机分为针刺艾灸组和中药对照组。治疗时主穴：归来、关元、三阴交（双）、血海（双），另外依证型随证加取，肾虚型：太溪。气滞血瘀型：太冲、气海。气血亏虚型：足三里。寒凝血瘀型重用艾条，以上除气海、关元，其余穴位均取双侧。首先针刺上述穴位 20 分钟。关元、血海、足三里、太溪用补法，气海，三阴交平补平泻，太冲用泻法。然后温针灸关元，气海，足三里，太溪10分钟。寒凝血瘀型嘱患者回家悬灸30～60分钟，每日1次，10次1个疗程，共针治3个疗程统计结果。为巩固疗效，下次月经来潮前1周，再以上法针灸5～7次巩固疗效。针刺艾灸组与中药对照组比较，两组有显著性差异，针刺艾灸组疗效明显优于中药对照组。[娄玉芳．针灸临床杂志，1999，15（9）]）

【名家论坛】

名医郑魁山认为本病多因气血瘀滞，或血源枯竭所致。临床可分为虚实两类，虚证又有脾胃虚弱和肝肾不足之别，实证主要为肝郁气滞。取穴以关元、气海穴、三阴交为主，脾胃虚弱者加配中脘、天枢、章门用热补法以健脾养血，肝肾不足者配肝俞、肾俞、关元俞、膀胱俞、气海用热补法以补益肝肾。肝郁气滞者配肝俞、膈俞用平补平泻法以理气活血。

（五）注意事项

（1）灸疗法对闭经有较好的疗效，但要坚持连续拔罐，患者要有信心积极治疗。

（2）本病在治疗期间，要保持心情舒畅，避免生气暴怒。注意饮食调节，忌食生、冷、辛辣刺激食物。增加营养，是气血充足、血海满盈，以按时行经。

（3）调畅情志，适当锻炼身体。同时要积极查治可能引发闭经的其他病证。

（4）育龄妇女要将闭经和妊娠停经进行鉴别。

四、崩漏

女性不在行经期间阴道突然大量出血或淋漓不断者，称为"崩漏"。突然出血、来势急骤、血量多者为"崩"，又称"崩中"；淋漓下血、来势缓慢、血量少者为"漏"，又称"漏下"。两者常交替出现，故概称"崩漏"。

（一）病因病机

病因：本病主要是冲任损伤，不能固摄，以致经血从胞宫非时妄行。常见病因有血热、血瘀、肾虚、脾虚等。热伤冲任、迫血妄行，脾气虚弱、统摄无权，肾阳亏损、失于封藏，瘀血阻滞、血不

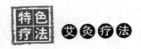

归经，均可致冲任不固。

病机：冲任损伤，不能固摄，以致经血从胞宫非时妄行。

病位：病变涉及冲、任二脉及肝、脾、肾三脏。

病性：以血热内扰、气滞血瘀为主。

（二）辨证

		血热内扰	气滞血瘀	肾阳亏虚	气血不足
症状	主症	经血量多或淋漓不净，血色深红或紫红，质粘稠，夹有少量血块	月经漏下淋漓不绝或骤然暴下，色暗或黑	经血量多或淋漓不净，色淡质稀，精神不振	经血量少，淋漓不净，色淡质稀，神疲懒言，面色萎黄，动则气短
	兼症	面赤头晕，烦躁易怒，渴喜冷饮，便秘尿赤	小腹疼痛，血下痛减	面色晦暗，畏寒肢冷，腰膝酸软，小便清长	头晕心悸，纳呆便溏
	舌脉	舌红、苔黄，脉弦数或滑数	舌质紫黯或有瘀斑，脉沉涩或弦紧	舌淡、苔薄，脉沉细无力	舌胖而淡或边有齿痕、苔薄白，脉细无力
治法	治则	清热凉血	行气化瘀	温肾助阳	补气摄血
	取经	足太阴脾经、手阳明大肠经	足太阴脾经、足太阳膀胱经、足厥阴肝经	足太阴脾经、任脉、足少阴肾经	足太阴脾经、足太阳膀胱经、任脉

（三）治疗

【取穴】

主穴	配穴	
	分型	取穴
神阙、带脉、气海、中极、关元、三阴交	血热内扰	大敦、行间
	气滞血瘀	合谷、太冲
	肾阳亏虚	肾俞、命门
	气血不足	隐白、脾俞、足三里

【方法】

（1）温和灸　每穴灸15～20分钟，每日1次，7次为1个疗程。

（2）隔姜灸　艾炷如枣核大，每穴7壮，隔日1次，5次为1个疗程。

（3）药物灸　取吴茱萸、食盐各等量研末，与黄酒少许调匀，制成3个如5分硬币大的药饼，分部而贴敷神阙、隐白、脾俞，其上放艾炷如枣核大，每次灸5~7壮，每日1次。

（4）雀啄灸　每穴灸10~20分钟，每日1次，7次为1个疗程。

（四）临床荟萃

【医案精选】

施某，女，39岁，干部，咸阳市渭城区农行。体质素健，月经按期来潮。2个月前因过度劳累，突然月经提前，暴下如注，内夹血块，日用卫生纸三卷。见面色萎黄、神疲乏力，脉虚弱无力，舌胖质淡、苔薄。证属脾虚不固、气不摄血。治法：取隐白、关元、三阴交、血海、足三里、中脘。除隐白穴灯火灸（用火柴棒点燃后乘火苗正旺时，迅速对准隐白穴，灸后穴位处的皮肤烧灼，数日可愈。每次烧一侧，两侧交替使用。其他穴位均针刺。次日经血大减，日用半卷卫生纸，仅治5次而愈，见精神焕发，工作如常。数月后随访未再复发。

按：崩漏是妇科常见病，常常危及性命，多失血脱气，故应"急则治标"的原则，运用妇科塞流大法，止血防脱，多用固气摄血，益气固脱法，首选隐白穴。《针灸学下肢部主要穴位效能歌》说"崩漏宜灸隐白"。《中华针灸学》说三阴交穴："主治崩中漏下，或去血过多，不省人事"。取隐白、三阴交意在补脾统血而止崩。经血病之本在肾，故总宜调补冲任，本固血充经水自调。［丁辉．陕西中医学院学报，1993，2（16）］

【验方验法】

杜巧琳报道，针刺"断红"穴。"断红"穴是经外奇穴，位于手指第2、3掌指关节间前1寸，相当于八邪穴之上都穴。患者取仰卧位或坐位，两手掌向下，呈自然半屈状态，常规消毒后，取3.5寸毫针，沿掌骨水平方向刺入皮肤后，缓慢进针1.5~2寸，行平补平泻法，使针感向上传导，上升至肩部为好，出现强烈针感后，停止进针，留针20~25分钟。每日针刺2次。艾灸"隐白"、"大敦"穴，患者坐位或双屈膝位，取双侧"大敦"、"隐白"穴。艾条距离10 cm，悬灸20分钟，每日2次。以上针刺、艾灸治疗可同时进行。结果痊愈 24 例，好转 39 例，无效 6 例，总有效率为 91%。 ［杜巧琳．现代中西医结合杂志，2004，23（13）］

【名家论坛】

黎文献认为崩漏是脾气亏虚，清阳下陷，统摄无权，冲任不固所致，可采用隐白穴治疗，隐白乃脾经井穴，井为经气发源之地，以艾灸之，则可温通经络，补中益气，使脾的统血职能得以恢复，从而达到固崩止漏的目的。

（五）注意事项

（1）灸疗法治疗崩漏效果较显著，但症状明显缓解后，还要坚持巩固一段时间。

（2）在治疗期间要情志舒畅，避免情绪紧张。加强营养，增强体质，注意充分休息，避免过度劳累或剧烈运动。

（3）要积极查治导致崩漏的其他病证，症状较重者应及时采用中西医综合治疗。

五、带下病

带下病系指女性阴道内白带明显增多，并见色、质、气味异常的一种病证。又称"带证"、"下白物"。常见于西医学的阴道炎、子宫颈或盆腔炎症、内分泌失调、宫颈及宫体肿瘤等疾病引起的白带增多症。

（一）病因病机

病因：本病多由脾失健运，水湿内停，下注任带；或肾阳不足，气化失常，水湿内停，下渗胞宫；或素体阴虚，感受湿热之邪，伤及任带，带脉失约，冲任失固所致。

病机：任脉损伤、带脉失约。

病位：病变主要在前阴、胞宫。

病性：以脾虚湿困、肾阳不足为主。

（二）辨证

		湿热下注	脾虚湿困	肾阳不足	肾阴亏虚
症状	主症	带下量多、色黄、粘稠，有臭气。或伴阴部瘙痒、胸闷心烦	带下量多，色白或淡黄，质稀薄，无臭气，绵绵不断	带下量多，淋漓不断，色白清冷，稀薄如水，头晕耳鸣，腰痛如折，畏寒肢冷	带下量多，色黄或赤白相兼，质稠或有臭气，阴部干涩不适或有灼热感，腰膝酸软
	兼症	口苦咽干、纳差、少腹或小腹作痛、小便短赤	神疲倦怠，四肢不温，纳少便溏	小腹冷感，小便频数，夜间尤甚，大便溏薄	头晕耳鸣，颧赤唇红，五心烦热，失眠多梦
	舌脉	舌红、苔黄腻，脉濡数	舌淡、苔白或腻，脉缓弱	舌质淡、苔薄白，脉沉细而迟	舌红、苔少或黄腻，脉细数
治法	治则	清热利湿	健脾祛湿	温补肾阳	养阴清热
	取经	足太阴脾经、足厥阴肝经、任脉	足太阴脾经、足太阳膀胱经、足厥阴肝经	足太阴脾经、任脉、足少阴肾经	足太阴脾经、足少阴肾经、足厥阴肝经

（三）治疗

【取穴】

主穴	配穴	
	分型	取穴
肾俞、次髎、白环俞、带脉	湿热下注	阴陵泉、三阴交、行间
	脾虚湿困	脾俞、足三里
	肾阳不足	肾俞、太溪、命门
	肾阴亏虚	肾俞、肝俞

【灸法】

（1）温和灸 每穴灸 15～20 分钟，每日 1 次，10 次为 1 个疗程。

（2）雀啄灸 每穴灸 15～20 分钟，每日 1 次，10 次为 1 个疗程。

（3）药物灸 取芡实、桑螵蛸各 30g，白芷 20g 研末，醋调糊状，取适量敷脐部，以胶布固定神阙穴，1 日换 1 次，连灸 1 周。

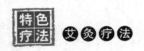

（四）临床荟萃

【医案精选】

卢某，女，41 岁。因白带增多 3 个月余，曾服中药治疗无效而于 1988 年 6 月 10 日诊。患者今年 3 月开始倦怠纳少，带下色白、量多，质稀如涕，绵绵不断，无臭味，月经周期正常，经期前后带量增多，面色萎黄，舌淡苔薄白，脉缓。证属脾虚失运，湿注下焦。法宜健脾升阳，除湿止带，佐以疏肝。治法：经取：带脉、任脉、足阳明、足太阳。穴用：主穴：带脉、神阙、足三里，配穴：肝俞、脾俞。

操作：行灸补法，用艾条温和灸之。以上除主穴每次必取外，配穴可轮换应用，日 1 次，每次每穴灸 25 分钟，10 次 1 个疗程，该患者经灸 6 次后，精神好转，食欲增加，白带亦日趋减少。共灸治两个疗程，其面色转润，白带痊愈。

按 该患者因脾气虚弱，运化失司而致湿邪内生，使脾气不升，带脉失约，湿流下焦，停滞胞宫，损伤冲任而带下成。穴取带脉，本穴为治带之要穴，是足少阳与带脉之交会穴，功可固摄经气，利湿止带，神阙属任脉，位于腹部正中，与命门遥对，一主阴，一属阳，灸之可调阴阳使水火济，健脾胃使气血调，足三里为胃经之合穴，与脾相表里，脾胃为后天之本，气血生化之像，功能健脾和胃，扶正培元，化湿止带，脾俞、肝俞均为背俞穴，前者可健脾化湿，后者能疏肝气，升脾阳使湿邪除。共用到达健脾升阳、除湿止带。灸欲达补和泻必须采取一定的灸术，如此案即是采取艾条温和灸，这种灸术要求时间长，使温热缓慢逐步深达输穴，而激发经络，感传于脏腑、病位，故能起温补扶正作用。[翟润民．天津中医杂志，1990，（4）]

【验方验法】

赵惜眉报道，耳穴贴压配艾灸治疗带下病 53 例，取主穴：子宫、内分泌、卵巢（双）、隐白（双）；配穴：白带味臭，色黄粘稠，脉沉可加肝、三焦；白带量多、色白清稀，肢冷神疲，腰酸腹痛可加脾、肾。方法先用耳穴探测仪在耳廓区域内测准穴位（敏感点）。局部常规消毒待干，将准备好的王不留行籽 1 粒，置于适当小方块胶布中央，对准穴位贴敷牢，再用食指按压所贴药粒，使其有压痛感，每穴按压 2~3 分钟。并嘱患者每日自行按压药籽 1~5 次。

将艾条的一端点燃，每天 1 次，每次治疗选用 3～25 穴，双侧或交替取穴，3 天换药籽 1 次，5 次 1 个疗程，休息 3～5 天，再进行下 1 个疗程。治疗结果，痊愈 21 例，显效 26 例，好转 6 例，疗程最长 4 个疗程，最短 1 个疗程。[赵惜眉．中国中医药科技，2001，8（1）]

【名家论坛】

邱茂良认为带下之病，多因下焦肾气虚损，或喜怒忧思，产育房劳，致伤及任脉而成，或因郁怒伤肝，肝乘脾土，土伤生湿，下注而渗入下焦所致。治疗应以平肝健脾除湿治其本，清化湿热止带治其标。取阴陵泉、带脉、白环俞、蠡沟、太冲等穴起效。若为脾虚肝郁型带下，取带脉穴其调节带脉，助其固摄诸脉之功，加阴陵泉，乃求其利湿之用。一般长年不愈之带下，多兼湿盛，湿邪重浊黏滞，使证情胶着，难以痊愈。带脉与阴陵泉合用，可化湿固带。若属脾虚带下，乃"完带汤"证，针灸亦当以补益收摄为法。取阴陵泉、白环俞健脾止带，配带脉、血海之固摄，而共奏健脾止带之效。

（五）注意事项

（1）灸疗法对带下病有较好的疗效，症状消除后还须巩固治疗。

（2）嘱患者精神上保持乐观，饮食上避免生冷、辛辣等刺激性食物，保持阴部卫生，节制房事，积极治疗阴道炎、盆腔炎等原发病证。

（3）要积极查治导致带下病的其他病证。

六、盆腔炎

盆腔炎是指女性内生殖器官包括子宫、输卵管、卵巢及其周围结缔组织、盆腔腹膜等部位所发生的炎症。炎症可在一处或多处同时发生，按部位不同分别有"子宫内膜炎"、"子宫肌炎"、"附件炎"等。

（一）病因病机

病因：本病多由于胞络空虚，湿热乘虚侵入，蓄积盆腔，客于胞中，与气血相搏，气血运行不畅，使冲任二脉受损而成。

病机：湿热下注，气血运行不畅，使冲任二脉受损。

病位：病变主要在肝、脾、肾三脏。

病性：以湿热下注、气滞血瘀为主。

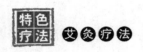

（二）辨证

		湿热下注	气滞血瘀
症状	主症	小腹胀痛，带下量多、色黄、质稠腥臭，头眩而重，身重困倦，胸闷腹胀	小腹胀痛而硬，按之更甚，带下量多、色白、质稀薄。腰骶酸痛，月经失调，色深黑有瘀血块
	兼症	口渴不欲饮，痰多，或有发热恶寒，腰酸胀痛，尿道灼痛，大便秘结，小便赤热	严重者面色青紫，皮肤干燥，大便燥结
	舌脉	舌质红、苔黄腻或白腻，脉濡数或弦滑	舌质黯红或有瘀斑，脉沉涩
治法	治则	清热利湿	行气活血 化瘀止痛
	取穴	足太阴脾经，足厥阴肝经，手少阴心经	足太阴脾经，足太阳膀胱经，足厥阴肝经

（三）治疗

【取穴】

主穴	配穴	
	分型	取穴
肾俞、腰阳关、气海、关元、归来	湿热下注	蠡沟、阴陵泉、三阴交
	气滞血瘀	太冲、膈俞、血海

【方法】

温和灸，每次选项 3~5 穴，每日 1 次，10 日为 1 个疗程，每疗程间休息 2 日。

（四）临床荟萃

【医案精选】

裴某，女，43 岁，2009 年 4 月来诊。患者下腹疼痛及腰骶酸痛反复发作 6 年余，加重 1 周。患者 6 年前行刮宫术后出现下腹疼痛，腰骶酸痛伴自带量多，色黄。经某医院诊断为慢性盆腔炎，多方治疗均无显一著效果，常因劳累和经期抵抗力降低而症状加重。妇科检查：子宫后倾位，大小正常，活动度差，压痛。双侧附件有片状增厚，压痛，左侧明显。B 超示：子宫附件未见异常，左侧输卵管增粗，少量盆腔积液，诊断为慢性盆腔炎。给予隔药饼灸次髎、关元；针刺曲池、支沟、中极、子宫穴、足三里、地机、三阴交、委中、承山、太冲治疗。治疗1个疗程后平日腹痛明显减轻，继续治疗3个疗程，症状消失，仅在经后、劳累或性交后出现轻微腹痛。6个疗程后诸证消失，妇科检查子宫附件均无压痛，盆腔积液消失，随访至今未复发。

按 中医学中并无慢性盆腔炎的病名记载，历代医家对本病论述散在于对"妇人腹痛"、"癥瘕"、"不孕"、"带下"等疾病的论述中。中医认为本病多因产后胞室空虚，而为不洁性生活，用纸不洁或房室所伤，外邪乘虚而入，日久邪气结聚胞室，留滞下焦，阻碍气血运行，形成湿、热、瘀留而不去、聚而不散、虚实夹杂而发为本病。其病机为本虚标实，治宜温经通络、活血化瘀、消癥止痛。关元为任脉补益保健要穴，又为足三阴经交汇之处，不仅可以提高免疫功能，调整内分泌，达到补益作用，还适用于免疫相关的妇科疾病的治疗。次髎穴位于腰骶部，与痛经部位很近，为局部取穴方法。又因腰骶部与督脉、足少阴经和肾脏关系密切，督脉与冲、任同出胞宫，"一源而三歧"，故取次髎有调理冲任、壮腰补肾、理气活血、调经止痛之功，可使冲任之脉通畅，气血旺盛，通行无滞，经血吸引下流，通则不痛。［杨婷．河南中医，2011，31（4）］

【验方验法】

徐凤荣报道，63例慢性盆腔炎患者，用隔药饼（将红花、丹参、血竭、败酱草、草河车、红藤、生薏苡仁、香附、木香、枳壳上述药物按同等比例研成细末，过筛，高压消毒后用黄酒调和，制成直径2cm、厚0.5cm圆饼，中间用针刺以数孔）灸，取关元、中极、归来、足三里、三阴交治疗。用75%酒精棉球消毒穴位后，分别将药饼置于关元、中极、归来、足三里和三阴交穴处，三阴交穴处药饼用胶布固定，再将纯艾绒制成的直径1.5cm、高1.5cm、重约1.5~20g圆锥形艾炷分别放于关元、中极、归来、足三里穴药饼上点燃施灸，每个穴位连续灸3~5壮；三阴交穴用艾条点燃后悬灸，灸距由远而近以患者感温热无灼痛为宜。边灸边询问患者有无灼痛和其他不适，严防烫伤及晕灸。每穴15~20分钟，每日1次，12次为1个疗程。疗程间歇3~5天，经期停用，治疗4个疗程后评定疗效。治疗4个疗程后，症状消失，妇科检查恢复正常为治愈，计62

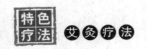

例；治疗后症状及妇科检查均未改善为无效，计1例。总有效率达98.4%。[徐凤荣. 中国针灸，2011，31（7）]

【名家论坛】

汪慧敏教授认为本病因经期产后胞室空虚，不洁性生活，用纸不洁或房室所伤，防范不慎，外邪乘虚而入，日久邪气结聚胞室，留滞下焦，阻碍气血运行，形成湿、热、瘀留而不去，聚而不散，虚实夹杂而发为本病。隔药饼灸是艾灸、中药、经络、腧穴相结合的综合疗法，利用艾炷燃烧的热力，加速血液循环，药物发散走窜，通过扩张的毛孔渗透入穴位，出现迅速而强大的药理效应，从而发挥药物和穴位治疗的双重作用，达到调整经络、脏腑气血的功能。

（五）注意事项

（1）灸疗法治疗慢性盆腔炎效果较好，但需要有持之以恒的精神，即使症状消除，也需要巩固一段时间。

（2）急性盆腔炎则需要积极采用中西医药物综合治疗。

（3）注意经期、产褥期及产后期的个人卫生，避免洗盆浴或池浴及不必要的妇科检查。禁止在经期、流产后性交、盆浴。

（4）患病后要解除思想顾虑，保持心情舒畅，增强治疗信心。注意营养，要劳逸结合，进行适当的体育锻炼，以增强体质和提高机体抗病能力。

七、妊娠呕吐

妊娠呕吐又称"孕吐"，是妊娠早期（6～12周）的常见病证，属于中医学"妊娠恶阻"范畴。以反复出现恶心、呕吐、厌食甚至闻食即呕、食入即吐、不能进食和饮水为特征。

（一）病因病机

病因：本病的病因目前还不十分清楚，一般认为与妊娠早期胎盘分泌的绒毛膜促性腺激素的刺激及孕妇的精神过度紧张、兴奋、神经系统功能不稳定有关。

病机：胃失和降，与肝、脾、冲、任之脉气升降失调有关。受孕之后，经血藏而不泄，阴血下聚冲任以养胎，冲、任二脉气血偏盛，脾胃之气相应不足。

病位：在胃。

病性：以脾虚胃弱为主。

（二）辨证

		脾胃虚弱	肝胃不和	痰饮阻滞
症状	主症	不欲饮食，食入即吐，呕吐痰涎或清水	腹胀恶食，食入即吐，呕吐酸水或苦水，精神紧张或抑郁不舒，嗳气叹息	脘腹胀满、恶食、闻食即吐（或持续性呕吐），呕吐痰涎或粘液
	兼症	头晕，神倦嗜卧	胁肋及乳房胀痛，烦渴口苦，头胀目眩	体盛身倦，不能进食、饮水（晨起尤甚）
	舌脉	舌淡、苔薄白，脉滑无力	苔薄黄，脉弦滑	舌胖大而淡、苔白腻，脉濡滑
治法	治则	健脾益气	舒肝和胃	健脾化痰
	取经	足太阴脾经、足阳明胃经	足太阴脾经、足阳明胃经、足厥阴肝经	足太阴脾经、足阳明胃经

（三）治疗

【取穴】

主穴	配穴	
	分型	取穴
胃俞、脾俞、内关、厥阴俞	脾胃虚弱	足三里、中脘
	肝胃不和	期门、太冲
	痰饮阻滞	三阴交、丰隆

【方法】

点燃艾条对准选定的穴位，距皮肤约 1 寸上下熏灼，直至所灸穴位的皮肤呈渐红色为止。每日 1 次。

（四）临床荟萃

【医案精选】

陈某，女，28 岁，已婚，小学教师。就诊日期：1997 年 3 月 20 日。于 2 年前曾因妊娠呕吐顽固而终止妊娠。此次停经 50 天后，即开始出现频繁呕吐，时而吐出黄色苦水，不能饮水和进食，食后则吐，中西医多次用药，仍无效，遂来我所就诊。检查为早孕。患者表情痛苦、精神紧张。治法：①艾叶加苍术制成艾条。②取穴：中脘、天突、内关、巨阙、神门、足三里，点燃艾条对准选定的穴位，距皮肤 1 寸上下熏灼，直到所灸穴位皮肤呈潮红色为止，每日 1 次。

经灸治 2 次后症状明显减轻，治疗 4 次后，仅有轻微恶心，治疗 7 次症状消失，足月娩出 1 个健康男婴。

按 妊娠呕吐，又称妊娠恶阻，多因妇女素体偏弱，脾胃虚寒。妊娠后，脏腑精气聚而养胎，而胎浊之气则上逆戕胃，胃气不得降，故食之即吐。而天突、巨阙、中脘均有治疗胃反呕逆之功效，又都是任脉之经穴，所谓任主胞胎。加之苍、艾暖胃暖宫之品，能祛寒降浊，和胃养胎，其功效神奇可想而知。而足三里为阳明经之合穴，主治胃痛呕逆，为人体之强壮穴。灸其穴，壮其阳，胃阳得复，其浊气自然下降，呕吐得止。内关、神门均有安神宁志之功，盖胎气上冲，胃气不降，势必造成心神逆乱，灸治内关、神门，能养心益志，使七情合顺，气和则血和，血和则胎气和。而苍术能健脾燥湿，和胃调中，艾叶能温胃暖宫，二者气味芳香，相须而行，借以上六个经穴，调和阴阳，和胃降逆，温养胎气，母子俱安。[杨宗善. 中国针灸，2000，(4)]

【验方验法】

范永军报道，用艾灸治疗妊娠呕吐患者 151 例，患者分为艾灸治疗组和中药对照组。艾灸治疗组：取三阴交、关元为主穴，足三里、太冲为配穴。令患者仰卧位，将艾条的一端点燃，对准三阴交，距离 2cm 左右，艾灸 5 至 10 分钟，以皮肤红晕为度。然后灸关元穴，方法同前，只是艾灸的时间可以略短，以局部感觉温热而无灼热为度。每日 1 次，脾胃虚弱型加灸足三里（双），肝胃不和者加灸太冲（双），方法同灸三阴交。对照组：中药水煎服，每日 1 剂，分型论治。治疗组和对照组的痊愈率分别为 96.7% 和 58.9%，有显著性差异。[范永军. 中国针灸，1995，(1)]

【名家论坛】

纪青山认为妊娠若素体胃虚、孕后血盛于下，冲脉之气上逆，胃气下降，反随逆气上冲而出现妊娠恶阻，可取大肠的募穴天枢，有调理胃肠之功能，使浊气下降之功效；中脘是腑之会，又是胃之幕穴，有健脾和胃降逆之功，内关为心包经的络穴，别走三焦经，又是八脉交会穴之一，通于阴维脉，具有宁心安神，疏肝降逆之功能，具有调和脾胃之效；足三里是胃经的合穴，"合治腑病"，使胃肠蠕动加快，加速胃内容物的排空，浊气下降，恢复正常的生理功能，诸穴相合，达到调中降逆，理脾和胃之效。

（五）注意事项

（1）本病在治疗期间，医生应给予安慰和帮助，解除其思想顾虑，保证有充分的休息和睡眠。

（2）患者要调畅情志，心情愉快，多阅读一些孕期保健方面的书籍，安全地度过孕期。

（3）饮食宜清淡，易消化吸收，少食油腻、辛辣刺激之物，宜多食新鲜蔬菜、瓜果之类。宜少量多餐。

八、胎位不正

胎位不正是指孕妇在妊娠 7 个月之后发现胎位异常。多见于腹壁松弛的孕妇或经产妇，是导致难产的主要因素之一。

（一）病因病机

病因：肾虚寒凝，脾虚湿滞，肝气郁结。

病机：孕妇气血虚弱，气虚则不足以托胎，血虚则胞脉干涩，使胎儿不能转动。

病位：脾，与肝、肾关系密切。

病性：虚证为主，兼有实证，本虚标实。

（二）辨证

		实证	虚证	
		肝气郁结	肾虚寒凝	脾虚湿滞
症状	主症	精神抑郁或烦躁易怒，胁肋胀痛，嗳气不舒，大便不调	形弱体瘦，面色㿠白，神疲倦怠，腰酸腹冷	形盛体胖，神疲嗜卧，四肢乏力
	舌脉	舌红、苔微黄，脉弦滑	舌淡、苔薄白，脉滑无力	舌胖大而淡、苔白腻，脉濡滑
治法	治则	疏肝解郁	益肾暖胞	健脾化湿
	取经	足太阳膀胱经，足少阴肾经，足厥阴肝经为主	足太阳膀胱经，足少阴肾经，任脉为主	足太阳膀胱经，足少阴肾经，足太阴脾经，足阳明胃经为主

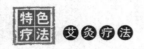
（三）治疗
【取穴】

主穴	配穴	
	分型	取穴
至阴	气血虚弱	足三里、肾俞
	气机郁滞	肝俞、行间

【方法】

（1）温和灸　灸双侧至阴15～20分钟，每日1次，10次为1个疗程，灸至胎位转正为止。操作时嘱咐孕妇平卧位，松解腰带。

（2）无瘢痕灸　艾炷如麦粒大，每穴3～5壮，每日1次，5次为1个疗程。

（四）临床荟萃
【医案精选】

张某，女，30岁，教师，自诉：妊娠8个月，B超诊为横位。曾行体外倒转术治疗两次及胸膝卧位多次均未见效。查：神志清，发育良好，舌苔薄白，心肺正常，腹部隆起，脉滑数，B超示：宫内孕32周，横位。诊为：胎位不正。随用纯艾条温和灸至阴穴1次，孕妇自觉已转成功，经B超确定已转为头位。随访至分娩无复变。

按　中医学认为：胎位不正的发生多由气血虚弱或气机郁滞所致。胎儿在母体内生长、发育及其运动，全受母体气血支配，母体气血虚弱或气机郁滞，均可导致胎位不正。本疗法选用纯艾条温和灸至阴穴矫正胎位，是用艾条在体表穴位部位上的温熨，借灸火的温和热力通过经络的传导，达到温通胞脉，扶正祛邪。又因至阴为膀胱经之井穴，井为地下出泉，井穴是经气所出的部位，如水之源头"所出为井"，是十二经的根穴。又膀胱与肾相表里，是州都之官，壬水之府。故灸其所出之井，可振奋阳气，促进气化功能，有利于津液的排出，所以能顺胎气。至阴穴又是膀胱经与肾经经气交接之处，灸之可调冲任，足三里是强壮保健之要穴，可补后天之本，肾俞能固本培元，所以能补气血调阴阳，气血得补阴阳和调则胎位自正。取肝经原穴太冲与肝之背俞穴肝俞相配，以疏肝理气，气顺则胎自顺。同时艾灸至阴穴能调整子宫、内分泌等脏腑功能，促进

肾上腺皮质的分泌，增强子宫活动。［陈英．光明中医，2010，5（25）］

【验方验法】

杨伟伟报道，胎位不正226例，按就诊时间随机分为治疗组（艾条温和灸）126例，对照组（膝胸卧位）100例。初产妇198例，经产妇28例，治疗组孕妇排尽小便，然后取仰卧位，并松解腰带。双下肢伸直，足放置中立位、暴露两侧至阴穴，医者双手各持一点燃艾条，在距至阴穴2～3cm左右进行温和灸，使局部有温热感而无灼痛，时间为15分钟。治疗结束1周后复查，如仍然为臀位则以同样方法继续治疗1次，治疗次数不超过2次。对照组孕妇排空膀胱，松解裤带，跪在床上，双手前伸，胸部贴床，臀部抬高，2次/天，每次5～10分钟，2周为1个疗程，每周胎检1次。2周内胎位转正为有效。如在矫正期间出现胎动不安，腹痛，阴道出血等情况应立即停止，到医院进行产检。通过艾条温和灸矫正胎位不正疗效明显优于对照组，2组有效率比较，$P < 0.01$，差异有统计学意义。［杨伟伟．浙江中医药大学学报，2008，32（3）］

【名家论坛】

杜晓山认为孕育期间，起居失宜，造成气血违和，累及胞宫所致，用艾灸至阴穴转胎，也可取双侧至阴、三阴交（针尖略向上）加强捻转手法，使针感向上放散。二穴协同以调节经气，流通气血，促使胞宫收缩功能增强，胎儿转动，从而顺利分娩。

（五）注意事项

（1）患妇不宜久坐久卧，要增加诸如散步，揉腹，转腰等轻柔的活动。

（2）胎位不正是常事，而且完全能校正。怀孕妇女不必焦虑愁闷。情绪不好不利转变胎位。

（3）忌寒凉性及胀气性食品，如西瓜、螺蛳、蛏子、山芋、豆类、奶类等。

（4）大便要畅通，最好每日大便。

九、滞产

滞产，又称"难产"，是指妊娠足月临严；时胎儿不能顺利娩出，总产程超过24小时。西医学称为"异常分娩"。

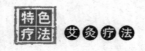

（一）病因病机

病因：产妇素体虚弱，产时用力不当，产妇精神过度紧张，或产前安逸少动。

病机：气血虚弱，或气机不展，气血运行不畅，久产不下。

病位：胞宫。

病性：虚证实证均有。

（二）辨证

		实证	虚证
		气滞血瘀	气血虚弱
症状	主症	腹部持续隆起而不松软	腹部隆起不明显或隆起时间短
	兼症	腰腹疼病剧烈、拒按，面色晦暗，烦躁不安，精神紧张、恐惧	腹部坠胀阵痛不甚，面色苍白，神疲倦怠，气短而喘
	舌脉	舌淡暗或有紫斑，脉沉实或弦紧	舌质淡嫩，脉沉细弱或脉大而虚
治法	治则	行滞催产	调理气血
	取穴	手阳明、足太阴经穴为主	手阳明、任脉、足太阳经穴为主

（三）治疗

【取穴】

主穴	配穴	
	分型	取穴
膻中、合谷、三阴交、至阴、独阴	气血虚弱	足三里
	气滞血瘀	太冲

【方法】

（1）雀啄灸　每穴灸 15～20 分钟，连续施灸，直至胎儿娩出。

（2）无瘢痕灸　取至阴穴，艾炷如麦粒大，连续施灸，直至胎儿产出。

（3）温针灸　每穴持续灸 15～20 分钟，还可更换艾条再灸，直至胎儿娩出。

（四）临床荟萃

【医案精选】

郭某，女，35 岁。1977 年 6 月 14 日诊。患者宿有风湿心脏病。现妊娠已 9 月，常感心悸气短，疲惫乏力，经服中药好转。于昨日凌晨 1 时开始宫缩，急入某镇医院后，腹坠腰拘，憋胀难忍，但宫缩却逐渐减弱至完全停止，经用催产素，产程进展不大。至今日 12 时，仍难以正常分娩，急邀余诊视。遂速取艾绒制艾炷如皂核大灸至阴穴，先左后右，各灸完 7 壮开始宫缩，胎位下降约三指，再继灸左至阴 7 壮，未及右脚即开始生产，胎儿顺利娩出，母子皆安。

按　《寿世保元》云："妇人难产及胞衣不下，急于产妇右脚小指尖口，灸三壮，炷如小麦大，立产。"现代实验研究表明，艾灸至阴穴可引起母体垂体－肾上腺皮质兴奋，间接引起子宫活动增强，胎动增加可见艾灸至阴穴催产有其科学依据。[柴浩然．四川中医，1989，(2)]

【验方验法】

牛向馨报道艾灸至阴穴治疗难产的疗效观察，68 例随机分为三组，其中艾灸组 22 例，静滴催产素组 23 例，期待疗法组 23 例。艾灸组，灸前排空膀胱，松解裤带，卧或坐位。艾灸双侧至阴穴 15 分钟，施温和灸法，隔 30 分钟产程无进展再灸 1 次。静滴催产素组，予 5% 的葡萄糖注射液 500ml 加催产素 2.5U 静脉滴注，自每分钟 4~8 滴开始，随时调节滴速至有效宫缩。期待疗法组，予充分营养和休息，嘱产妇向胎腹的方向侧卧，或予地西泮等药镇静。艾灸组和静滴催产素组两组间疗效差异经卡方检验，$\chi^2 = 0.04$，$P > 0.05$，提示两组间疗效无显著性差异。但两组有效率与期待疗法组经卡方检验，$\chi^2 = 4.98$，$P < 0.05$；$\chi^2 = 4.13$，$P < 0.05$，均有显著性差异。提示艾灸至阴穴和静滴催产素治疗持续性枕横（后）位难产疗效优于期待疗法。[牛向馨．上海针灸杂志，2006，25 (6)]

【名家论坛】

王凤仪认为子宫收缩无力引起的滞产，产程过长用力过早，损耗气力，致气机不利，血滞不行，而成滞产。可取肝脾肾三经之交会穴三阴交，以调三经之气而理胞宫，取多气多血之阳明经原穴合谷，以调气机而助产。针灸助产，效果甚佳。

（五）注意事项

（1）精神放松，不要有不必要的紧张情绪、顾虑及恐惧，注意保持心情愉快。

（2）休息好，多进食，增强体力，减少产时疲劳。

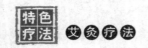

十、恶露不绝

产妇在分娩后 3 周内，阴道有残留于子宫内的余血、浊液溢出，是谓"产后恶露"，属正常现象。若产后 3 周以上仍有阴道出血、溢液者，称"恶露不绝"，又称"恶露不止"、"恶不尽"。相当于西医学的晚期产后出血、胎盘附着面复旧不全、部分胎盘残留、蜕膜残留、产褥感染等。其本质是冲任不固，气血运行失常，溢出体外。常由于气虚失摄、血热内扰、血瘀气滞等因素而引发。

（一）病因病机

病因：气虚失摄、血热内扰、瘀血停滞胞宫。

病机：冲任不固，血不归经。

病位：胞宫，与冲任、肝、脾、肾密切相关。

病性：虚证居多，夹杂实证。

（二）辨证

		实证		虚证
		血热内扰	气血瘀滞	气虚失摄
症状	主症	恶露淋漓不断		
	兼症	恶露量多，色红、质稠，有臭秽之气，面色潮红，身有微热，口燥咽干	恶露量少，淋漓不爽，色紫黯、有血块，小腹疼痛、拒按（按之有包块）	恶露量多或淋漓不断，色淡、质稀、无异味，小腹空坠，神倦懒言，气短自汗，面色㿠白
	舌脉	舌红、苔薄黄，脉细数	舌有瘀点或紫斑，脉弦涩或弦紧	舌淡、苔薄白，脉缓无力
治法	治则	清热凉血	散瘀止血	固摄冲任
	取经	任脉，足太阴经，足厥阴经，足少阴经穴为主	任脉，足太阴经，足太阳经穴为主	任脉，足太阴经，足阳明经穴为主

（三）治疗

【取穴】

第一腰椎至骶尾部脊柱中线及两侧膀胱经内侧循行线。

【方法】

（1）温和灸　每穴灸 10～15 分钟，每日 1 次，10 次为 1 个疗程。

（2）隔姜灸　艾炷如枣核大，每穴 3～5 壮，隔日 1 次，15 次为 1 个疗程，每疗程间隔 5 日。

（四）临床荟萃

【医案精选】

归某，女，26 岁，1987 年 4 月 18 日初诊。患者因哺乳期 8 个月又早孕，1 月 16 日在某医院人工流产失败。术后 8 天妇检子宫仍如妊娠五十多天大小，B 型超声波检查仍妊娠。1 月 26 日再次行刮宫术。后阴道流血不止，出血多时，每日需用一包多卫生纸，已持续83 天。血色淡红，无组织样物排出，经 B 型超声波检查，排除不全流产。自觉头晕目眩、神疲乏力、腰膝酸软。经某医院治疗，服用中西药，屡治无效。诊见形体消瘦，精神萎靡，面色㿠白无华，唇淡无泽，舌质淡，脉沉弱。诊断为人流术后恶露不绝（气虚型），治宜补气摄血。取穴：关元、三阴交、隐白。关元、三阴交两穴针补法并加灸 15 分钟，隐白温和灸 10 分钟。针灸后当日恶露即止。次日因作较重体力劳动，复有微量血液流出，再照上穴针灸后则止血。尔后隔日仍依法针灸 1 次，连续 10 次，以巩固疗效（针灸治疗期间及治疗后，除恶露停止的头 3 天曾配合服用胶艾四物汤调理外，未再服用过其他药物）。恶露停止 50 天后追访，未见复发。月经已潮，且头晕目眩及腰膝酸软之症也已消除。

按 本例哺乳期内，接连 2 次行刮宫术，精血大亏，伤及肾气。恶露不止乃肾气不足，不能行其封藏之权；冲任损伤，不能固摄血液所致。关元为足三阴、冲脉、任脉之会，有调补冲、任之气，加强固摄，制约气血之功。三阴交为足三阴经交会穴，补之有调补肝、脾、肾经气的作用，能增强肝藏血、脾统血、肾封藏的功能。隐白是脾经井穴，灸之使脾气充盛，而能统摄血液。三穴合用，故能收到较好的治疗效果，使淹滞日久之恶露不绝止于旦夕。（雷振萍.《针灸经络》）

【验方验法】

那秀芳报道艾慈灸热敷贴治疗产后恶露不绝 60 例，治疗组使用暖宫贴，每穴位 1 贴，每日选 2 个穴位贴敷（神阙穴、关元穴、三阴交穴）；对照组口服益母丸，1 次 1 丸，1 天 3 次，产后恶露不绝患者加服氨苄青霉素，1 次 0.5g，1 天 3 次。治疗组的有效率为 93.33%，对照组的有效率为 90.00%，两组比较，无显著性差异（$\chi^2 = 1.66$，$P > 0.05$）。[那秀芳. 中医中药，2009，6（36）]

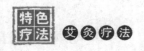

【名家论坛】

吴学峰认为，产后恶露不绝的病因病机，主要是冲任为病，气血运行失常所致。因冲为血海，任主胞胎，恶露为血所化，而血源于脏腑，注于冲任。若脏腑受病，冲任不固，则可导致恶露不绝。其病因有气虚、血热、血瘀等。产后恶露不绝的辨证论治，应从恶露的量、色、质、臭气等辨别寒热虚实。如色淡红、量多、质清稀、无臭气，多为气虚；色红或紫、质稠粘而臭秽，多为血热；色紫暗有块，多为血瘀。治疗应该遵循虚者补之，瘀者攻之，热者清之的原则分别施治。恶露的针灸治疗，可以取穴子宫穴、中极穴、血海穴、阴陵泉穴、三阴交穴、足三里穴等。

（五）注意事项

（1）产后一般多虚，故应注意补充高蛋白及富含铁质的饮食，以增强体质，恢复元气。

（2）注意休息，避免过度劳累或剧烈运动。保持外阴清洁，以防邪毒侵袭。

（3）产后大出血者，不宜用灸疗法，可采用中西医综合治疗。

（4）积极查治引发大出血的病证。

十一、产后乳少

产后乳少又称"产后缺乳"、"乳汁不足"、"乳汁不行"。以产后哺乳期初始就乳汁甚少或乳汁全无为主症。哺乳中期月经复潮后乳汁相应减少，属正常生理现象。产妇因不按时哺乳，或不适当休息而致乳汁不足，经纠正其不良习惯，乳汁自然充足者，亦不能作病态论。本病分虚、实两端，虚者因素来体虚，或产后营养缺乏，气血亏虚，乳汁化生不足而乳少；实者因肝郁气滞，气机不畅，乳络不通，乳汁不行而乳少或无乳。

（一）病因病机

病因：产后复伤气血，产后抑郁，素体肥胖或产后高粱厚味。

病机：乳汁化生乏源，乳脉不通。

病位：胃，与肝、脾相关。

病性：虚实夹杂。

（二）辨证

		实证	虚证
		肝郁气滞	气血亏虚
症状	主症	产后乳少	
	兼症	乳少而浓稠或乳汁不通，乳房胀满而痛，时有嗳气，善太息	乳汁清稀，乳房柔软无胀感，面色无华，头晕目眩，心悸怔忡，神疲食少
	舌脉	舌苔薄黄，脉弦细	舌淡、少苔，脉细弱
治法	治则	疏肝解郁、通络下乳	补益气血
	取经	足阳明经，足厥阴肝经穴为主	足阳明经，足太阴经，任脉为主

（三）治疗
【取穴】

主穴	配穴	
	分型	取穴
膻中、乳根、通里、少泽、肩井	肝郁气滞	列缺、太冲、肝俞、期门
	气血亏虚	足三里、三阴交、脾俞、肾俞

【方法】

（1）温和灸　每穴灸10~20分钟，每日1~2次，5次为1个疗程。

（2）隔姜灸　艾炷如枣核大，每穴3~5壮，隔日1次，5次为1个疗程。

（3）隔葱灸　取葱白适量，捣烂，敷于穴位，上置艾炷如枣核大，每穴3~5壮，每日1次，5次为1个疗程。

（4）温针灸　每穴灸3~5壮，每日1次，10次为1个疗程。

（四）临床荟萃
【医案精选】

王某，27岁，初产妇。于2002年5月19日顺产一女婴，产后乳汁甚少，曾用中药治疗数日，效果不明显。于产后第8天来我处就诊。症见而色少华，食少气短，乳房柔软，无胀感，挤压乳房有少量清晰乳汁流出，舌淡少苔，脉细而缓。证属气血亏虚，乳化无源。治宜补益气血，通乳通络。选穴：膻中、乳根、少泽、足三里。行补法，乳根加灸，每日1次，治疗4次后，乳汁明显增多，共施治 7 次，乳汁充足，能正常哺乳。随访 2 月，疗效巩固。

按 膻中系心包之募穴，为八会穴中气会之所，具有调理气机，活血通乳的作用，乳根为足阳明胃经局部腧穴，可行气催乳。少泽调心气而排乳，二者均为通乳之要穴。足三里、三阴交调理脾胃，脾胃为气血生化之源，后天之本，能培补气血，助乳汁化生。内关为心包经络穴，别走手少阳三焦经，肝郁气滞者以太冲、内关配之可理气和胃，宣通胸中之气。艾灸不仅能行气活血，体现泻的作用，还能温养脾胃，体现补的作用。以上诸穴相配，补、泻有序，使气机和畅，气血调达。诸恙安，乳汁自丰。［陈谋．针灸临床杂志，2006，11（22）］

【验方验法】

李种泰报道 97 例患者，将患者随机分为 2 组，针灸组 55 例，对照组 42 例。治疗方法针灸组：取穴：主穴：膻中穴、乳根、少泽；配穴：气血虚弱加心俞、脾俞、膈俞、足三里；肝郁气滞加肝俞、期门、太冲。操作方法：所选腧穴常规消毒后，选用 35mm×40mm 毫针。先令患者端坐，直刺各背俞穴深约 1 寸，采用平补平泻法，进针得气后，迅速出针，加用艾条熏灸 10 分钟，然后再嘱患者仰卧位，先针刺膻中穴，乳根穴沿皮下向乳房方向进针 1.5 寸使针感达到整个乳房，其他腧穴依次针刺，采用平补平泻法，留针 20 分钟。出针后加用艾条熏灸 10 分钟。每日 1 次，10 次为 1 个疗程。对照组中药催乳方：当归 12g，白芍、路路通各 10g，通草、桔梗各 9g，气血虚弱加党参 12g，黄芪 15g，麦门冬 9g，肝郁气滞加川芎 9g，生地黄 12g，柴胡、青皮各 10g，王不留行、漏芦各 7g、天花粉 9g，甘草 6g。以上处方加猪蹄汤，炖成浓汤 1 日 1 付早晚服用。10 天为 1 个疗程。经检验，针灸组与对照组的疗效比较 $p < 0.01$，差异有显著性表明针灸组的疗效优于对照组。［李种泰．陕西中医，2006，27（2）］

【名家论坛】

班秀文认为气血盈亏固然是乳汁生化的物质基础，但肝对乳汁的生化作用，尤为重要。肝体阴而用阳，是罢极之本，能化生气血。如七情过极，尤其是恼怒之事，火动于中，更容易损伤肝阴，导致肝阳上亢，形成气血逆乱，则肝的生发疏泄失常，引起乳汁不行。

产后缺乳的治疗，当本着虚则补，实则泻的原则。

（五）注意事项

在治疗期间要保持心情愉快，保证足够的营养，定时哺乳，建立良性的泌乳反射。

十二、子宫脱垂

子宫脱垂是指子宫从正常位置沿阴道下垂，子宫颈外口达坐骨棘水平以下，甚至子宫全部脱出于阴道口外。属于中医学"阴挺"的范畴。常由于产伤处理不当、产后过早参加体力劳动而腹压增加，或能导致肌肉、筋膜、韧带张力降低的各种因素而发病。

（一）病因病机

病因：产伤处理不当、产后劳损。

病机：冲任不固，提摄无力。

病位：子宫，与冲任、脾、肾相关。

病性：虚实兼有，虚实夹杂。

（二）辨证

		实证	虚证
		湿热下注	脾肾气虚
症状	主症	子宫下垂	
	兼症	子宫脱出日久，黏膜表面糜烂，黄水淋漓，外阴肿胀灼痛，小便黄赤，口干口苦	子宫下垂，小腹及会阴部有下坠感，过劳则加剧，平卧则减轻。伴四肢乏力、少气懒言、带下色白、量多质稀、腰酸腿软、头晕耳鸣、小便频数、色清
	舌脉	舌红、苔黄腻，脉滑数	舌淡、苔白滑，脉沉细弱
治法	治则	清利湿热、举陷固胞	补益脾肾、升阳固脱
	取经	督脉、任脉、足太阴脾经为主	督脉、任脉、足太阴脾经、足少阴肾经、足阳明胃经为主

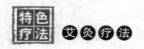

（三）治疗

【取穴】

主穴	配穴	
	分型	取穴
气海、关元、归来、神阙	湿热下注	中极、阴陵泉、蠡沟
	脾肾气虚	脾俞、肾俞、命门

【方法】

（1）温和灸　每穴灸 10 ~ 20 分钟，每日 1 次，10 次为 1 个疗程。

（2）隔姜灸　艾炷如枣核大，每穴 7 壮，每日 1 次，10 次为 1 个疗程，每疗程间隔 5 日。

（3）隔盐灸　在神阙穴填上适当的细盐，艾炷如黄豆大，灸5 ~ 7 壮，隔日 1 次，7 次为 1 个疗程。

（四）临床荟萃

【医案精选】

程某，女，49 岁，农民，生育 4 胎。子宫脱垂已 4 年余，1991 年 6 月 7 日来诊。诊见患者面色无华，气短神疲，腰膝酸软，阴户坠痛，舌质淡，苔薄白，脉细无力。妇科检查：整个子宫体脱出阴道外，大为拳头。诊断为，Ⅱ度子宫脱垂。治法：①取穴：中脘（仰卧，在前正中线上，脐上 4 寸处），左阳池（在腕背横纹中，当指伸肌膜的尺侧缘凹陷。②选用市售纯艾卷，将一端用火点燃，对准穴位，约距穴位皮肤 3cm 左右，固定不动，每穴约灸 20 ~ 30 分钟左右，每日 1 次，7 次为 1 个疗程。）经灸治 5 次后，症状减轻，子宫逐渐复位；10 次后，自觉症状消失，妇检：子宫完全复位。随访一年未见复发。

按　子宫脱垂属中医学"阴挺"。中医学认为本病的发生多由中气不足，脾气下陷，肾气不固，胞宫失系所致。中脘穴位于上中下三焦之中点，属于任脉，是任脉与手少阳三焦经、手太阳小肠经、足阳明胃经四脉的会穴，又是手之太阴之所始，足之厥阴之所终。艾灸中脘即可以补中益气，调理三焦气机，起到提举一身之气，升下陷清阳的作用；又可健固任脉，温肾固脱，另外，中脘为"腑会"，是治腑病之所在。阳池穴为三焦经的原穴，是三焦原气运行中所经过和留止的部位，要调理三焦之原气，此穴甚为重要。而特别采用左阳池，是因为人身左侧属阳的缘故，并非说右边的即不可使用。[方针．湖北中医杂志，1994，106（16）]

【验方验法】

王科报道14例确诊子宫脱垂的门诊病例，取穴：关元（在下腹部，前正中线上，当脐中下3寸）。方法：患者取半卧位，暴露施灸部位，用长艾条，距皮肤3cm，施温和灸法，以局部皮肤潮红为度，每次40分钟，每日1次。2个月为1个疗程，1个疗程后评价疗效。另外对照组采用凯格氏锻炼法：嘱患者在站立或静坐时做缩肛（提肛）动作。开始收缩3秒为1次，重复10次为一组。以后逐渐延长到每次收缩10秒钟，每天收缩300次。结果：治疗1个疗程后，痊愈为子宫恢复原位，症状全部消失，恢复劳动力，计2例；显效为子宫体下降已不明显，自觉症状消失，劳累后尚有坠胀感，计8例；有效为子宫体较前上升，计8例；有效为子宫体较前上升，由Ⅲ度转为Ⅱ度或由Ⅱ度转为Ⅰ度，症状有所减轻，计4例。总有效率100.0%。[王科．中国针灸，2005，25（11）]

【名家论坛】

马少群认为，导致子宫脱垂的常见病因有：分娩损伤，产后过早劳动，长期营养不良，慢性腹压增高（如长期咳嗽，习惯性便秘，长期坐位或蹲位劳动），先天性子宫及子宫韧带或盆底组织发育不良，或脊椎隐裂。第1日，关元（单穴）灸30分钟、曲骨（单穴）灸30分钟、三阴交（双穴）各灸25分钟。第2日，阴交（单穴）灸30分、中极（单穴）灸30分钟、曲泉（双穴）各灸25分钟。第3日，太溪（双穴）各灸25分钟、照海（双穴）各灸25分钟。以上穴循环灸，每日灸脐30分钟。

（五）注意事项

（1）本病治疗周期较长，需要持之以恒的决心。

（2）产后需多卧床，防止子宫后倾；分娩后1个月内应避免增加腹压的劳动。平时保持大便通畅。哺乳时间不宜过长。坚持做骨盆肌肉锻炼，其锻炼方法是取坐位，做忍大便的动作，继而缓慢放松，如此一紧一松连续地做，每天2~3次，每次3~10分钟。

（3）避免超重劳动和长期蹲、站位劳动，节制房事，加强卫生保健。

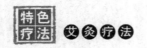

十三、不孕症

不孕症系指育龄妇女在与配偶同居 2 年以上、配偶生殖功能正常、未采取避孕措施的情况下而不受孕；或曾有孕育史，又连续 2 年以上未再受孕者：前者称"原发性不孕症"，后者称"继发性不孕症"。中医学称为"绝嗣"、"绝嗣不生"。《备急千金要方》称前者为"全不产"，称后者为"断续"。

（一）病因病机

病因：肾精亏虚，天癸、冲任、胞宫的功能失调，脏腑气血不和。

病机：肾虚、血虚、肝郁、痰湿、湿热、血瘀。

病位：以肾为重，与肝、脾相关。

病性：虚实夹杂，本虚标实。

（二）辨证

		实证		虚证	
		气滞血瘀	痰湿阻滞	肾虚胞寒	冲任血虚
症状	主症	月经推后，量少		月经不调，量少	
	兼症	月经先后不定期，量少、色紫有血块，经前乳房或胸胁胀痛，腰膝疼痛拒按	月经量少、色淡，白带量多、质稠，形体肥胖，面色㿠白，口腻纳呆，大便不爽或稀溏	月经色淡，腰酸腹冷，带下清稀，性欲淡漠	月经推后，色淡或经闭，面黄体弱，疲倦乏力，头昏心悸
	舌脉	舌紫黯或有瘀斑，脉弦涩	舌胖色淡、舌边有齿痕、苔白腻，脉滑	舌淡、苔薄白，脉沉细而弱	舌淡、少苔，脉沉细
治法	治则	行气活血	化痰导滞	益肾暖宫	调和冲任
	取经	足太阴经、足厥阴经、足太阳经为主	足太阴经、足阳明经穴为主	足太阴经、足少阴经为主	足太阴经、任脉、足少阴经为主

（三）治疗
【取穴】

主穴	配穴	
	分型	取穴
神阙、关元、委阳、子户、胞门	气滞血瘀	太冲、膈俞
	痰湿阻滞	丰隆、阴陵泉
	肾虚胞寒	命门、肾俞
	冲任血虚	气海、血海

【方法】

（1）温和灸　每穴灸 15～20 分钟，每日 1 次，7 次为 1 个疗程。

（2）隔姜灸　艾炷如枣核大，每穴 5～7 壮，隔日 1 次，15 次为 1 个疗程，每疗程间隔 5 日。

（3）隔附子饼灸　附子适量研末，用黄酒调匀，制成如 5 分硬币大的药饼，分部而贴敷主穴和命门、次髎，其上放艾炷如枣核大，每次灸 5～7 壮，每日 1 次。

（4）隔盐灸　用食盐填满脐窝，上置艾炷如枣核大，灸 3～5 壮，隔日 1 次，10 次为 1 个疗程。

（四）临床荟萃
【医案精选】

袁某，女，36 岁，工人。1991 年 5 月 10 日就诊。病史：结婚 8 年未孕。患者形体瘦小，月经数月一行或不行，常用黄体酮等激素催经，月经量少，色淡，有少许血块，少腹冷痛，腰酸膝软。性欲淡漠，基础体温呈单相，舌淡体瘦，脉细小。妇科检查：子宫发育不良呈三棱形。右卵巢囊肿，两侧输卵管通而不畅。诊为原发性不孕，经中西医多方治疗未孕，证属先天不足，肾气亏损，冲任空虚。治法：分期治疗：①经后期（增殖期）取穴：关元、气海、肝俞、肾俞、三阴交。药饼灸药料用肉桂、细辛、延胡索、白芥子，按10：6：8：6 的比例研末。一般在月经干净后第 2 天开始治疗，腹、腰分 2 天施治 1 次。②经间期（排卵期）取穴：关元、子宫、肾俞、腰阳关、关元俞、三阴交。在本期开始前一天施治，方法同上。经第一个月经周期治疗后，月经按月来汛，基础体温仍单相。第 2 月经周期治疗后，基础体温现双相，月经逾期未转。尿妊娠试验"阳性"。妇科检查诊断为怀孕。后足月顺产一女婴，随访女孩发育健康。

按 施氏认为女子以血为用，冲任为血海，任主胞胎，冲任之本在于肾，肾气不足，冲任空虚，故难受孕，正如《圣济总录》曰："妇人所以无子，由于冲任不足，肾气虚寒故也"。所以在治疗上将补肾暖宫贯穿整个过程，促使肾精充盛冲任相资而受孕。关元为任脉与足三阴经之交会穴，气海为生气之海，有益肾填精，通调冲任之功，主"女子绝嗣无子"，"多灸令人生子"，肾俞为肾脉经气转输之处，与腰阳关、关元俞相合，增强补肾扶阳之力；子宫为奇穴，"妇人无子，灸三七壮"，为治不孕症之经验要穴，能促使输卵管通畅；足三里为足阳明经之合穴；三阴交为足三阴经之交会穴，以补脾益肾，助生化气血之源。肉桂、细辛、延胡索、白芥子研末敷贴，借助温阳走窜之性，通过俞穴、经络的特殊作用，药穴合用，加之艾灸温热的刺激，加速其药性的渗透，共奏滋益肾精，暖宫调经，促排卵受孕的功用。（王寿椿．中国针灸，1994 年）

【验方验法】

孙树枝报道，艾灸结合中药治疗排卵障碍性不孕临床观察，随机分为治疗组（艾灸结合中药治疗组）和对照组（单纯中药治疗组）各 40 例，治疗组应用艾灸疗法结合中药治疗排卵障碍性不孕；对照组中药治疗。治疗组艾灸疗法点燃艾条，对准神阙、关元、中脘、子宫、肾俞、足三里、复溜等施灸穴位进行熏灸，患者感到舒适无灼痛感，以皮肤潮红为度；一般每个穴位施灸 5～10 分钟为宜。连续施灸 1～6 个月观察疗效。治疗组中药疗法采取自拟菟丝子固根汤加减治疗，组成：菟丝子 60g、益智仁 15g、当归 30g、茯苓 30g、山茱萸肉 30g、陈皮 10g。①肾阳虚不孕治宜温肾补气养血，调补冲任，加仙茅 10g、淫羊霍 10g、人参 20g、鹿角霜 15g、川椒 8g、丹参 30g、香附 12g。②肾阴虚不孕治宜滋阴养血，调冲益精，加女贞子 18g、旱莲草 15g、熟地 20g、白芍 20g、枸杞 15g、桑椹 10g。③肝郁不孕治宜疏肝解郁，养血理脾，加丹皮 15g、香附 12g、天花粉 30g。④痰湿不孕治宜燥湿化痰，理气调经，加半夏 15g、苍术 15g、香附 15g。⑤血瘀不孕治宜活血化瘀，调经补肾，加小茴香 10g、干姜 8g、元胡 15g、没药 8g、蒲黄 12g、川芎 20g、肉桂 3g。以上方药，日一剂，每剂 2 煎合汁，早晚分服。治疗 1～6 个月观察疗效。中药治疗对照组采用中药辨证分型治疗。肾阳虚不孕者用《景岳全书》之毓麟珠加减治疗；肾阴虚不孕证用《傅青主女科》之养精种玉汤加减治疗；肝郁不孕者用《傅青主女科》之开郁种玉汤加减治疗；痰湿不孕者用启宫丸加石菖蒲治疗；血瘀不孕者用少腹逐瘀汤加减治疗之。经治 1～6 个月，1 年后随访。治疗组孕而生育者 9 例，孕而未产者 19 例，孕而流产者 6 例，达到生育标准（即指临床治疗后，患者出现卵泡正常成熟并排放，黄体期即高温期达到 12 天以上）但未孕者 4 例，治疗前后无变化 2 例。总有效率为 95%。对照组孕而生育者 2 例，孕而未产者 10 例，孕而流产者 5 例，达到生育标准但未孕者 2 例，治疗前后无变化 21 例。总有效率为 47.5%。2 组基本治愈率、显效率及总有效率比较，差异均具有统计学意义（均 $P <$ 0.05），具有可比性。治疗组疗效明显优于对照组。（孙树枝. 《第十次全国中医妇科学术大会论文集》）

【名家论坛】

张奇文认为，冲为血海、任主胞胎，而肾为水火之宅。为先天精气之本，主生殖繁衍，故无论虚实诸因凡致肾精亏损，冲任失调，都可以造成不能摄精成孕。若为肾虚精亏，胞宫虚寒 治以填精温肾，调养冲任。可取气户、子宫、关元、命门，阴交穴用温针灸治疗，先俯卧，用 1.5 寸毫针针命门穴施呼吸补法，再切寸半艾条烧针柄，令热传，术毕起针后再令患者成仰卧位，气户、子宫以 2～3 寸毫针，行呼吸补法，令针感达到会阴部，关元以 1.5～2 寸毫针，采用呼吸补法，再以寸半艾条烧针柄，燃尽可再重复使用。每日 1 次，以月经带经周期间隔时日起施用，大约每月可治疗 15 次左右，不效，下月带经期后开始至排卵期末结束。

（五）注意事项

（1）灸疗法治疗不孕，患者要有持之以恒的精神，要有耐心。

（2）调畅情志，舒缓精神、心理的压力，注意合理的膳食。

十四、更年期综合征

更年期综合征属内分泌—神经功能失调导致的功能性疾病。以绝经或月经紊乱、情绪不稳定、潮热汗出、失眠、心悸、头晕等为特征。属于中医学"绝经前后诸证"的范畴。

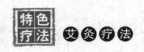

（一）病因病机

病因：肾精亏虚，冲、任二脉亏少，天癸将竭，精气、精血不足。

病机：肾虚（肾阴虚、肾阳虚），肝肾阴虚，脾肾阳虚，心肾不交。

病位：肾，与肝、脾、心相关。

病性：虚证多见，且以肾阴虚居多，也有实证，是本虚标实。

（二）辨证

		心肾不交	肝肾阴虚	脾肾阳虚
症状	主症	心悸征忡	头晕目眩	头昏脑胀
	兼症	失眠多梦，潮热汗出，五心烦热，情绪不稳，易喜易忧，腰膝酸软，头晕耳鸣	心烦易怒，潮热汗出，五心烦热，胸闷胁胀，腰膝酸软，口干舌燥，尿少便秘	忧郁善忘，脘腹满闷，暖气吞酸，呕恶食少，神疲倦怠，腰酸肢冷，肢体浮肿，大便稀溏
	舌脉	舌红、少苔，脉沉细而数	舌红、少苔，脉沉弦细	舌胖大、苔白滑，脉沉细弱
治法	治则	益肾宁心	疏肝健脾、畅达情志	调和冲任
	取经	督脉、足太阳经、足太阴经、足少阴经，手少阴经、手厥阴经为主	督脉、足太阳经、足太阴经、足少阴经，手厥阴经、足少阳经为主	督脉、足太阳经、足太阴经、足少阴经、足阳明经、任脉为主

（三）治疗

【取穴】

主穴	配穴	
	分型	取穴
大椎、三阴交、肾俞、膈俞	心肾不交	心俞、内关
	肝肾阴虚	肝俞、期门
	脾肾阳虚	脾俞、气海、命门

【方法】

（1）温和灸　每穴灸 10～20 分钟，每日 1 次，10 次为 1 个疗程。

（2）隔姜灸　艾炷如枣核大，每穴 3～5 壮，隔日 1 次，15 次为 1 个疗程，每疗程间隔 5 日。

（四）临床荟萃
【医案精选】

马某，女，50岁，停经年余，面色苍白，头晕泛恶，心烦懊恼，纳呆乏力，畏寒肢冷，苔厚白腻，脉细弱，采用命门直接脓灸，五日后复诊，灸口处虽未化脓，然精神已爽，畏寒乏力，头晕泛恶之状已明显减轻，苔已转薄白腻。

按 该患者证属脾肾阳虚，胞宫虚寒之更年期综合征。化脓灸命门穴，可以补肾助阳，健脾行气，暖宫散寒，以此肾气渐足，脾健得运，宫暖寒去，冲任复盈，则症状皆好转。[米琪．针灸临床杂志，1995，9（11）]

【验方验法】

关洁明报道200例均为症状较典型的中、重度女性更年期综合症患者，符合《中西医结合诊断治疗学》更年期综合症诊断标准。采用随机研究法将200例女性更年期综合症患者分为两组。用患者的住院号除以2余数为0的分入灸脐组，余数为1的分入西药组。灸脐组及西药组各100例。灸脐组：选神阙穴。将生地、肉苁蓉、菟丝子、吴茱萸各等分共碾为末，加入等量食盐备用。将药盐填脐。填平后再填成厚0.5cm左右，长宽约3cm×3cm的范围，以高1.0cm、直径0.8cm、重0.1g的艾炷点燃置于药盐上。灸3~5壮至局部皮肤出现潮红为度。每日1次，3个月为1个疗程。西药组：口服利维爱，每日1次。每次2.5mg及钙剂、谷维素片，每日3次，3个月为1个疗程。检验方法：检测两组治疗前后雌二醇（E_2）水平，标本取患者外周空腹静脉血，取血时间为初诊后次日与1个疗程结束后3日内的上午8：00~10：30，血标本离心取血清于零下30℃冰箱保存待测。经分析，灸脐组疗效明显高于西药组，说明灸脐组疗效显著。[关洁明．现代医院，2009，9（4）]

【名家论坛】

李影认为绝经期妇女由于肾气渐衰。任脉虚，太冲脉衰少，天癸竭等这些生理变化而出现一系列临床表现。虽以肾虚肝旺，脾肾阳虚或肾阴阳两虚为多见，也有以肝胆气郁、胃气不和为主要表现的。予理气舒肝，和胃化痰。取肝之原穴太冲配其俞穴肝俞，气之会穴膻中穴，舒肝理气解郁，取肾之原穴太溪，合其俞穴肾俞，益肾气、调经气；辅以丰隆、足三里以和胃化痰。

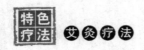

（五）注意事项

（1）灸法对本病效果良好，但治疗时应对患者加以精神安慰，畅达其情志，使患者乐观、开朗，避免忧郁、焦虑、急躁情绪。

（2）劳逸结合，保证充足的睡眠，注意锻炼身体，多进行室外活动如散步、打太极拳、观花鸟鱼虫等。

（3）以食疗辅助能提高疗效。如伴有高血压、阴虚火旺者，宜多吃芹菜、海带、银耳等。

第四节　皮科、外科疾病

一、带状疱疹

带状疱疹是由水痘—带状疱疹病毒引起的一种以簇集状丘疱疹、局部刺痛为特征的急性疱疹性皮肤病。疱疹多沿某一周围神经分布，排列成带状，出现于身体的某一侧，好发于肋间神经、颈神经、三叉神经及腰神经分布区域。若不经治疗，一般2周左右疱疹可结痂自愈。有些患者在皮疹完全消退后仍遗留神经痛。中医学称本病为"蛇丹"、"蛇串疮"、"蜘蛛疮"、"缠腰火丹"。

（一）病因病机

病因：感受风火或湿毒之邪，且与情志、饮食、起居失调等因素有关。

病机：经络瘀阻，气血凝滞于肌肤之表。

病位：皮肤肌表，与肝，胆，脾有关。

病性：实证为主。

（二）辨证

		肝经郁热	脾经湿热	瘀血阻络
症状	主症	皮损鲜红，疱壁紧张，灼热刺痛	皮损色淡，疱壁松弛	皮疹消退后局部仍疼痛不止
	兼症	口苦咽干，烦躁易怒，大便干，小便黄	口渴不欲饮，胸脘痞满，纳差，大便时溏	心烦不寐

续表

		肝经郁热	脾经湿热	瘀血阻络
症状	舌脉	苔黄，脉弦滑数	舌红、苔黄腻，脉濡数	舌紫暗、苔薄白，脉弦细
治疗	治则	泻火解毒，通络止痛	清热利湿，健运脾胃	活血通络，化瘀止痛
	取经	足厥阴肝经，足少阳胆经，夹脊穴为主	足太阴脾经，夹脊穴为主	夹脊穴，局部取穴为主

（三）治疗

【取穴】

主穴	配穴	
	分型	取穴
阿是穴（皮损区）	肝经郁热	太冲、侠溪、阳陵泉
	脾经湿热	大都、三阴交、血海
	瘀血阻络	根据皮疹部位不同加相应的穴位，颜面部加阳白、太阳、颧髎；胸胁部加期门、大包；腰腹部加章门、带脉

【方法】

（1）艾炷灸　在阿是穴二处（一处为先发之疱疹，一处为疱疹密集处）和其余穴位各置一麦粒大艾炷，点燃后，觉灸痛即吹去未燃尽之艾炷。每天1次，1壮即可，3次为1个疗程，如不愈，隔5天再灸1次。

（2）温和灸　回旋灸，以患者感觉灼烫但能耐受为度，灸治时间据皮损面积大小酌情掌握，一般约30分钟。每日1次即可，3天为1个疗程，如不愈，隔5天再灸。

（3）灯火灸　即取10～15cm长的灯心草或纸绳，蘸麻油或其他植物油，浸渍长约3～4cm，点燃起火后用快速动作对准穴位，猛一接触听到"叭"地一声迅速离开，如无爆焠之声可重复1次。每2天1次，6天1个疗程。

（4）棉花灸　取医用脱脂棉，越薄越好，将薄棉片覆盖在疱疹上，令患者闭目，用火柴点燃棉片一端灸之，此时棉片一过性燃完。多数患者翌日疱疹颜色变暗，缩小消失，疼痛减轻，不再

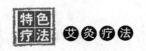

灸烧而愈。

（四）临床荟萃

【医案精选】

张某，男，52岁，于2010年3月6日就诊，主诉左上臂发现簇集性水泡伴疼痛1天。现感左上臂灼痛难忍。血细胞检查无异常。诊断：带状疱疹。治法：根据疱疹部位，患者取相应舒适体位，暴露皮损部位。常规消毒后，用艾条点燃后，在疱疹簇集处及其周围作广泛性回旋灸，以患者感觉灼烫但能耐受为度，灸治时间据皮损面积大小酌情掌握，一般约30分钟。每日1次，7次为1个疗程。治疗期间，注意保持皮损周围的清洁干燥。治疗5次后，疱疹大部分结痂，疼痛明显减轻；治疗9次后，疱疹全部结痂，部分脱落，疼痛消失。随访半年未见后遗神经痛。

按 带状疱疹，中医称"缠腰火丹"、"蛇串疮"，中医学认为本病多因正气不足，情志内伤，肝经气郁生火以致肝胆火盛；或因脾湿郁久，湿热内蕴，外感毒邪而发病。现代研究表明艾灸在治疗相关免疫疾病过程中，具有抗感染，抗自身免疫、抗过敏反应等作用，这主要是通过调节体内失衡的免疫功能实现的。故其有较好提高免疫力，破坏细菌和病毒所处的环境和抑制细菌、病毒活动的作用。通过艾灸治疗带状疱疹方法简便，直达病所，故病可愈。［李瑾.长春中医药大学学报，2011，3（27）］

【验方验法】

王盟报道，观察295例带状疱疹患者，治疗组189例中，对照组106例。治疗组取疱疹患处"阿是穴"，将疱疹用厚约0.2mm的纱布一层覆盖，左手固定布面，右手持点燃的艾条，使火头接触布面，绕疱疹周围向中心顺时针用泻法灸治，令燃后的艾灰敷于疱疹面上，以局部皮肤灼热，舒适为度，每次40分钟，每日1~2次。辩证循经取穴，发于头面者，取合谷、风池、大椎；胸胁背部者取期门、日月、委中、足三里；发于腰臀股部下肢者，选用足三里、阳陵泉、涌泉穴等，以上治疗均连用3至7天后进行统计学处理。对照组选用抗病毒之阿昔洛韦静脉点滴日2次。龙胆泻肝丸6g日3次，连用3至7天后进行统计学处理。经观察，治疗组止疼时间快，96.8%的患者在3天内疼痛消失，皮疹消失时间早，93.07%患者于5天内皮疹消退，且愈后不遗留神经疼痛，与对照组相比有显著差

异。（$P < 0.01$）。［王盟．针灸临床杂志，1999，15（12）］

【名家论坛】

罗诗荣认为带状疱疹多由体虚劳累时，感染湿毒或风火之邪，以致局部经络、肌肤之营卫壅滞发为疱疹。其病在皮毛，根在于肺，肝功能失调。肺主气属卫，肝藏血属营，目前临床治疗该病多以针刺泻法为主。

（五）注意事项

（1）本病在治疗期间要注意休息，调畅情志，避免精神刺激，必要时可采取中西医药物治疗。

（2）饮食宜清淡，忌食鸡、鸭、鱼、虾、蟹等腥发之物及葱、蒜、辣椒、烟、酒等辛热之品。

二、湿疹

湿疹又称"湿疮"，是一种呈多形性皮疹倾向、湿润、剧烈瘙痒、易于复发和慢性化的过敏性炎症性皮肤病。属于中医学"癣疮"范畴。因其症状及病变部位的不同，名称各异。如浸淫遍体、渗液极多者名"浸淫疮"；身起红粟、瘙痒出血的称"血风疮"；发于面部者称"面游风"；发于耳部为"旋耳风"；发于乳头者称"乳头风"；发于脐部者称"脐疮"；发于肘、膝窝处者称"四弯风"；发于手掌者称"鹅掌风"；发于小腿者称"湿毒疮"；发于肛门者称"肛圈癣"；发于阴囊者称"绣球风"或"肾囊风"。

（一）病因病机

病因：素体禀赋不足，加上外界因素如寒冷、湿热、油漆、毛织品等刺激而导致发病。

病机：湿邪内盛，风湿热邪客于肌肤。

病位：皮肤肌表，与脾有关。

病性：实证为主，日久可见虚实夹杂或虚证。

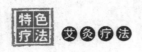

（二）辨证

症状		湿热浸淫	脾虚湿蕴	血虚风燥
症状	主症	发病急，湿疹可泛发全身各部，初起皮损潮红灼热、肿胀，继而粟疹成片或水疱密集，渗液流津，瘙痒不休	发病较缓，皮损潮红，瘙痒，抓后糜烂，可见鳞屑	病情反复发作，病程较长，皮损色黯或色素沉着，粗糙肥厚，呈苔藓样变，剧痒，皮损表面有抓痕、血痂和脱屑
	兼症	身热、心烦、口渴、大便干、小便短赤	纳少神疲、腹胀便溏	头昏乏力、腰酸肢软、口干不欲饮
	舌脉	舌红、苔黄腻，脉滑数	舌淡白胖嫩、边有齿痕、苔白腻，脉濡缓	舌淡、苔白，脉弦细
治疗	治则	清热化湿	健脾利湿	养血润燥
	取经	足太阴脾经，皮损局部取穴为主	足太阴脾经、足阳明胃经，皮损局部取穴为主	皮损局部取穴为主

（三）治疗

【取穴】

主穴	配穴	
	分型	取穴
阿是穴（皮损区）、大椎、曲池、血海、三阴交、神阙	湿热浸淫	脾俞、水道、肺俞
	脾虚湿蕴	太白、脾俞、胃俞
	血虚风燥	膈俞、肝俞

【方法】

（1）艾炷直接灸　用麦粒大的艾炷施灸，当患者感到有灼痛时，可用镊子柄将艾炷熄灭，然后继续易位再灸，一般应灸至局部皮肤红晕而不起泡为度，每穴每次灸 3~5 壮，每日 1 次，7 次 1 个疗程。

（2）隔蒜灸　用新鲜的大蒜（大瓣者为宜）切成片，约 0.3~0.4cm，中间用针穿刺数孔。施灸时将其置于穴位上，再将艾绒作成小指腹大的艾炷，安放于蒜片上施灸，当患者感到灼痛时，可略略来回移动蒜片，或更换艾炷再灸。每次灸 7~9 壮，每日 1~2 次，7 次为 1 个疗程。

（3）雀啄灸　常规雀啄灸，每穴每次灸 10~20 分钟，每日 1

次，7 次 1 个疗程。

（四）临床荟萃

【医案精选】

罗某，男，48 岁，台湾商人，于 2008 年 3 月 26 日就诊。主诉：双小腿皮肤疹痒难忍 1 年，加重 2 个月。病史：1 年前小腿前外侧出现瘙痒，口服抗过敏药物，外涂药膏（皮质类固醇激素类药物）症状减轻，但终未痊愈，时轻时重反复发作 1 年。2 周前来到河南，皮痒加重，彻夜不眠，因为瘙痒较甚，不自觉搔破皮肤，皮肤病变处肥厚粗糙，触之较硬，肤色成紫褐色，皮纹呈苔癣样变，皮损表面有鳞屑伴有抓痕血痂。现口干不欲饮，纳差，腹胀，舌淡、苔薄白，脉弦细。诊断：湿疹（血虚风燥型）。治法：病变部位用 0.2% 的安尔碘消毒后，使用无菌梅花针在病变局部连续叩刺，以病变部位皮肤潮红或微出血为度。叩刺后选用大蒜适量，将其捣如泥状，敷于叩刺部位，蒜泥厚度约 2cm，随后点燃艾条，在蒜泥上部施灸 10 分钟，灸后将蒜泥去掉。温和灸时间不宜过长以免局部起泡，若治疗后局部发热疼痛均为正常反应。每 3 天治疗 1 次，5 次为 1 个疗程，2 个疗程后观察疗效。治疗方法治疗 5 次，痊愈。半年后通过其大陆亲属打电话随访得知湿疹未复发。

按　梅花针叩刺病变部位可疏通脏腑之气，激发调节经络功能，增强皮肤对内外之邪的抵抗能力。大蒜性辛、温，归脾、胃及肺经，具有消肿、解毒、杀虫等功效。梅花针叩刺加隔蒜灸治疗慢性湿疹，具有疗程短、痛苦小、治愈率高、简单易行的优势，适于推广应用。[张海杰. 梅花针加隔蒜灸治疗慢性湿疹 96 例. 中国针灸，2009，29（9）]

【验方验法】

毕明燕报道，32 例湿疹患者中男 11 例，女 21 例，患者取舒适体位，充分暴露患部。主穴为患处阿是穴，配穴取曲池、血海、合谷。每日 2 次，每次 15 分钟。点燃艾条，施灸时以温热感为度，采用回旋灸法，切忌灸起水泡。灸治期间，饮食宜清淡，忌食辛辣刺激的食物，忌用热水烫洗。除 1 例因泛发全身无效外，有效者 6 例，余均痊愈，5 例施灸 2 次即愈，总有效率 96.9%，3 例遗有色素沉着，1 月余即消。[毕明燕. 上海针灸杂志，2005，24，（2）]

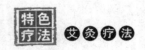

【名家论坛】

徐宜厚教授认为湿疹病位在心、脾、肺。病程短者，以湿热流窜肌肤为主因，治以清心、导赤、利湿；病程长者，以湿热化燥伤阴为主因，治以养血、疏风、化湿。他总结出治疗湿疹的十法：清热利湿法、清脾泻火法、清心导赤法、散风祛湿法、滋阴除湿法、温阳抑湿法、清肝化湿法、散寒燥湿法、化瘀渗湿法、滋肾柔肝法等。

（五）注意事项

（1）日常饮食宜清淡，忌食鱼腥、虾、海鲜、蛋类及牛羊肉、辛辣、酒类等刺激性食物。

（2）皮损的部位不可暴晒，平素要避免刺激局部，如搔抓、肥皂热水洗或用力搓擦。也不宜用热水烫洗，远离或避免致敏原等。

（3）调节饮食，均衡营养，调畅情志，避免精神刺激。

三、荨麻疹

荨麻疹又称"风疹块"、"风团疙瘩"。是一种由于皮肤黏膜小血管扩张及渗透性增强而引起的局限性、一过性水肿反应。以皮肤突起风团、剧痒为主要特征。一年四季均可发生，尤以春季为发病高峰。属于中医学"风瘙瘾疹"的范畴。

（一）病因病机

病因：内因禀赋不足，外因风邪为患。

病机：外邪客于肌肤，或湿邪内郁于皮肤腠理，致使肌肤失养。

病位：皮肤肌表，与脾胃有关。

病性：实证为主。

（二）辨证

		风热犯表	风寒束表	血虚风燥	肠胃实热
症状	主症	风团色红，灼热剧痒，遇热加重	风团色白，遇风寒加重，得暖则减	风疹反复发作，迁延日久，午后或夜间加剧	风团色红，成块成片
	兼症	发热，咽喉肿痛	恶寒	心烦少寐，口干，手足心热	脘腹疼痛，恶心呕吐，便秘或泄泻
	舌脉	苔薄黄，脉浮数	舌淡、苔薄白，脉浮紧	舌红、少苔，脉细数无力	苔黄腻，脉滑数

		风热犯表	风寒束表	血虚风燥	肠胃实热
治疗	治则	疏风清热，祛风止痒	散寒解表，祛风止痒	养血润燥、祛风止痒	清热泻火、通调腑气
	取经	手阳明大肠经、足太阴脾经为主	足太阴脾经，足太阳膀胱经为主	足太阴脾经，足阳明胃经，足太阳膀胱经为主	手阳明大肠经、足太阴脾经，足阳明胃经为主

（三）治疗
【取穴】

主穴	配穴	
	分型	取穴
风池、曲池、大肠俞、血海、委中、神阙	风热犯表	大椎、风门
	风寒束表	风门、肺俞
	血虚风燥	风门、脾俞、足三里
	肠胃实热	内关、支沟、足三里

【方法】

（1）隔姜灸　取生姜一块，切成厚约 0.3cm 的姜片，中间用针穿刺数孔。施灸时将其置于穴位上，再将艾绒作成小指腹大的艾炷，安放于姜片上施灸，当患者感到灼痛时，医者可略略来回移动姜片，或更换艾炷再灸。每次灸 3～5 壮，每日 1～2 次，至症状消失时停止施灸。

（2）隔蒜灸　用新鲜的大蒜（大瓣者为宜）切成片，约 0.3～0.4cm，中间用针穿刺数孔。施灸时将其置于穴位上，再将艾绒作成小指腹大的艾炷，安放于蒜片上施灸，当患者感到灼痛时，可略略来回移动蒜片，或更换艾炷再灸。每次灸 7～9 壮，每日 1～2 次，至症状消失时停止施灸。

（3）温针灸　针刺选用 1.5 寸毫针，用平补平泻的手法，每隔 5 分钟行针 1 次，留针 30 分钟，每次灸 30 分钟，每日 1 次，7 次为 1 个疗程。

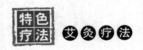

（四）临床荟萃

【医案精选】

张某，女，26 岁，工人，1994 年 1 月 20 日初诊 16 年前，出现风疹块，疹色初起苍白，继则潮红并融合成块，甚则皮肤漫肿紧绷，瘙痒异常，以颜面、四肢、胸腹为甚，见风更甚，服用中西药，效果欠佳，每次发病需 10～15 天症状方可消失，每次发病均为四季气候交替之际，其家人病况与之相同诊断为慢性荨麻疹。拟疏风散表、清热除湿、养血通络法。取穴大椎、合谷、曲池、阴陵泉、血海、三阴交、足三里，均为双侧。以药艾条在上述穴位行雀啄灸，以皮肤潮红为度，每天 1 次，每次治疗 2～3 小时（一般将注意事项告诉患者，由患者自己操作），追踪治疗观察 3 年，未见复发。第 1 次灸治，病情明显减轻，感觉缓解程度较中西药更佳，其家人亦按上法一起治疗，经 2～3 次（1 个疗程）灸治后临床症状完全消失，以后发病又用上法，1 年多以后，其对气候的敏感程度降低，即使发病亦很轻微，患者本人及其家人经治 4～10 个疗程，症状完全消失，其家人观察 1 年均未见复发。

按 共治疗 4 例，乃是一家族中成员，在病因、病机与治疗过程都大致相似，因机体内均有湿热郁遏肌肤而致皮肤瘙痒。灸治可疏风解表，养血通络，清热除湿，这在《幼幼集成》有阐发，民间用艾灸治疗缠腰火丹亦是例证。今几例拟以疏风解表、清除湿热、养血通络之治则，进行治疗选穴，取得较好疗效。从现代医学观点推测，施灸能使由于抗原引起的变态反应减弱而提高机体的免疫力，对免疫系统产生良性调整可以说明。［宋晓．江西中医，1999，3（30）］

【验方验法】

王英杰报道 60 例慢性荨麻疹患者，入组患者予雷火灸治疗。施灸方法：①将点燃的药条置于灸盒的圆孔中，使距离灸盒底部约 2～3cm，并用大头针固定药条。②将灸盒放置患者脐部，火头对准神阙穴施灸 15 分钟，灸至皮肤发红、深部组织发热为度（注意随时查看并询问患者以防灼伤）。③取下大头针，将药条投入密闭容器中使其自动熄灭，放置干燥处备用。每天 1 次，每周复诊 1 次，治疗 2 周后判定疗效。治疗结果临床疗效经统计学分析，治疗第 2 周与治疗第 1 周比较，差别有统计学意义（$U = 2.360$，$P < 0.01$）；治疗第

3 周与治疗第 2 周比较，差别无统计学意义（$U = 0.480$，$P > 0.05$）；治疗第 3 周与治疗第 1 周比较，差别有统计学意义（$U = 2.810$，$P < 0.01$）治疗结束时总有效率为 76.67%。［王英杰. 陕西中医，2010，31（10）］

【名家论坛】

朱汝功将瘾疹临床证型分为两类，一类是阳实证，为外感风邪、肌肤湿热者，症见全身布发风疹，瘙痒，皮色鲜红微肿，以凉血祛风为治；亦有阳明实热，内不得疏泄，外不得透达，郁于皮毛腠理之间者，症见风块成片，奇痒灼热，大便秘结，以通腑清热，宣络和营为治。另一类是阴虚证，有营阴不足或气血两亏，血虚内热，热郁生风，布发血络皮毛之中者，本类病证以老年为多，治宜养血和营，清热宣络，效果一般较为缓慢。朱氏对阳实证患者取血海、阴陵泉以清血分之热；手三里、足三里、阳陵泉、阳交、太冲以清胃肠肝胆之火；大抒、合谷、曲池疏散风邪；大便秘结加照海、支构、大横等穴；对血虚生风患者加膈俞、脾俞、三阴交等穴以养血和营。对老年患者取关元似补益元气，元气为生命之根，补气以促进生血之意，适当用中药辅治，疗效满意。

（五）注意事项

（1）忌食鱼虾、蛋、牛奶、海鲜等食物，避免接触各种致敏原。

（2）注意休息，避免外界风、寒、湿、热邪侵袭。

（3）急性发作时，严重者应及时采取中西医药物综合治疗。

四、扁平疣

扁平疣是一种常见的病毒感染性皮肤病，为针头至粟粒大小的硬性扁平皮肤赘疣，好发于面部、前臂和手背，系人类乳头瘤病毒所引起，主要通过直接接触而传染，外伤亦是感染本病的一个原因。其病程与机体免疫有重要关系。中医学称之为"扁瘊"、"疣疮"、"疣目"。

（一）病因病机

病因：感受风热毒邪，或脾虚生湿生痰。

病机：外邪或痰湿阻于经络，郁于肌肤。

病位：皮肤肌表，与肺，脾，胃有关。

病性：实证。

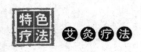
（二）辨证

症状		肺胃蕴热	脾湿痰瘀
症状	主症	扁疣色褐，散在分布，搔抓后呈条状接种，似串珠状	多发于面部，扁疣数少，高出皮肤，多呈皮色，时有痒感
	兼症	伴发脂溢及粉刺、唇干口渴	纳呆脘胀
	舌脉	舌红、苔黄，脉浮数	舌淡、苔腻，脉沉数
治疗	治则	疏风清热、泻肺胃之火	祛湿化痰、通经络气血
	取经	手太阴肺经，手阳明大肠经，足太阴脾经，疣体局部取穴为主	手阳明大肠经，足太阴脾经，疣体局部取穴为主

（三）治疗
【取穴】

主穴	配穴	
	分型	取穴
阿是穴（患部）	肺胃蕴热	尺泽、内庭
	脾湿痰瘀	商丘、阴陵泉

【方法】

（1）艾炷直接灸　用麦粒大的艾炷施灸，当患者感到有灼痛时，可用镊子柄将艾炷熄灭，然后继续易位再灸，一般应灸至局部皮肤红晕而不起泡为度，每穴每次灸3～5壮，每日1次，7次1个疗程.

（2）温针灸　针刺选用1.5寸毫针，用泻法，每隔5分钟行针1次，留针30分钟，每次灸30分钟，每日1次，7次为1个疗程。

（3）桑枝灸　点燃桑枝，然后灭火，直灸疣部，至局部黄焦。隔日1次，8次为1个疗程。

（四）临床荟萃
【医案精选】

周某，25岁，2008年9月来诊。患者于1年前面部生扁平状丘疹，并逐渐向额、鼻、唇等处蔓延，色泽呈暗褐色，丘疹如米粒或黄豆大小，患者曾赴多处医院用中西药物治疗，效果不理想。现皮疹增多，面部簇生褐色扁平状丘疹。以右颧为集中，无痒。来诊后采用火针点刺加艾灸治疗，5天后来诊见所有皮疹均结痂，10天后大部分脱落。余下部分行第2次治疗，治疗2次后痊愈。

按　中医学无扁平疣之称，而归属于"疣"的范畴。疣属肝胆少阴经，风热血燥，或风热搏于肌肤，或怒动肝火，或因血虚肝失所养，而引起气血凝滞，郁于肌肤而成。火针点刺疗法主要以皮疹局部治疗为主，操作简单，疗效肯定，一般 5～10 天可脱痂痊愈。但治疗后应根据中医辨证，对机体进行整体调理，以防复发。[董喜艳. 中国民间疗法，2009，9（17）]

【验方验法】

冯桥报道 137 例诊断为扁平疣的患者均为门诊病例，按就诊的先后顺序分为 4 组。A 组 43 例，男 23 例，女 20 例；B 组 30 例，男 10 例，女 20 例；C 组 30 例，男 11 例，女 19 例；D 组 34 例，男 10 例，女 24 例。A 组聚肌胞 2mg，肌内注射，隔日 1 次。左旋咪唑 50mg，每天 3 次，连服 3 天，停 11 天。同时用 2 号药线（系直径为 0.7mm，用药液泡制过的苎麻线）点灸行间、太冲、养老、外关、丘墟、外踝点，点 1 次火灸 1 壮，每穴每日灸 1 次，每 7 天停灸 1 天后再施灸，并从最先出现的第一批疣中选择 2～3 颗较大而外观陈旧的疣体，用重法施灸。B 组聚肌胞 2mg，肌内注射，隔日 1 次。左旋咪唑 50mg，每天 3 次，连服 3 天，停 11 天。C 组用壮医药线点灸治疗，选穴和治法同 A 组。D 组不用西药和药线点灸。从最先出现的第一批扁平疣中选择 2～3 颗较大而外观较陈旧的疣体，用 GX-Ⅲ型 CO_2 激光除去，术后创面均涂红霉素软膏，感染者用氟哌酸胶囊 0.2 g/次，每日服 3 次，一般服用 4～6 天。A 组的总有效率高于其他 3 组，与其他 3 组相比有非常显著的差异（$P < 0.01$），B、C、D 3 组相比无显著性差异（$P > 0.05$）。说明聚肌胞、左旋咪唑配合壮医药线治疗能明显提高扁平疣的总有效率。[冯桥. 上海针灸杂志，2000，19（5）]

【名家论坛】

张沛霖教授认为此病应采用外病内治的思路，运用经络内属脏腑外络肢节的效应，采用针刺调节脏腑功能，病机多与肺风有关，这与肺主皮毛的生理功能吻合，总的归属于三焦，因三焦是水液运行的通道，通过体液的调节达到治病的目的。病位的根本在耳周及前颞部，主穴选耳周及前颞部的穴位，如耳门、听会、翳风穴、完骨等。从脉证辨治来看，脉象浮数，属阳脉，多选手少阳三焦经的穴位，如外关、阳池、中渚。脉象沉迟属阴脉，多选手太阴肺经的

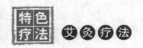

穴位，如太渊、列缺。

（五）注意事项

治疗期间，忌食辛辣、海腥之品。禁止抓破皮肤而自行接种。

五、神经性皮炎

神经性皮炎是一种皮肤神经功能障碍性疾病，以皮肤肥厚、皮沟加深、苔藓样改变和阵发性剧烈瘙痒为特征。根据皮损范围大小，临床分为局限性神经性皮炎和播散性神经性皮炎两种。本病隶属于中医学"牛皮癣"、"顽癣"范畴。

（一）病因病机

病因：风热外袭，或情志不遂，日久耗伤阴血。

病机：风热蕴阻肌肤，或血虚化燥生风，肌肤失于濡养。

病位：皮肤肌表，与肝有关。

病性：实证，日久可成虚实夹杂证。

（二）辨证

		血虚风燥	阴虚血燥	肝郁化火	风热蕴阻
治疗	主症	丘疹融合，成片成块	皮损日久不退	皮损色红	皮疹呈淡褐色
	兼症	皮损表面干燥，色淡或灰白，皮纹加深，上覆鳞屑，剧烈瘙痒，夜间尤甚，女性或兼有月经不调	皮损呈淡红或灰白色，局部干燥肥厚，甚则泛发全身，剧烈瘙痒，夜间尤甚	心烦易怒或精神抑郁，失眠多梦，眩晕，口苦咽干	皮损成片，粗糙肥厚，阵发性剧痒，夜间尤甚
	舌脉	舌淡、苔薄，脉濡细	舌红、少苔，脉弦数	舌红、脉弦数	舌苔薄黄，脉浮数
治疗	治则	养血祛风	滋阴润燥	清热泻火	祛风清热
	取经	足太阳膀胱经，皮损局部取穴为主	足太阳膀胱经，皮损局部取穴为主	督脉，皮损局部取穴为主	手阳明大肠经，皮损局部取穴为主

（三）治疗
【取穴】

主穴	配穴	
	分型	取穴
阿是穴（患部）、风门、风池、曲池、血海	血虚风燥	膈俞、脾俞、肾俞
	阴虚血燥	三阴交、膈俞
	肝郁化火	肝俞、大敦
	风热蕴阻	大椎、阴陵泉

【方法】

（1）艾条温和灸　每次取阿是穴和余穴2~3个，轮流取用。将艾条点燃后，对准穴位，距离约3~5cm，以患者感温热而不灼烫为度。一般每穴灸5~7分钟，以局部出现红晕为度。每日1次，10天为1个疗程。

（2）艾炷灸　采用着肤灸法。先用纯艾绒制成麦粒大小之艾炷，置于阿是穴周围施灸，灸点之间相距1.5cm，灸前可于灸点上先涂以蒜汁，以增加粘度。待艾炷燃尽后，扫去艾灰，用生理盐水轻轻拭净，盖以敷料。如为惧痛者，可于未燃尽前用压舌板压灭，并可在灸点周围以手轻拍减痛。每次只灸1壮，每周2次，更换灸点，不计疗程，至皮肤正常为止。此法不化脓，如出现水泡，可穿刺引流并用龙胆紫抹涂。化脓者，用消炎软膏，痊愈后不留疤痕。

（四）临床荟萃
【医案精选】

罗某，男，22岁，2007年4月15日初诊。主诉：颈部发际对称皮疹剧痒8天。自诉8天前开始颈部发际处皮肤出现皮疹，并感剧痒，夜间尤甚，难以入眠。服西药及外搽"皮炎平霜"治疗仍未见好转。查体：颈部发际处皮肤有淡褐色圆形及多角形丘疹，境界清楚，抓痕明显，丘疹处明显肿胀；舌质淡红，舌苔薄白，脉濡缓。诊断为神经性皮炎，予梅花针扣刺局部病损部位，然后将艾条点燃后悬于皮炎病损部位，以有温热感、皮肤红晕而无灼痛又能耐受为度。每日灸2次，每次15分钟，10天为1个疗程共治疗2个疗程患者接受治疗3天后，临床症状明显减轻，可安然入睡，治疗2个疗程后诸症消失而愈，随访至今未见复发。

按　神经性皮炎中医学称之为"牛皮癣"、"摄领疮"、"顽癣"，因其好发于颈部，状如牛领之皮，厚而且坚而得名。其临床特点为皮肤苔藓化，肥厚粗糙，瘙痒剧烈，病程缓慢，反复发作，常数年不愈，愈后易复发。中医认为，艾叶苦辛温，入脾肝肾经，具有温经通络、散寒除湿的功效。首载《别录》：艾叶"灸白病"。《本草从新》中说："艾叶苦辛，能回垂绝之阳，通十二经，走三阴，理气血，逐寒湿，暖子宫，止诸血……以之灸火，能透诸经而除白病"。《药性本草》称艾叶"治癣甚良"。研究表明，艾叶含有挥发油，对皮肤可产生轻度的刺激，引起发热潮红，有利于皮损部位的真皮和皮上组织的神经、血管、淋巴管和肌肉功能渐趋正常，激发和增强机体的抗病能力。[彭仲杰. 云南中医中药杂志，2008，5（29）]

【验方验法】

刁灿阳报道符合统计标准的 60 例，患者随机分为两组。治疗组 30 例，男 17 例，女 13 例，对照组 30 例，男 16 例，女 14 例；取阿是穴（皮损处）。先将皮损部位常规消毒，用皮肤针叩刺至皮损处潮红或微出血，擦去血污。以优质脱脂棉少许，摊开状如蝉翼的薄片（不能有空洞），相当于皮损部大小，覆盖于皮损之上，用火柴点燃，令火一闪而过，迅速燃完，此为 1 次。视皮损情况灸 3～5 次。隔日治疗 1 次，1 个月为 1 个疗程，每周观察 1 次，1 个疗程期间观察 4 次。采用现行公认的治疗神经性皮炎常用的中效皮质激素类药去炎松对照。将醋酸去炎松尿素软膏均匀涂抹于患处，每日 3 次，每日用温水轻洗 1 次。连续治疗 1 月为 1 个疗程，每周观察 1 次，1 个疗程期间观察 4 次。经统计学处理，两组间总有效率比较（$P < 0.05$），差异有显著性意义，提示贴棉灸治疗神经性皮炎的总体疗效优于外用去炎松尿素软膏。[刁灿阳. 中国针灸，2007，27（3）]

【名家论坛】

龙文君教授认为，神经性皮炎患者除具有明显的皮肤粗糙肥厚外，剧烈瘙痒是其主要的症状。常因搔抓而在患部及其周围出现抓痕、血痂或引起继发感染，导致皮损反复发作，多年不愈，久病可至烦躁、容易激动、失眠、疲劳等症。祛风止痒，调和营卫为治疗本病的关键。采用棉绒灸治配合辨证取穴治疗此病，常常收到满意效果。棉绒灸治：将消毒干棉球撕成极薄的棉绒，呈蝉翼状，大小及形状刚好覆盖皮损表面，用火迅速点燃，火一接触棉绒即听见"哧"声，约持续 1~2 秒，每处灸 3 次，如瘙痒剧烈可每日 1 次，瘙痒较轻则隔日 1 次。

（五）注意事项

（1）治疗期间忌食鱼虾、海鲜、羊肉等食物，忌食辛辣、油腻之品。戒烟酒。

（2）皮损处不可搔抓、暴晒以及热水烫洗。

六、寻常疣

寻常疣是由人类乳头瘤病毒所引起的表皮肿瘤，中医称"千日疮"，俗称"刺瘊"、"鱼锈锈"、"瘊子"等。本病是由人类乳头瘤病毒（HPV）所引起，通过直接或间接接触传染，外伤对 HPV 感染是一个很重要的因素，受到感染后，约潜伏四个月左右发病。多见于青少年。

（一）病因病机

病因：感受风热毒邪；情志不遂，怒动肝火；受外伤、摩擦引起。

病机：筋气不荣，肌肤不润或局部气血凝滞。

病位：手指、手背，也可见于头面部，指甲边缘，头皮，手指或足趾间。

病性：实证。

（二）辨证

		风热血燥	肝郁痰凝
症状	主症	结节如豆，坚硬粗糙，色黄或红	疣起日久，质地较硬，色暗褐
	兼症	咽喉疼痛，大便秘结	性情烦闷易怒，胸闷不适，纳食不香
	舌脉	舌红，苔薄，脉弦数	舌淡红，苔白，脉弦
治疗	治则	养血活血，清热解毒	疏肝活血，化痰软坚
	取经	足太阳膀胱经，局部取穴为主	足厥阴肝经，局部取穴为主

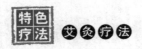

（三）治疗

【取穴】

主穴	配穴	
	分型	取穴
阿是穴（患部）	风热血燥	大椎、膈俞
	肝郁痰凝	肝俞、丰隆

【方法】

（1）艾条温和灸 每次取穴 2～3 个，轮流取用。将艾条点燃后，对准穴位，距离约 3～5cm，以患者感温热而不灼烫为度。一般每穴灸 5～7 分钟，以局部出现红晕为度。每日 1 次，10 天为 1 个疗程。

（2）艾炷灸 采用着肤灸法，每次取穴 2～3 个，轮流取用。先用纯艾绒制成麦粒大小之艾炷，置于疣的上端施灸。点燃，待艾炷燃尽后，扫去艾灰，用生理盐水轻轻拭净，盖以敷料。每次只灸 1 壮，更换灸点，不计疗程，至皮肤正常为止。

（四）临床荟萃

【医案精选】

李某，女，19 岁，学生，于 2002 年 6 月 7 日来我科就诊。主诉：四肢皮肤多发性皮肤乳头状皮疹 1 年。患者于 1 年前开始在右小腿无任何诱因出现 5～6 颗黄豆大乳头状赘生物，不痛不痒，后渐扩展到四肢皮肤，约有 70 多颗。曾到当地医院进行二氯醋酸溶液外涂、激光、液化氮冷冻等治疗，未能痊愈，留下 10 多颗黄豆大浅表的萎缩性瘢痕。初诊检查四肢皮肤约有 70 多颗绿豆到黄豆大乳头状角质隆起性赘生物、质硬、灰褐色，表面粗糙，无压痛，病理检查诊为寻常疣。治法：将鲜姜切成直径约 3cm，厚约 0.2～0.3cm 的薄片，中间以针刺数孔，然后将姜片置于所选的皮损上粘贴住。上置艾炷（约枣核大）施灸，每个皮损灸 2 壮，以皮损周围的皮肤潮红而不起泡为度。每周 2 次，连施灸 8 次。同时用注射用转移因子（规格每支含多肽 3mg，核糖 100μg）三角肌皮下注射，每周 2 次，每次 1 支，连续 4 周为 1 个疗程。经 1 个疗程治疗，疗程结束后 1 个月内皮损全部消退，且无瘢痕。随访半年未见复发。

按 寻常疣是多发于儿童和青少年的一种病毒性皮肤病，因好发于手背及手指，影响患者的日常生活及手部美观，治疗要求迫切。临床上采用激光、电离子、冷冻等损伤性治疗，有瘢痕产生，且易复发，不易为患者接受。艾灸治疗寻常疣在民间流行，主要机制是艾炷燃灼患部，使局部产生温热或轻度灼痛的刺激，以调整人体生理功能，提高机体抗病力，从而达到治病目的。笔者应用皮损部艾炷隔姜灸配合应用转移因子，可以激发和加强患者体内细胞免疫功能作用，从而达到治疗寻常疣的目的。[林克.中国针灸，2004，9（24）]

【验方验法】

冯桥报道 136 例均为门诊患者，用药条灸治疗寻常疣 98 例，对照组 38 例西药治疗，选穴养老、外关、丘墟、外踝点，并找准母疣（生长的第一颗疣）施灸。药条灸法取温和灸：将点燃后熄去明火的药条悬于施灸部位上方，艾火距皮肤约 3cm，每次施灸 5~10 分钟，热度以患者能够忍受为度，灸至皮肤稍有红晕又不至于灼伤皮肤为妥。每穴（疣）每日灸 1 次，7 日为 1 个疗程，疗程间隔 2 日，一般施灸 2~3 个疗程。按《皮肤性病学》中的西药治疗方案：聚肌胞注射液 2ml 肌内注射，每周 2 次，一般治疗 2~3 周；左旋咪唑片口服，成人每 2 周连服 3 日，每次 0.5g，每日 3 次，儿童剂量按每天 2.5mg/kg 计算，一般治疗 2~3 周。2 组痊愈率有极显著差异，治疗组优于对照组。2 组治愈时间比较，治疗组（11.0±2.31）日，对照组（12.84±2.96）日，2 组比较（$t = 2.54$，$P < 0.05$），治疗组治愈所需天数比对照组短。[冯桥.河北中医，2000，22（5）]

【名家论坛】

刁本恕认为寻常疣多由素体虚弱，感受风湿毒邪，风热湿毒搏结于肌表而生，内服药物常难达病所，病程长，认为以活血通络，解毒软坚为原则，用外治灯火药棒灸法，治疗此病，轻者 1 次治愈，重者 2 次。痊愈率高。

（五）注意事项

治疗期间，忌食辛辣、海腥之品。禁止抓破皮肤而自行接种。

七、白癜风

白癜风是一种常见多发的色素性皮肤病，是后天性因皮肤色素脱失而发生的局限性白色斑片，使得局部皮肤呈白斑样，白斑大小形态不一，境界清楚，边缘有色素沉着增加，无自觉症状，暴晒后易出现红斑，甚至水泡，自觉有灼痛、炎症后，白斑可比原发范围大，皮损可发生于任何部位，但较常见于指背、腕、前臂、面颈、生殖器及其周围。中医称之为"白癜风"或"白驳风"。

（一）病因病机

病因：素体不健，复感风邪；或湿热之体感受风热之邪；或情志内伤，气血失和；或久病体虚，肌肤失养。

病机：气血不和，肌肤失养；或经络阻滞，血脉不畅。

病位：皮肤肌表，与肝，脾，肾有关。

病性：有实有虚，以实证为多。

（二）辨证

		气血亏虚	肝肾阴虚	风湿外侵	气滞血瘀	肝郁气滞
症状	主症	白斑浅淡	病程较长，白斑局限或泛发，毛发变白，皮肤干燥	发病及蔓延快，白斑多发于头面或泛发全身	大小不等的斑点或片状，边缘清楚、光滑	白斑无固定好发部位，色泽时明时暗，常随情绪变化而加剧，女性多见
	兼症	神疲乏力，面色㿠白	头晕耳鸣，腰膝酸软	局部常有痒感	肢体困重而痛	胸闷嗳气，性急易怒，月经不调及乳中结块
	舌脉	舌质淡，脉沉细而涩	舌淡红少苔，脉细弱	苔薄白，脉浮	舌质紫暗，或有瘀点，脉弦涩	苔白，脉弦
治疗	治则	补气益血，祛风和血	补益肝肾，活血祛风	祛风除湿，和血通络	行气活血	疏肝理气
	取经	足太阳膀胱经，局部取穴为主	足少阴肾经，局部取穴为主	足太阴脾经，局部取穴为主	足厥阴肝经，任脉，局部取穴为主	足厥阴肝经，局部取穴为主

（三）治疗

【取穴】

主穴	配穴	
	分型	取穴
阿是穴（患部）	气血亏虚	脾俞、足三里、中脘
	肝肾阴虚	肝俞、肾俞
	风湿外侵	风池、合谷
	气滞血瘀	膈俞、肝俞
	肝郁气滞	肝俞、气海、太冲

【方法】

（1）隔药灸 先用酒精消毒穴位，上涂一层薄薄金黄膏，再用艾条作回旋灸30分钟，泛发者可分区施治。灸后擦净患部，每日1次，12次为1个疗程。

（2）艾条温和灸 用艾条回旋熏灸穴位，以能够忍受为宜。每次灸3分钟，灸至皮肤深红。每日1～2次，4个星期为1个疗程。

（四）临床荟萃

【医案精选】

张某，女，35岁，工人，1995年10月20日就诊。主诉：颈部和双手背部有白斑1年。患者于1年前偶然发现颈部有白色小斑点出现，同时发现双手背部亦有数点白斑，之后白斑逐渐增多、增大，小的如黄豆大，大的有硬币大，形状呈不规则，不痛不痒，经皮肤科诊断为白癜风，服用中西药物治疗近1年未见好转查：颈部及双手背部有大小不等形状不规则白斑多处，最小2mm×3mm，最大1cm×2cm，表面光滑，边界清楚，斑内汗毛亦呈白色，舌暗红有瘀点，脉细涩。诊断：白癜风，证属气滞血瘀，经络闭阻。治宜行气活血化瘀，疏通经络。取穴：百会、大椎、曲池、合谷、足三里、上巨虚、三阴交、太冲，用艾条温和灸，每穴3～5分钟，以患者能耐受为度，同时用艾条在患部白斑处温和灸，至白斑处皮肤呈粉红色。每天治疗1次，10次为1个疗程。经治3个疗程后，白斑处色泽逐渐加深，范围亦渐小共治疗5个疗程患部白斑基本消失。

按 本病是一种获得性色素脱失的皮肤病，发病原因尚未完全清楚。中医学认为是由于感受风邪，跌扑损伤，情志忧郁及亡精失血导致气血失和，瘀血阻络或气血不足而使皮肤不得濡养以致变白，故治疗应疏通经络，调和气血以养肌肤。本法取穴以督脉和手足阳明经穴为主，配以脾经之三阴交，肝经之太冲，共奏升阳益气行气，养血活血通络之功。采用温和灸则是借灸火的温和热力以及艾的作用，刺激体表的俞穴和患处，通过经络的传导，温和气血，扶正祛邪，调节脏腑和经络的平衡，激发运行气血，从而祛瘀消斑生新，使病变的皮肤恢复正常。［吴捷．灸治白癜风案．中国针灸，1999，（9）］

【验方验法】

成玉报道，22 例非面部皮损白癜风患者进行了前瞻性、开放性临床试验研究，取穴经外奇穴"灸殿风"和"阿是穴"（白斑皮损），悬灸，每次 30 分钟左右，每日 1 次，2 月为 1 个疗程，共观察 3 个疗程。痊愈 4 例（18.2%），显效 3 例（13.6%），有效 7 例（31.8%），无效 8 例（36.4%），总有效率 62.6%。（成玉．《2011 全国中西医结合皮肤性病学术会议论文汇编》）

【名家论坛】

唐代孙思邈《备急千金方》记载："白癜风，灸左右手中指节去延外宛中三壮，未差报之。"此为古人治白癜风经验用穴。蔡瑞康教授认为，此处为手厥阴心包经所过之处，有泻心火调畅气血的作用。现代手部全息理论认为，癜风穴处与人体头面部位相应，属心火所主，为任脉所过。取之有行血于面，调节任脉，改善内分泌的功能，从而能够促进黑色素细胞的产生，使肤色正常。

（五）注意事项

灸法治疗本病可取得一定的疗效。但必须持之以恒，天天灸之，直至灸治患部与健康肤色相同为止。

八、黄褐斑

黄褐斑，古称"面尘"、"肝斑"、"黧黑斑"；俗称"妊娠斑"、"蝴蝶斑"。是以发生于面部的对称性褐色色素斑为主要特征。多见于怀孕、人工流产及分娩后的女性。一般认为与雌激素代谢失调及植物神经功能紊乱有关，另外还与日晒、长期使用化妆品和长期服用某些药物（如避孕药）以及某些慢性病有关。

（一）病因病机

病因：情志不遂，肝脾肾三脏气机逆乱。

病机：肝脾肾三脏受损，脏腑气血悖逆，不能上荣于面。

病位：皮肤肌表，肝，脾，肾。

病性：实证，或虚实夹杂证。

（二）辨证

<table>
<tr><th colspan="2"></th><th>气滞血瘀</th><th>肝肾阴虚</th><th>脾虚湿困</th></tr>
<tr><td rowspan="3">症状</td><td>主症</td><td>面色晦暗，斑色较深</td><td>斑呈咖啡色</td><td>斑色暗淡</td></tr>
<tr><td>兼症</td><td>口唇暗红，伴经前少腹痛、胸胁胀痛、急躁易怒、喜叹息</td><td>手足心热、失眠多梦、腰膝酸软</td><td>面色㿠白，体胖，疲倦乏力</td></tr>
<tr><td>舌脉</td><td>舌质暗红、有瘀点或瘀斑，脉弦涩</td><td>舌质嫩红、少苔，脉细数</td><td>舌胖而淡、边有齿印，脉濡细</td></tr>
<tr><td rowspan="2">治疗</td><td>治则</td><td>调和气血，活血化瘀</td><td>补益肝肾，化瘀消斑</td><td>补脾祛湿，化瘀消斑</td></tr>
<tr><td>取经</td><td>手阳明大肠经，面颊区局部取穴为主</td><td>足厥阴肝经，足太阳膀胱经，面颊区局部取穴为主</td><td>足太阴脾经，面颊区局部取穴为主</td></tr>
</table>

（三）治疗

【取穴】

<table>
<tr><th rowspan="2">主穴</th><th colspan="2">配穴</th></tr>
<tr><th>分型</th><th>取穴</th></tr>
<tr><td rowspan="3">皮损区（患部）</td><td>气滞血瘀</td><td>膈俞、太冲</td></tr>
<tr><td>肝肾阴虚</td><td>肝俞、肾俞</td></tr>
<tr><td>脾虚湿困</td><td>脾俞、阴陵泉</td></tr>
</table>

【方法】

（1）用艾炷直接灸 在褐斑区用麦粒大的艾炷施灸，当患者感到有灼痛时，可用镊子柄将艾炷熄灭，然后继续易位再灸，一般应灸至局部皮肤红晕而不起泡为度，每穴每次灸3～5壮，每日1次，7次1个疗程。

（2）艾条雀啄灸 取2～3个穴位，常规雀啄灸，每穴每次灸10～20分钟，每日1次，7次1个疗程。

（3）温针灸 针刺选用1.5寸毫针，用泻法，每隔5分钟行针1

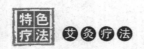

次，留针 30 分钟，每次灸 30 分钟，每日 1 次，7 次为 1 个疗程。

（四）临床荟萃

【医案精选】

仇某，女，38 岁，干部。1993 年 7 月 15 日初诊。主诉：面颊部对称性浅褐色斑 3 年余，加重 1 年。症见面色如尘无泽，色素斑覆盖两侧面颊，每侧约 5cm×4cm。自述近 3 年因家事不和，加之工作繁忙，经常通宵加班，常饮酒醉倒。近来睡眠多恶梦，情绪极不稳定，时暴怒骂人，时悲伤欲哭，大便干结，脘腹胀满，食欲不振。舌质暗红，舌苔薄白，脉弦。诊断为黄褐斑，辨证属肝郁气滞型。采用循经按摩，神阙穴隔药饼灸治疗，药用祛斑粉加大黄粉调制成药饼置神阙穴上，艾炷灸 3 壮，灸毕用胶布固定。并嘱其戒酒，注意饮食起居有常。治疗 2 次后，大便通畅，腹胀减轻，恶梦减少，情绪稳定，面色开始转红润。经过 I 个疗程治疗，诸症皆愈，黄褐斑色素变浅，范围缩小 80%，面色红润有泽、不施用化妆粉其斑亦不显。

按 黄褐斑的病机主要为气滞血瘀，脏腑功能失调。临症以肝郁气滞，冲任失调，气血瘀阻型最为多见。根据经络理论，冲任二脉同起于胞中，气行胸腹，上注于面，与脏腑经络均有密切联系。故当胞宫瘀阻，冲任失调，可引起脏腑功能紊乱；或脏腑功能紊乱亦可致冲任脉失调，经气阻滞。气血不能上荣于面，面部气血两虚、气滞血瘀而形成黄褐斑。治疗原则当以活血化瘀、通调冲任为主。神阙为任脉经穴，通百脉而为诸经之纲要，从其解剖生理角度分析，该穴又是药疗的最佳有效穴。故选用神阙穴，在其上放置行气活血、养血通络之药，加灸以促使药力的渗透。在此之前循经按摩，意在疏通经络、协调阴阳、调节脏腑功能，这对于辅助药效的发挥和促使气血的上荣均有重要作用。实践证明：本法治疗黄褐斑，操作简便，节省药材，疗效高，患者无痛苦、易接受。［林红. 中国针灸，1995，（5）］

【验方验法】

李子勇报道，106 例黄褐斑患者，按抽签法随机分为两组，针刺加神阙隔盐灸组（以下简称治疗组）60 例，单纯针刺组（以下简称对照组）46 例。取穴，颧髎、太阳、曲池、血海、三阴交、足三里、肺俞。配穴：肝郁气滞型加合谷、太冲、肝俞；胃肠积滞型加天枢、中脘、上巨虚；脾肾两虚型加关元、脾俞、肾俞；失眠加安眠、神门、照海。常规消毒后，面部穴选用 0.20mm×20mm 的毫针，其他部位选用 0.25mm×30mm 的毫针，直刺进针，得气后，留针 30 分钟。治疗组同时用纯净干燥的食盐填敷于脐部（神阙穴），使其与脐平，上置艾炷，施灸 3 壮。两组取穴相同，治疗组针刺与神阙隔盐灸同时进行，对照组只进行针刺治疗。每周治疗 2 次，8 次为 1 个疗程，治疗 3 个疗程，随访 1 个月观察疗效。两组的有效率比较，经配对资料检验分析 $\chi^2 = 6.84$，$P < 0.05$，差异有显著性意义，治疗组疗效优于对照组。[李子勇. 中国针灸，2005，25（1）]

【名家论坛】

戴居云教授提出从中医理论上讲黄褐斑与情志不遂、肝郁气滞、劳伤脾土、肝肾阴虚、肾精亏损、外受风邪，致气血虚衰、血气不和、血脉凝涩，不能荣于面部有关。归纳主要与阴阳失调、气血失调、脏腑失调和经络失调有关。艾条悬灸法，取肾俞、肝俞、气海、四白，局部黄褐区，用艾条悬灸，每次 30 分钟，隔日 1 次，10 次为 1 个疗程。或艾条局部雀啄灸，以局部皮肤红晕为度，每日 1 次，10 日为 1 个疗程。

（五）注意事项

（1）日常饮食宜清淡，营养均衡，少吃肥甘厚味、辛辣刺激食物。避免长时间户外风吹日晒等。

（2）黄褐斑的发生可受多种因素影响，要积极治疗原发病。因服用某些药物或使用化妆品引起的，要停用药物及化妆品。

九、银屑病

银屑病是一种常见的慢性皮肤病，俗称牛皮癣，其特征是出现大小不等的丘疹，红斑，表面覆盖着银白色鳞屑，边界清楚，好发于头皮、四肢伸侧及背部。男性多于女性。春冬季节容易复发或加重，而夏秋季多缓解。

（一）病因病机

病因：风湿热之邪外袭，或情志不遂，郁闷不舒，或紧张劳累，心火上炎，以致气血运行失职，凝滞肌肤。

病机：营血失和，经脉失疏，气血凝滞。

病位：皮肤肌表，与心，肝有关。

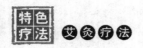

病性：实证，日久成虚实夹杂证。

（二）辨证

症状		肝郁化火	风湿蕴肤	血虚风燥
症状	主症	皮损色红	皮损呈淡褐色片状，粗糙肥厚	皮损灰白，抓如枯木，肥厚粗糙似牛皮
	兼症	心烦易怒，失眠多梦，眩晕心悸，口苦咽干	剧痒时作，夜间尤甚	心悸怔忡，失眠健忘，女子月经不调
	舌脉	舌边尖红，脉弦数	苔薄白或白腻，脉濡而缓	舌淡，脉沉细
治疗	治则	清肝泻火	疏风利湿	养血祛风润燥
	取经	足厥阴肝经，督脉为主	足太阴脾经为主	足太阳膀胱经，足阳明胃经为主

（三）治疗
【取穴】

主穴	配穴	
	分型	取穴
阿是穴（皮损区）、大椎、陶道、曲池	肝郁化火	肝俞、大敦
	风湿蕴肤	风门、阴陵泉
	血虚风燥	膈俞、脾俞、肾俞

【方法】

（1）艾条温和灸　每次取穴 2～3 个，轮流取用。将艾条点燃后，对准穴位，距离约 3～5cm，以患者感温热而不灼烫为度。一般每穴灸 5～7 分钟，以局部出现红晕为度。每日 1 次，7 天为 1 个疗程，疗程间歇 3 天。

（2）贴棉灸　先以皮肤针在阿是穴呈中等强度叩刺，至微出血，然后用脱脂棉少许摊开展平如皮损部大小的极薄片，贴于皮损部，火柴点燃后，急吹其火，使其迅速燃完，随即再换一张薄棉，如法再灸，共 3～4 次，以皮肤潮红为度。3 天 1 次，5 次为 1 个疗程。

（四）临床荟萃

【医案精选】

刘某，男，38 岁。2003 年 8 月 23 日诊。患者 8 年前因情志不遂发病，渐加重并延及全身，经治疗效不显。颈后、双上肢外侧面、腰臀部、双下肢后外侧均可见大片地图样皮损，上覆银白色鳞屑，瘙痒明显，其他部位可见散在红丘疹，自粟粒至绿豆大不等。饮酒或食海鲜即症状加重，患者形体肥胖，平时经常出现四肢及脊柱的疼痛。舌淡红、苔薄白，脉沉弱。治法：将大蒜（独头大蒜较好）切成 2mm 厚的蒜片，用棉签扎上小孔，上置大艾炷，点燃后在皮损部位施灸，先灸皮损较重处或始发部位，渐次延及全身。每次择 3 ~ 5 处进行施灸，治疗过程中要忍痛（可采用拍打附近皮肤的方法），灸至局部出现轻微的小水泡，治疗后第二天局部出现明显的水泡为度。每周施灸 2 次，1 个月为 1 个疗程，连续灸 6 个疗程，每个疗程间隔 1 周。予上法治疗后，皮损即明显缩小趋愈，关节疼痛及皮肤瘙痒逐渐消失。共治疗 5 个疗程，患者皮损完全消失，关节疼痛亦未再发作。随访至今未见复发。

按 银屑病中医又称白疕。笔者认为，燥为寒加于湿，性属阴邪，且本病冬重夏轻的季节性表现也从侧面说明邪性为寒，故其治当宗《内经》"寒者热之"的方法。《中国民间灸法绝技》中银屑病篇载："隔蒜灸：大蒜头剥去皮，研糊成薄饼样，在患处先垫一块薄布，艾炷放在蒜上灸，如感觉剧痛可将布慢慢移动，以患处均热遍并转为红色；如起白色水疱，可一次痊愈。如一次不愈，隔 7 天后再灸一次。"笔者宗先贤之法，通过临床试验效果可靠，值得推广。
［段建伟．张文光．浙江中医杂志，2006，10（41）］

【验方验法】

缪奇祥报道，32 例均为门诊患者，先用皮肤针于皮损局部（阿是穴）叩刺，微出血，然后以脱脂棉少许摊开展平如皮损部大小的极薄片，贴于皮损部，火柴点燃，急吹其火，使其迅速燃完，随即再换一张薄棉，如法再灸，如此 3 ~ 4 次，以皮肤潮红为度。3 天治疗 1 次，5 次为 1 个疗程。治疗时间最短 2 次，最长 4 个疗程，平均 2 个疗程。结果 32 例中，临床治愈 23 例，显效 6 例，好转 3 例，全部病例均有效。［缪奇祥．上海针灸杂志，1998，17（1）］

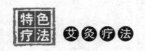

【名家论坛】

四川省名中医杨介宾认为贴棉灸治疗银屑病效果佳，方法：以脱脂棉少许，摊开展平如铜钱大小的薄片，贴于患部或所选穴位上，点燃，急吹其火，使其迅速燃完。然后再换薄棉，如法再灸，3~4次，以皮肤潮红为度。亦可先用皮肤针即刺局部微出血，再施以3~4次贴棉灸，其效更佳。

（五）注意事项

（1）本病要坚持治疗，患者要心情舒畅，不要过度紧张。避免精神刺激。

（2）饮食宜清淡，忌食肥腻及鱼虾、海鲜等食物，忌食辛辣刺激食物，戒烟酒。加强身体锻炼，避免感受风寒。忌滥用药物。

十、痤疮

痤疮又称"粉刺"、"青春痘"，是青春期男女常见的一种毛囊及皮脂腺的慢性炎症。好发于颜面、胸背，可形成黑头粉刺、丘疹、脓疱、结节、囊肿等损害，常伴有皮脂溢出。青春期以后，大多自然痊愈或减轻。

（一）病因病机

病因：素体肺经血热，或冲任失调，或恣食膏粱厚味、辛辣之品。

病机：风热，湿热蕴于肌肤，肌肤疏泄失畅。

病位：皮肤肌表，与肺，脾，胃有关。

病性：实证。

（二）辨证

		肺经风热	湿热蕴结	痰湿凝滞	冲任失调
症状	主症	丘疹多发于颜面、胸背上部，色红	丘疹红肿疼痛，或有脓疱	丘疹以脓疱、结节、囊肿、瘢痕等多种损害为主	女性患者经期皮疹增多或加重，经后减轻
	兼症	有痒痛	口臭、便秘、尿黄	纳呆、便溏	月经不调
	舌脉	舌红、苔薄黄，脉浮数	舌红、苔黄腻，脉滑数	舌淡、苔腻，脉滑	舌红、苔腻，脉象浮数

		肺经风热	湿热蕴结	痰湿凝滞	冲任失调
治疗	治则	祛风清热，凉血解毒	清热化湿，凉血解毒	化痰祛湿，凉血解毒	行气活血、调理冲任
	取经	手阳明大肠经，手太阴肺经，局部取穴为主	手阳明大肠经，足阳明胃经，局部取穴为主	手阳明大肠经，足太阴脾经，局部取穴为主	足太阴脾经，局部取穴为主

（三）治疗
【取穴】

主穴	配穴	
	分型	取穴
曲池、委中、大椎、三阴交	肺经风热	身柱、肺俞、风门
	湿热蕴结	足三里、阴陵泉
	痰湿凝滞	脾俞、丰隆
	冲任失调	血海、膈俞

【方法】

（1）艾条雀啄灸　取 2～3 个穴位，常规雀啄灸，每穴每次灸 10～20 分钟，每日 1 次，7 次 1 个疗程。

（2）艾炷无瘢痕灸　取 2～3 个穴位，每穴每次灸 3～5 壮，每日 1 次，7 次 1 个疗程。

（3）隔姜灸　每次取穴 2～3 个，轮流取用，每次灸 3～5 壮，每日 1～2 次，7 天为 1 个疗程。

（四）临床荟萃
【医案精选】

马某，女，23 岁，公司职员，2006 年 6 月 21 日初诊。面部痤疮反复发作 3 年，加重 2 星期。两侧面颊及下巴有红斑皮疹，有如黄豆大小的 5、6 处，有脓包，有如米粒大小 10 余处，并有 3、4 处褐色疤痕。舌质红，苔黄腻。诊断为痤疮（肠胃湿热）。治法：选用黄连汤加味，药用黄连、黄芩、栀子各 10g，黄柏、大黄各 8g，藿香 15g，大青叶、夏枯草各 30g，天葵 15g，然后研末成粉，用蜂蜜或饴糖调和制成直径约 3cm、厚约 0.8cm 的药饼，中间以针穿刺数孔，上置艾炷。取天枢穴。每次灸3~4壮，隔日1次，10次为1个疗程。治疗1个疗程后，面部痤疮明显减少，2个疗程后，痤疮基本消失。继续治疗1个疗程，痤疮全部消失，无新痤疮出现，疤痕基本消失，皮肤光滑润泽。治疗半年，随访无复发。

按 中医学理论认为，痤疮是因为腠理不密，外邪上蒸，肺气不清，外受风热，膏粱厚味，胃热上蒸，脾湿化热，湿热夹痰，或月经不调，瘀滞化热所致，血瘀痰结、湿热困阻、肾阴不足是痤疮主要证型。足阳明胃经的天枢穴为大肠的募穴。隔药饼灸天枢穴能起到调中和胃，理气健脾功效。同时，根据对患者进行辨证论治，采用不同的处方制成不同药饼，使中药与灸疗协调作用。[张毅明.上海针灸杂志，2009，4（28）]

【验方验法】

陈莲报道，90例痤疮患者随机分为两组，每组45例。单数进入治疗组中，采用单纯壮医药线治疗；双数进入对照组，采用口服维胺脂胶囊治疗。按《壮医药线点灸法》中施灸方法操作：左手固定皮损周围皮肤，右手食指和拇指持药线一端，线头露出1cm左右，将药线点火至有火星，将有火星线端对准点灸部位，在囊肿、结节皮损上取梅花穴（定准皮损四周为4个穴位，再加中间1个穴位，形成梅花状）、脐周4穴、脾俞、足三里、四缝。3天1次，6天为1个疗程。灸后如果局部有灼热感或痒感，嘱患者不能用手搔抓，以免抓破出现继发感染。对照组：维胺脂胶囊25 mg/次，每日3次口服，治疗6周。治疗结果：治疗组治愈21例，显效12例，好转6例，无效6例，总有效率86.67%；对照组治愈20例，显效11例，好转7例，无效7例，总有效率84.44%。 ［陈莲．山西中医，2011，27（1）］

【名家论坛】

路玫教授认为，痤疮的致病因素不外乎火热、血瘀、痰湿等，与五脏关系密切，重点是肺、胃、肝、脾，正所谓："有诸内必形诸外"。因肺主一身之皮毛，故肺经郁热，血热阻塞颜面，腠理开合失司，搏结不散而发痤疮。脾胃主运化，过食肥甘厚腻之品久致脾胃失于运化，聚湿生痰，积久则化为湿热，湿热上蒸头面而发为痤疮。肝主疏泄，调畅情志，忧思忿怒，郁结伤肝，肝气郁结日久而化火，火热上炎于头面部发为痤疮。外因致病因素不容忽视，强调内在调理的同时更要注意调节饮食起居，缓解压力放松心情，注意面部的清洁护理，方能达到更好的治疗效果。

（五）注意事项

（1）日常饮食避免过食糖类、脂肪食物，忌食油炸、辛辣刺激食物。多食蔬菜、水果，保持消化道通畅。

（2）平时要用温水及肥皂洗脸，减少堵塞毛孔之油脂，切忌挤压患处。

十一、阑尾炎

阑尾炎是外科常见病，属于中医学"肠痈"的范畴。急性阑尾炎多由于阑尾管腔阻塞，细菌入侵所致；慢性阑尾炎大多数由急性阑尾炎转变而来。

（一）病因病机

病因：饮食失节，饱食后剧烈运动，寒温失调，肠腑传导功能失常。

病机：气机壅塞，久则肠腑化热，热瘀互结，致血败肉腐而成痈脓。

病位：大肠。

病性：实热证。

（二）辨证

<table>
<tr><th colspan="2"></th><th>气滞血瘀</th><th>瘀滞化热</th><th>热盛酿脓</th></tr>
<tr><td rowspan="6">症状</td><td>主症</td><td>腹痛开始在上腹部或脐周，逐渐转移至右下腹，疼痛程度也逐渐加剧，部位固定且拒按</td><td>右下腹疼痛固定不移，呈跳痛或刺痛性质，可触及包块，有明显压痛和反跳痛</td><td>疼痛剧烈，部位固定，压痛及反跳痛明显，可触及包块</td></tr>
<tr><td>兼症</td><td>轻度发热恶寒、恶心呕吐</td><td>发热口干，脘腹胀满，便秘溲赤</td><td>壮热，恶心，呕吐，便秘或腹泻，小便短赤</td></tr>
<tr><td>舌脉</td><td>苔白腻，脉弦紧</td><td>舌红、苔黄腻，脉弦滑数</td><td>舌红绛而干，脉洪数</td></tr>
<tr><td rowspan="2">治法</td><td>治则</td><td>清热活血行气，通腑散结止痛</td><td>清热化瘀散结，行气导滞</td><td>清热解毒，导滞散结</td></tr>
<tr><td>取经</td><td>足阳明胃经，手阳明大肠经，任脉为主</td><td>足阳明胃经，手阳明大肠经，足太阳膀胱经为主</td><td>足阳明胃经，足太阳膀胱经，手少阳小肠经为主</td></tr>
</table>

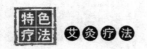

（三）治疗
【取穴】

主穴	配穴	
	分型	取穴
上巨虚、天枢、足三里、阑尾穴、中脘	气滞血瘀	合谷、血海
	瘀滞化热	大肠俞、合谷
	热盛酿脓	大肠俞、支沟、大椎

【方法】

（1）用艾炷无瘢痕灸　每次取2~3个穴位，轮流取用。在穴位上用麦粒大的艾炷施灸，每穴每次灸3~5壮，每日一次，7次1个疗程。

（2）用艾条雀啄灸　每次取2~3个穴位，轮流取用。艾卷点燃后，以雀啄灸法，直接将燃着端接触阿是穴，以每秒钟快速点灸2~3次为宜，患处有轻度灼痛或灼热感，但不会留下疤痕。每次5~10分钟，每日或隔日1次，7次为1个疗程。

（3）用艾条温和灸　每次取穴2~3个，轮流取用。每穴灸5~7分钟，每日1次，7天为1个疗程，疗程间歇3天。

（四）临床荟萃
【医案精选】

王某，女，37岁。2003年4月就诊。主诉：右下腹隐痛，恶心，纳差，低热2天。病史：阑尾炎反复发作3年，曾患急性阑尾炎，经保守治疗后转为慢性阑尾炎，每年发作2~3次。查：痛苦面容，白细胞计数 11×10^9/L。诊断：慢性阑尾炎。给予针刺阿是穴、右侧阑尾穴、上巨虚、曲池，行捻转泻法，间隔10分钟行针1次，留针40分钟；针后加药物敷灸：取芒硝10~20g、适量大蒜，捣如泥状，加凡士林混合均匀后，涂于右下腹疼痛处，敷1小时，以腹内有温热感为度。每天治疗1次，连续治疗3次，腹痛等不适症状完全消失，白细胞计数降至 7×10^9/L。随访1年未复发。

按　慢性阑尾炎系中医学"肠痈"范畴，属腑病。少数阑尾炎患者阑尾腔内有粪石、异物、虫卵等，易导致阑尾炎反复发作。

芒硝，咸、苦、寒，归胃肠经，外敷能消肿块。阑尾穴，系经外奇穴，为病证之反应点；曲池为手阳明大肠经合穴；上巨虚为手阳明大肠经下合穴。据"合治内府"理论，故取上述穴治疗六腑病证，从而取得显著疗效。［李玉梅．中国针灸，2005，3（25）］

【验方验法】

李玉梅报道，针刺加敷灸治疗慢性阑尾炎 8 例，针刺右下腹阿是穴，轻刺激，遇抵抗感时停止进针；阑尾穴、曲池、上巨虚局部常规消毒，用 25 ~ 40 mm 毫针垂直刺入。针刺得气后，行捻转泻法，间隔 10 分钟行针 1 次，每次留针 40 分钟。针后加药物敷灸，取芒硝 10 ~ 20g，适量大蒜，捣如泥状，加凡士林混合均匀后，涂于右下腹疼痛处，敷灸时间 1 ~ 2 小时，以腹内有温热感为度。每天治疗 1 次，连续治疗 3 ~ 5 次。治疗后，痊愈 4 例，显效 2 例，有效 1 例，无效 1 例。本组病例治疗次数最少 3 次，最多 5 次。［李玉梅．中国针灸，2005，3（25）］

【名家论坛】

张奇文认为，阑尾炎是外科常见病，属于中医学"肠痈"的范畴，其病因病机主要与饮食不节、劳伤过度、外邪侵袭、情志所伤有关。取上巨虚、天枢、地机、阑尾穴、大肠俞、局部阿是穴，艾条温和灸，每次选用 3 ~ 5 个穴位，每穴灸 15 ~ 20 分钟，每日灸 1 ~ 2 次。

（五）注意事项

（1）治疗期间应以清淡流质饮食为主。

（2）病情发展，如已化脓、穿孔，须转外科手术治疗。

十二、疔疮

疔疮是外科常见的急性化脓性疾病，因其初起形小根深，坚硬如钉，故名。根据其发病部位和形状的不同而有不同的名称，如生于人中部位的"人中疔"、生于颏部的"承浆疔"、生于迎香穴附近的"迎香疔"、生于口唇部的"唇疔"、生于指甲旁的"蛇眼疔"、生于掌心的"托盘疔"、生于足心的"涌泉疔"、发于四肢呈红丝显露的"红丝疔"。

（一）病因病机

病因：恣食膏粱厚味、醇酒辛辣，脏腑火毒积热结聚；或感受

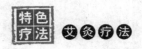

火热毒邪。

病机：火热之毒结聚于肌肤，经络气血凝滞。

病位：人中、颏部、鼻翼、口唇、指甲旁、掌心、足心、四肢等部。

病性：实热证。

（二）辨证

		火毒炽盛	火毒入营	疔疮走黄
症状	主症	患处皮肤突然出现粟米样红疔，根深坚硬，状如钉头且红肿热痛		疮顶忽然陷黑无脓，肿势软漫，迅速向周围扩散，边界不清，皮色由掀红转为暗红
	兼症	发热口渴，头晕耳鸣，便干，溲赤	烦躁不安，口干口苦，面红目赤，便秘溲赤	头痛、烦躁、胸闷、四肢酸软无力；或伴恶心、呕吐、口渴喜饮、便秘腹胀或腹泻；或伴咳嗽、气喘、胁痛、痰血。病情严重者，可出现神昏谵语、痉厥等症状
	舌脉	舌红苔黄，脉数	舌红苔黄，脉弦滑数	舌苔厚腻，脉数
治疗	治则	清热解毒，消肿止痛	清热凉血，消肿止痛	清热解毒，醒神开窍
	取经	督脉，手阳明大肠经为主	督脉，足太阳膀胱经为主	督脉，任脉为主

（三）治疗

【取穴】阿是穴、大椎、肝俞、肾俞

【方法】

（1）隔蒜灸　用新鲜的大蒜（大瓣者为宜）切成片，约0.3~0.4cm，中间用针穿刺数孔。每次灸7~9壮，每日1-2次，7次为1个疗程。

（2）艾条温和灸　每次取穴2~3个，轮流取用。每穴灸5~7分钟，每日1次，7天为1个疗程，疗程间歇3天。

（四）临床荟萃

【医案精选】

朱某，男，43岁，农民。主诉：颜面鼻翼右侧中部有一硬结2月余。开始为玉米粒大小，局部红肿，无其他不适，自涂皮炎平软膏后稍有缓解。5天后，红肿加重，伴疼痛和粘性渗出物，曾口服抗生素疗效不佳，遂进行手术治疗，切开后其内部组织腐烂臭秽，有新生的肉芽组织，术后症状稍有缓解，但几日后又出现硬结，于是来我院诊治。刻诊：体温37.8℃，鼻翼右侧中部有一硬结（1cm×1cm），红肿焮热，仍有少量分泌物渗出，疼痛剧烈，伴恶寒发热，口渴，小便黄赤，舌红苔黄，脉滑数。诊断：疔疮（毒热炽盛型），治法：清热解毒，消肿排脓。采用艾条隔蒜灸治疗（先将独头蒜切成0.5cm厚的薄片，用针穿刺数孔备用。治疗时患者取适当体位，充分暴露患部，然后将备用蒜片放于该处，点燃艾条施灸，距离皮肤约2～3cm，使患者局部有温热感而无灼痛为宜，如果病灶已化脓，则先用三棱针点刺排出脓液后再行此法，一般灸20～40分钟，至皮肤红晕为度，每天1次，10天为1个疗程）。经治疗3天后症状好转，全身症状减轻，8天后，硬结消散，全身症状消失，1个疗程后疮口愈合，随访半年未见复发。

按　疔疮是常见的外科病证，多因肌肤不洁或破损，外感风热火毒侵袭，火毒结聚，邪热蕴结肌肤，或因姿食肥甘厚味，醇酒辛辣，吸烟过度以至脏腑积热，热毒结聚由内而发，血败肉腐则成脓。《圣济总录》曰："凡痈疽发背初生，……须当上灸之一二百壮，如绿豆许大。凡灸后却似焮痛，经一宿乃定，即火气下彻。肿内热气被火夺之，随火而出也"。然大蒜味辛，性温，有解毒健胃杀虫之功。加之艾条灸，有通经活络，行气活血化瘀之效。共同起到消瘀散结，拔毒泄热排脓的作用，因而可获良效。［董青军．河南中医，2004，12（24）］

【验方验法】

刘月振报道，隔蒜灸配合点刺放血治疗疔疮31例患者，隔蒜灸：取病变局部，将大蒜（独头蒜尤佳）切成厚2～3mm左右的蒜片，用针扎数孔后，放置在患部进行艾灸，以患者局部痛者灸至不痛，不痛者灸至痛为宜。每日1次，5次为1个疗程，疗程间体息2日，共治疗2个疗程。点刺放血：穴取病变局部、身柱、曲池、委中。令患者取俯卧位，穴位皮肤及病变局部常规消毒后，医者右手持三棱针，针尖对准上述各点逐一迅速点刺，每处放血10～20滴，然后用消毒棉球擦去血迹，压住针。若系红丝疔，沿红丝疔从头到尾进行点刺，每隔1～2 cm点刺一下，放出血液或黄白相间的黏液。隔日1次，3次为1个疗程，共治疗2个疗程。本组31例均在治疗2个疗程内痊愈（全身症状消失，肿块消散，创口愈合），其中，第1个疗程内治愈16例，第2个疗程内治愈15例。［刘月振．中国针灸，2009，29（1）］

【名家论坛】

孙启明认为疗疮灸法，有病灶灸和穴位灸的区别。病灶灸，即在病变局部直接灸治，穴位灸，指远离病灶的取穴灸治，如《外科大成》所载：偏历穴治颧疔、腕骨穴治鼻疔等。因此对疗疮可灸与否，应该区别具体的灸法，而分别对待。

（五）注意事项

（1）治疗期间饮食宜清淡，多食蔬菜、瓜果之类，忌食辛辣、肥甘油腻之品。

（2）多饮水或绿茶，保持大便通畅。

十三、乳腺炎

乳腺炎即乳腺的急性化脓性感染，以乳房红肿疼痛为主要特征。好发于产后3～4周内的初产妇。属于中医学"乳痈"的范畴（发于妊娠期的称为"内吹乳痈"；发于哺乳期的称为"外吹乳痈"）。

（一）病因病机

病因：忧思恼怒，肝郁化火；恣食辛辣厚味、湿热蕴结于胃络；乳房不洁；火热邪毒内侵。

病机：乳络闭阻，郁而化热，积脓成痈。

病位：乳房，与胃，肝有关。

病性：实证为主，日久可成虚实夹杂证。

（二）辨证

症状		气滞热壅（初期）	热毒炽盛（成脓期）	正虚邪恋（溃脓期）
症状	主症	患侧乳汁瘀积，乳房局部皮肤微红，肿胀热痛，触之有肿块	乳房内肿块逐渐增大，皮肤灼热掀红，触痛明显，持续性、波动性疼痛加剧	约经10天左右，脓肿形成，触之有波动感，经切开或自行破溃出脓后寒热渐退，肿消痛减，疮口渐愈合；如脓肿破溃后形成瘘管，或脓流不畅、肿势及疼痛不减，病灶可能波及其他经络，形成"传囊乳痈"
	兼症	发热、口渴、纳差	高热、口渴、小便短赤、大便秘结	全身乏力、面色少华、纳差
	舌脉	苔黄，脉数	舌红、苔黄腻，脉洪数	舌淡、苔薄，脉弱无力
治疗	治则	清热散结，通乳消肿	泻热解毒，通乳透脓	补益气血，调和营卫
	取经	足阳明胃经，足厥阴肝经，手阳明大肠经为主	足阳明胃经，足厥阴肝经，督脉为主	足阳明胃经，足太阴脾经为主

（三）治疗
【取穴】

主穴	配穴	
	分型	取穴
乳房脓肿局部、患侧乳房相对应的背部、肩井、乳根、肺俞、膻中	气滞热壅	合谷、太冲、曲池
	热毒炽盛	大椎、曲池、内庭
	正虚邪恋	胃俞、足三里、三阴交

【方法】

（1）艾条温和灸　每次取穴2~3个，轮流取用。一般每穴灸5~7分钟，以局部出现红晕为度。每日1次，7天为1个疗程。

（2）敷灸　取鲜蒲公英适量，捣烂如泥膏状，敷于穴位或局部患处，纱布覆盖，胶布固定，每日换敷1~2次。

（3）艾条隔蒜泥灸　疾病初期时，取大蒜捣烂如泥，铺于穴位处，艾条悬之熏灸，每次10~20分钟，每日1~2次。

（4）隔附子饼灸　于阿是穴上置附子饼，上置艾炷施灸，每日

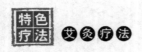

1 次，每次 3～5 壮。

（四）临床荟萃

【医案精选】

陈某，女，25 岁，本院医技人员，于 2001 年 5 月 26 日就诊。病史：哺乳 3 个月，现乳房多处积块 4 天，恶寒发热，双乳硬肿热痛，乳积不下，应用抗生素 3 天，体温仍逐渐上升至 39℃ 以上。隔蒜灸 3 次后，乳汁自行排出。根据乳汁积聚时间的长短，排出的乳汁有绿色或黄色或白色。灸疗后当晚体温下降至 37℃，为防止感染巩固治疗 3 次而痊愈。

按 隔蒜灸治疗急性乳腺炎是针对哺乳期妇女排乳不畅、乳房硬肿胀痛，或恶寒发热早期症状的治疗。蒜有通下消炎等作用，隔蒜灸治疗急性乳腺炎，符合中医理论"满而泻之"之治则，用艾灸之，取其温通之效，使乳腺管通畅，乳汁即可排出，体温则可降正常。隔蒜灸治疗急性乳腺炎效果较好，简便易行无痛苦，值得临床推广应用。[吴巧玲.中国针灸，2004，8（4）]

【验方验法】

李颖报道，艾灸治疗急性乳腺炎 258 例，治疗时取阿是穴（局部硬结疼痛处），乳根穴，发热者配患侧曲池、合谷、八邪之一穴（中指与无名指之间）。用艾绒搓成绿豆大的艾炷直接灸在阿是穴、乳根穴，灸至患者感到灼痛、局部皮肤红晕而不起泡为度，并视硬结大小在硬结上取 3～5 点分别灸 1 壮，然后在乳根穴灸 1 壮。发热者配患侧曲池、合谷、八邪穴之一各灸 1 壮。如 3 天后硬结未消者可重复灸 1 次。治疗期间正常哺乳，施灸后局部皮肤出现微红灼热属于正常现象，无需处理。如因施灸过量，时间过长，局部出现小水泡，注意不要擦破，可任其自然吸收。如水泡较大，可用消毒注射针抽出水液，再涂以龙胆紫，并以纱布包敷。灸后 3 天评定疗效。以疼痛、乳房肿块及全身症状完全消失为痊愈。258 例中 1 次治愈 212 例，2 次治愈 46 例，治愈率 100%。[李颖.中国针灸，1998（11）]

【名家论坛】

常莲芝认为隔蒜灸治疗急性乳腺炎效果明显，方法是将蒜切成分许厚的薄片，放在肿块上，用蚕豆大的艾炷灸之。在灸治过程中，患者感觉局部灼热不可忍受时，可将蒜片向上提起或沿皮肤上、下、左、右移动，稍移动后再放原处灸治。每灸 4～5 次后需换用新蒜片，直至灸到局部红晕（不烫起泡）为度，乳汁就自行外溢即可算是 1 次治疗。采用此法治疗，须在尚未形成脓肿时进行。

（五）注意事项

哺乳期，养成定时哺乳的习惯，每次应将乳汁排空；断乳时不要突然中断哺乳，要逐步减少哺乳时间，让乳房有一个逐渐的生理调适过程。

十四、乳腺增生病

乳腺增生病是以乳房疼痛、肿块为主要特点的内分泌障碍性疾病。主要由于女性激素代谢障碍，尤其是雌、孕激素比例失调，使乳腺实质增生过度和复旧不全，或部分乳腺实质成分中女性激素受体的质和量的异常，使乳房各部分的增生程度参差不齐所致。部分患者的病情与月经周期有关。本病属于中医学"乳癖"、"乳痰"、"乳核"范畴。

（一）病因病机

病因：情志忧郁；冲任失调。

病机：肝郁气结，化火生痰，或冲任失和，气血阻滞，致痰瘀凝结。

病位：乳房，与肝，脾有关。

病性：实证，或虚实夹杂证。

（二）辨证

<table>
<tr><td colspan="2"></td><td>肝郁气滞</td><td>痰湿阻络</td><td>冲任失调</td></tr>
<tr><td rowspan="3">症状</td><td>主症</td><td>乳房肿块和疼痛随喜怒消长</td><td>乳房肿块坚实</td><td>多见于中年妇女，乳房肿块和疼痛在月经前加重，经后缓解</td></tr>
<tr><td>兼症</td><td>急躁易怒、胸闷胁胀、心烦、口苦、喜叹息、经行不畅</td><td>胸闷不舒，恶心欲呕，头重身重</td><td>腰酸乏力、神疲倦怠、月经失调、色淡量少</td></tr>
<tr><td>舌脉</td><td>苔薄黄，脉弦滑</td><td>苔腻，脉滑</td><td>舌淡，脉沉细</td></tr>
<tr><td rowspan="2">治疗</td><td>治则</td><td>疏肝理气，通络止痛</td><td>化痰散结，化瘀通络</td><td>调理冲任，软坚散结</td></tr>
<tr><td>取经</td><td>足阳明胃经，足厥阴肝经为主</td><td>足阳明胃经为主</td><td>足阳明胃经，足太阳膀胱经，足太阴脾经为主</td></tr>
</table>

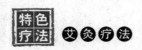

（三）治疗

【取穴】

主穴	配穴	
	分型	取穴
病侧背部乳房相对应的压痛敏感点、天宗、库房、乳根、膻中	肝郁气滞	太冲、肩井
	痰湿阻络	内关、中脘、足三里
	冲任失调	关元、三阴交、肝俞、肾俞

【方法】

（1）艾条灸 每次灸20~40分钟。每日灸治1次，10次为1个疗程。停灸3日，继续下1个疗程。

（2）温针灸 针刺选用1.5寸毫针，用泻法，每隔5分钟行针1次，留针30分钟，每次灸30分钟，每日1次，7次为1个疗程。

（四）临床荟萃

【医案精选】

王某，女，53岁。1987年10月，发现乳房内有肿块，胀痛，左侧乳头有溢出黄绿色，咖啡色，血性液体，经细胞学诊断：镜下见大量淋巴细胞，未见癌细胞。先后注射青霉素、口服抗生素、中成药、汤药等，病情有所缓解，但肿块未减，乳头溢出物减少。1988年2月，乳房肿块增大，左侧乳房上外，上内30mm×30mm，右侧乳房上外30mm×30mm，右侧乳房上内30mm×25mm，疼痛加重，左侧乳头仍有溢出性液体，服中药数十剂，疼痛减轻，肿块未减，乳头偶有少量血性液体溢出。1988年7月，用葱白、大蒜、食盐捣成泥状，敷于肿块上，厚度3~5mm，点燃艾条，做雀啄灸。开始数天痛灸至不痛，不痛灸至痛，10天1个疗程。10天后，疼痛缓解，施灸20分钟，乳房部自觉有温暖感。20天后，温暖感扩至胸腹部，肿块软化，疼痛大减。40天后，自觉胸腹部温暖感至灸后数小时肿块减小，疼痛消失，溢出性分泌物消失。50天后自觉周身温暖可达灸后24小时，双侧乳房内肿块消失。为巩固疗效，第6个疗程起，灸1次，体息3天，1月后停灸。愈后随访，至今未发，仅遇阴雨天左侧乳房上外有不舒感。

按 中医学认为乳腺增生病属于"乳癖"的范畴，其病因多由情感不遂、肝郁气滞、冲任失调、阴虚痰湿蕴结于乳络，乳络经脉阻塞不通所致。现代医学认为与卵巢的功能失调有关。其病的主要症状，情志郁闷，心烦易怒，两侧乳房胀痛或刺痛，乳房肿块随情志波动而消长，月经周期紊乱，兼有胸闷气短、纳差、失眠等。艾叶，有温经暖血、行气开郁止痛；葱白有解毒、消肿痛、通阳；大蒜有清热解毒，消癥积；食盐咸寒有软坚散结作用。因此，用大蒜、葱白、食盐捣成泥状敷于乳房肿块上，用艾条灸，具有健脾胃、疏肝气、行气活血、化痰湿、软坚散结，止痛的功效。[刘正义. 陕西中医，2002，5（23）]

【验方验法】

刘正义报道，艾条灸治疗乳腺增生 13 例，治疗方法先在乳房上寻找肿块并定位再把葱白、大蒜、食盐混合捣成泥糊状，按肿块大小均匀敷于肿块上，厚度 3~5mm，后点燃艾条，做雀啄灸。每天 1 次每次 20 分钟，1 个星期或 10 天为 1 个疗程，休息 1 天，再进行下 1 个疗程，灸至肿块消失或基本消失、痛止。显效者（临床症状消失，肿块完全消散，痛止）10 例，有效者（临床症状消失，肿块基本消散，触之尚有黄豆大小，痛止）3 例。总有效率 100%。[刘正义. 中医外治杂志，2002，11（4）]

【名家论坛】

金丽玲认为在中医理论上讲，情志内伤及各种原因导致肝气不舒、冲任不调是本病的主要因素。肝气不舒使布于胸胁之肝经脉络不通，乳部气机不畅，故乳房胀痛；乳房又为胃经经过，肝气郁滞可至胃失和降，反之亦滞血瘀，气血互结而致乳络成瘀成结；肝郁克脾、脾失健运，湿聚成痰、痰湿互结，阻于乳络；脾失健运，生化受阻，血海不盈，冲任失养；冲任失调，致使内分泌功能失调，复杂的病机是乳癖的成因。艾灸是中医的传统疗法，艾灸疗法能温经通络、调和阴阳、行气活血、软坚散结，对诸多疑难杂症、顽固之疾疗效奇特。我们以艾条悬灸、艾绒直接灸、隔姜间接灸及电热磁艾灸等法治疗乳癖，在临床上取得很好的疗效。

（五）注意事项

（1）调节心情，舒缓精神压力，心态平和。

（2）合理膳食，营养均衡，忌食生、冷、辛辣刺激食物。

（3）定期检查，早发现，早治疗。

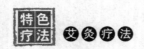

十五、前列腺炎

前列腺炎是中青年男性生殖系统感染而致前列腺长期充血、腺泡淤积、腺管水肿引起的炎症改变。临床有急、慢性之分，急性前列腺炎以脓尿及尿路刺激症状为特征；慢性前列腺炎症状不典型，脓尿较少，常伴有不同程度的性功能障碍。本病属中医学"淋证"、"癃闭"范畴。

（一）病因病机

病因：下焦湿热，肾阴亏虚，脾虚气陷，肾阳不足。

病机：膀胱泌别失职，清浊不分或膀胱失于固摄。

病位：下焦，主要涉及肾、膀胱、脾等脏腑。

病性：实证，日久可成虚证。

（二）辨证

		湿热下注	脾虚气陷	肾气不足
症状	主症	排尿频繁，尿道口时有白色粘液溢出，下腹部、会阴部或阴囊部疼痛		
	兼症	尿频、尿急、尿痛、脓尿及终末血尿，少腹拘急，会阴部胀痛	小便浑浊，神疲乏力，面白无华，头晕食少	耳鸣耳聋，腰膝酸软，精神呆钝，健忘。严重者可有阳痿、早泄、血精及遗精
	舌脉	舌红苔黄腻，脉滑数	舌淡嫩或胖大有齿痕，脉缓	舌淡，苔白，脉细弱
治疗	治则	清热利湿，分清别浊	益气升阳，分清别浊	补肾固摄，分清别浊
	取经	足太阴脾经，足太阳膀胱经为主	足太阴脾经为主	足太阴脾经，任脉为主

（三）治疗

【取穴】

主穴	配穴	
	分型	取穴
三阴交、阴陵泉、中极、关元、肾俞	湿热下注	太冲
	脾虚气陷	脾俞、足三里
	肾气不足	涌泉、命门

【方法】

（1）艾条温和灸 每次取穴 2~3 个，轮流取用。一般每穴灸 5~7 分钟，以局部出现红晕为度。每日 1 次，7 天为 1 个疗程。

（2）隔姜灸 每次灸 3~5 壮，每日 1~2 次，7 天为 1 个疗程。

（3）隔蒜灸 每次灸 7~9 壮，每日 1~2 次，7 次为 1 个疗程。

（四）临床荟萃

【医案精选】

刘某，男，未婚，医生，1990 年 11 月初诊症状：排尿等待，淋漓不尽，会阴坠胀 6 年余。阴囊潮湿，时轻时重未引起重视。3 个月前出差归来旅途疲乏引起重感冒，未愈复饮酒受寒，继发尿频、尿急、尿痛（灼热感）、便起色黄、小腹坠胀、腰酸腿软。左侧睾丸酸胀痛、头昏、乏力、记忆力下降，尿常规检查白细胞（＋）、红细胞（少有）、黏液丝（＋）。肛诊前列腺略大、坚硬。前列腺液镜检：白细胞＋＋＋/HP，卵磷脂小体＋＋＋＋/HP。B 超检查，前列腺偏大，曾以中西药调治及野菊花栓治疗，效果不显，患者十分苦恼请求针灸治疗。初诊，针三阴交、肾俞、次髎、气海（针感直达前列腺及阴茎）、雀啄灸会阴穴，二诊即述局部症状减轻，小便次数减少。但睾丸酸胀痛难忍，加大敦放血。经 4 次针灸治疗，慢性前列腺炎急性发作症状基本控制，遂自行悬灸单穴会阴，2 个疗程后，诸症全消，随访 1 年未见复发。

按 对慢性前列腺炎，中医辨证分型多为湿热下注，气滞血瘀，肾阳不足，气血虚弱等，然究其根本皆为前列腺局部炎症所诱发。治病必求本，我们用艾灸会阴穴来有效地抑制前列腺局部炎症，使周围血管通透性升高，加速血液循环。会阴穴居两阴间，又为任、督、冲脉之聚结处。其中任脉调节诸阴经脉，督脉调节诸阳经脉，冲脉为十二经之海，具有涵蓄十二经脉气血的作用。以艾火灸会阴穴可对任、督、冲脉以良性刺激，滋阴壮阳，清利湿热。[马培功.针灸临床杂志，1993，（2）]

【验方验法】

90 例慢性非细菌性前列腺炎患者，随机分为两组。治疗组 60 例，对照组 30 例，治疗组应用药油箍毒拔毒灸。药油制作：小茴香、丁香、乌药、冰片、王不留行各 6g，麻油 100g 煎熬去渣冷却。操作方法：施灸前，药油外搽关元、曲骨、行间、会阴等穴位及少腹前列腺体表投影处，先行环形籀毒灸，使邪毒籀束在病变范围内，并依次向心性环形走向，由外而内数次籀毒至病变中心，再用明火艾条由低至高数次拔引邪毒外出。每日灸 2 次，每次 30 分钟，连灸 4 周为 1 个疗程。对照组：口服舍尼通片，每次 1 片，每日 2 次。两组均治疗 4 周。治疗期间嘱患者忌饮酒，避免久坐，调畅情志。治疗组治疗前 EPS 中白细胞的例数分别 0，14，29，10、5 例，治疗后为 41，8，6，1，2。对照组治疗前例数分别为 0，9，12，6，3；治疗后分别为 15，7，6，1，1 例。治疗后两组 EPS 中白细胞的含量分别与治疗前比较，差异均有统计学意义（$P < 0.05$），且治疗后两组 EPS 中白细胞含量差异有统计学意义（$P < 0.05$），治疗组优于对照组。[王万春．中医杂志，2008，49（9）]

【名家论坛】

马少群认为，慢性前列腺炎或因急性迁延而来，或因手淫、房劳、骑马等所导致，常有阴部压重、钝痛、瘙痒感，尿意频数，排尿无力，可伴有勃起无力、早泄、阳痿等。灸法治疗，中脘（单穴）灸 30 分钟、足三里（双穴）各灸 30 分钟、曲骨（单穴）灸 30 分钟、关元（单穴）灸 30 分钟、三阴交（双穴）各 25 分钟、中极（单穴）灸 30 分钟、肾俞（双穴）各灸 30 分钟、然谷（双穴）各灸 25 分钟。以上穴循环灸至愈，每日灸脐 30 分钟。

（五）注意事项

（1）注意个人卫生，防止尿路感染。

（2）调整膳食结构，忌食辛辣刺激食物；节房事，戒烟酒、手淫等不良行为。

十六、痔疮

凡是直肠下段黏膜和肛管皮肤下的静脉丛瘀血、扩张和屈曲所形成的柔软静脉团都称为"痔"。

（一）病因病机

病因：脏腑本虚，兼久坐久立，负重远行；或饮食失调，嗜食辛辣肥甘；或长期便秘、泻痢；或劳倦、胎产。

病机：肛肠气血不调，络脉瘀滞，蕴生湿热而成。

病位：肛门。

病性：虚实夹杂，热证多见。

（二）辨证

		气滞血瘀	湿热瘀滞	脾虚气陷
症状	主症	肛内有肿物脱出，肛管紧缩，坠胀疼痛，甚或嵌顿	便血鲜红，便时肛内有肿物脱出，可自行还纳	便时肛内有肿物脱出，不能自行还纳，便血色淡，肛门下坠
	兼症	肛缘水肿，触痛明显，大便带血	肛门坠胀或灼热疼痛，腹胀纳呆	少气懒言，面色少华，纳少便溏
	舌脉	舌黯红、苔白或黄，脉弦细涩	舌红、苔黄腻，脉滑数	舌淡、苔白，脉细弱
治法	治则	行气活血	清热利湿	健脾益气，升阳举陷
	取穴	督脉，足太阳膀胱经，足厥阴肝经为主	督脉，足太阳膀胱经，足太阴脾经为主	督脉，足太阳膀胱经，足阳明胃经，任脉为主

（三）治疗

【取穴】

主穴	配穴	
	分型	取穴
大肠俞、承山、气海、委中、会阳	气滞血瘀	白环俞、膈俞
	湿热瘀滞	三阴交、阴陵泉
	脾虚气陷	脾俞、足三里

【方法】

（1）艾条灸　将纯艾卷点燃一端后，先在穴位作回旋灸，约10分钟，再在八髎作雀啄灸，每点3~5分钟，以患者感局部灼热为度。隔日1次，10次为1个疗程。

（2）隔姜灸　每次灸3~5壮，每日1~2次，至症状消失时停止施灸。

（3）隔盐灸　每次可灸7~10壮，每日1次，3次1个疗程。

（四）临床荟萃

【医案精选】

1. 张某，女，24岁，未婚，彩印工人。1995年10月27日就诊。自诉大便时肛门坠胀，每次有鲜血数滴流出，先便后血，疼痛难忍；小便不利，便前精神十分紧张，口渴，舌红脉数。在肾俞与大肠俞之间找"痔点"（双侧），其状绿豆大小，色深红，压之不褪色。在此点施以悬灸，每次 10～15 分钟，灸至皮肤潮红为度。治疗 2 次后，小便利，连灸 4 次，诸症消失，巩固 3 次而愈，至今年余未复发。

2. 熊某，男，37 岁，已婚，汽车司机。1996 年 4 月 20 日就诊。自述大便时出血已 2 年余，先血后便，色为鲜红，肛门坠胀，平常喜吃油腻。尤其嗜好大蒜、辣椒。症见短气懒言，食少乏力，舌淡，脉弱。选好"痔点"（双侧）用隔姜灸法，每穴灸 7 壮，5 次为 1 个疗程，治疗 1 个疗程后，大便血止，解便利，食欲增加，精神转佳，嘱其少食辛辣食物，再巩固 1 个疗程，诸症消失而愈，随访半年未复发。

按 痔疮临床按发病部位可分为内痔、外痔和混合三类。本病多因久坐久立，负重远行；或泻痢日久，长期便秘；或饮食失调。嗜食辛辣甘肥；或劳倦，胎产等而发病。病例 1，彩印工人，由于长期坐位操作，以致肛部气血瘀滞，瘀血滞于肛门而生痔核。病例 2，由于过食油腻、辛辣，胃肠湿热内阻，导致肛门气血不调，络脉瘀滞，蕴生湿热而成痔疮。根据其病因病机，治宜调理气血，消瘀祛滞。取肾俞与大肠俞之间的"痔点"或皮肤异点，艾灸施治。灸"痔点"在肾俞与大肠俞之间，正在膀胱经之循行的通路上，《灵枢·经别》篇说："足太阳之正，别入于腘中，其一道下究五寸，别入于肛，属于膀胱。散之肾。"施灸此点，能温通疏导膀胱经气而消瘀滞。肾为先天之本，且与膀胱相表里，灸此点以扶先天之本，有补后天不足之意。标本兼施，故能获取捷效。[刘光忠．针灸临床杂志，2001，3（17）]

【验方验法】

李华中报道壮医药线点灸治疗痔疮 50 例，治疗时，常用穴位：痔顶（取外痔顶部为穴）、长强、梁丘（穴位是双侧者取双侧穴位交替点灸）、神门、孔最、承山、八髎、肛周四穴（肛门周围上下左右各取一穴）。大肠炽热、久忍大便者加百会、大肠俞、里内庭、二间、三间、曲池；久泻久痢者加足三里、大肠俞、阳陵泉、下关元；过食辛辣、大量饮酒者加百会、足三里、大肠俞、下关元、阳溪、二间、曲池、会阴；气血亏损、气虚下陷者加三阴交、足三里、百会、关元、气海。药线点灸方法：用食、拇指持药线的一端，并露出线头 1~2cm，将露出的线端在酒精灯上点燃，如有火焰必须扑灭，只需线头有火星即可，将有火星线端对准穴位，顺应腕和拇指屈曲动作，拇指指腹稳重而敏捷地将有火星线头直接点按于穴位上，一按火灭即起为1壮，一般一穴灸1壮。50例均获痊愈，即大便后滴血及喷射性出血、痔核脱垂、疼痛等症状完全消失。点灸2次血止者15例，3次血止者24例，4~7次血止者10例，炎性外痔点灸8次后痔核萎缩消失。随访半年，未见复发。［李华中．四川中医，2000，18（11）］

【名家论坛】

张奇文认为，痔疮中医病机与风火燥热、饮食不节、久坐久立、负重远行、泻痢日久，房劳过度有关，可采用隔姜灸治疗，姜片上置艾炷3~5壮灸之，取长强、会阴、次髎、承山、大肠俞穴位，神阙用隔盐灸，每日1~2次。

（五）注意事项

（1）本病患者平素宜多食新鲜蔬菜、水果和粗纤维食物，忌食辛辣。

（2）加强提肛功能锻炼，养成定时大便习惯，以保持大便通畅，防止便秘。

（3）治疗期间忌食生、冷、辛辣刺激食物，忌久坐、久站、劳累、负重。

十七、脱肛

脱肛是直肠黏膜部分或全层脱出肛门之外，相当于西医学的"直肠脱垂"。

（一）病因病机

病因：小儿气血未充、肾气不足；老人气血衰弱、中气不足，多产妇女耗精伤血、肾气亏损；或久泄、久痢或久咳。

病机：虚证多为脾气亏虚，中气下陷；实证多为湿热蕴结，下注大肠，络脉瘀滞。

病位：大肠。

病性：虚证为主。

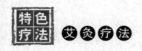

（二）辨证

症状		脾虚气陷	肾气不固	湿热下注
症状	主症	脱肛遇劳即发，便时肛内肿物脱出，色淡红	脱肛每遇劳累即发或加重，肛内肿物脱出，肛门坠胀，肛门松弛	肛门肿物脱出，色紫暗或深红
	兼症	有肛门坠胀、神疲乏力、食欲不振、面色萎黄，头晕心悸	腰膝酸软，头晕耳鸣	肛门红肿痛痒，大便时肛门灼热、坠痛
	舌脉	舌淡、苔薄白，脉细弱	舌淡、苔薄白，脉沉细	舌红、苔黄腻，脉弦数
治法	治则	补中益气	培元固本	清利湿热、提托止痛
	取经	足太阴脾经，督脉为主	足少阴肾经，任脉为主	督脉为主

（三）治疗
【取穴】

主穴	配穴	
	分型	取穴
次髎、足三里、大肠俞、肾俞、关元、神阙及病理反应点	脾虚气陷	脾俞、百会、长强
	肾气不固	气海、命门
	湿热下注	天枢、承山

【方法】

（1）艾条灸　一般每穴灸 5 ~ 7 分钟，以局部出现红晕为度。每日 1 次，7 天为 1 个疗程，疗程间歇 3 天。

（2）隔姜灸　主要用于小儿脱肛，仅取百会一穴。令家长抱患儿正坐，医者先以拇指揉按穴区，至有热感后，以 2.5cm 厚之鲜老姜片，贴于该穴之上。制成绿豆大之艾炷，作隔姜施灸。每次灸 2 ~ 4 壮，每日 1 次，连灸 3 日。

（3）隔蓖麻仁灸　将蓖麻仁饼敷于穴位上，用麦粒大小的艾炷施灸，每次灸 3 ~ 5 壮，隔日 1 次，8 天为 1 个疗程。

（四）临床荟萃
【医案精选】

何某，男，6 岁。1984 年 11 月 10 日诊。患儿 1 月前患细菌痢疾后脱肛。查：面色萎黄无华，形体消瘦，少气纳呆，直肠脱出约3寸，触之呼痛，舌质淡红，苔白，脉沉细。此乃久病后，脾肾阳虚，气虚下陷。经用艾灸百会穴5天，脱肛自行收回。追访一年未复。

按　小儿脱肛多见于先天不足，或病后气虚，久泻，久痢，脾肾阳虚，中气下陷，再加湿热下迫大肠所致。艾灸百会穴具有升阳补虚作用，凡是阳虚下陷的疾患疗效显著。对脱肛伴有红肿、热、痛者，可适当配合清热利湿药物内服。［周洵清．四川中医，1987，（1）］

【验方验法】

周宣报道，灸百会捏脊治疗小儿脱肛22例患者，治疗方法采用百会穴行雀啄灸，时间为15分钟，病程长，病情重则延长至25分钟，早晚各1次。慢性肠炎加灸关元；肾虚加灸命门。捏脊从尾骶部开始，腰椎间隙处拿提各3次，并在大椎处拿提1次以增阳益气，再在各骶孔处、腰椎间隙及其夹脊处用大拇指轻揉，捏脊时应注意患儿承受力。8天为1个疗程。伴有细菌感染加服抗生素治疗。22例患儿经1个疗程治疗，全部痊愈，16例半年随访无复发。［周宣．上海针灸杂志，1999，18（4）］

【名家论坛】

张奇文认为脱肛中医病机主要分为：①气虚下陷，关门失守。②饮食不节，湿热下注。气虚下陷用艾条温和灸，每次选用2～5个穴位，每穴灸10～15分钟，每日灸1次。10次为1个疗程，每1个疗程间隔3～5天。脾肾两虚，艾条温和灸：每次选用2～4个穴位，每穴灸15～20分钟，每日灸1次，5～10次为1个疗程。

（五）注意事项

（1）治疗期间忌食肥甘厚味、辛辣刺激食物，饮食宜清淡，多吃蔬菜、水果及粗纤维食物，要保持大便通畅，避免过于劳累。

（2）避免过度用力和负重，经常做提肛锻炼，以增强肛门括约肌的功能。

十八、胆石症

胆石症是指发生在胆囊或胆管的结石，为外科常见病、多发病。属于中医学"胁痛"、"黄疸"、"胆心痛"、"胆胀"等范畴。

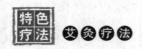

（一）病因病机

病因：肝失条达，胆失疏泄通降。

病机：胆汁排泄不畅，瘀积日久化热，湿热蕴结，煎熬胆液则成砂石。

病位：主要在肝，胆，与脾、胃、肾有关。

病性：病变初期以实证为主，日久可转为虚证。

（二）辨证

		肝胆气滞	肝胆湿热	肝肾阴虚
症状	主症	右胁及剑下胀痛或绞痛，疼痛每因情志而增减	胁肋刺痛，呈持续性加剧	胁肋隐痛，绵绵不已，遇劳加重
	兼症	嗳气频作、口苦、胸闷、纳差	恶寒发热、口苦、心烦、厌食油腻食物、恶心、呕吐，或目黄、身黄、小便黄赤、大便秘结	口干咽燥、头晕目眩、神疲乏力
	舌脉	苔薄白，脉弦	舌质红、苔黄腻，脉滑数	舌红、少苔，脉细
治法	治则	疏肝理气	清热利湿	补益肝肾、利胆排石
	取穴	足少阳胆经、足厥阴肝经为主	足少阳胆经、足厥阴肝经为主	足少阳胆经、足厥阴肝经、足少阴肾经为主

（三）治疗

【取穴】

主穴	配穴	
	分型	取穴
天宗、胆俞、中脘、胆囊穴	肝胆气滞	内关、支沟
	肝胆湿热	行间、侠溪
	肝肾阴虚	太溪、三阴交

【方法】

（1）艾条灸　每次取穴 2～3 个，轮流取用。一般每穴灸 5～7 分钟，以局部出现红晕为度。每日 1 次，7 天为 1 个疗程，疗程间歇 3 天。

（2）艾炷无瘢痕灸　每次取 2～3 个穴位，轮流取用。每穴每次灸 3～5 壮，每日 1 次，3 次 1 个疗程。

（3）灯火灸　每次取 1~2 个穴位，轮流取用。每日 1 次，隔日再灸，3 次 1 个疗程。

（四）临床荟萃

【医案精选】

谭某，男，55 岁，工人。在口腔医院初诊日期 2009 年 8 月 28 日。主诉：右上腹间歇性绞痛 4 个月。患者连续 2 次发病，均为夜间 2 时突然右上腹绞痛，痛连肩背、大汗淋漓、恶心、呕吐、坐卧不安。第 1 次疼痛持续时间为 15 小时，经注射止痛针缓解。第 2 次发作症状更剧烈，来我院消化科治疗。经超声诊断为胆囊炎，胆结石。经补液，消炎，止痛处理后，症状缓解，于 6 月 2 号出院，出院后一直服用中药及胆石冲剂治疗。初服中药时连续淘洗大便十多次，无石粒发现。7 月 25 日 B 超检查，胆结石，胆囊炎未见明显好转，来我科治疗临床检查，面色红润，体形稍胖，右上腹有压痛，舌质红、苔微黄腻，脉弦。治疗：取穴：肝俞、胆俞、胆囊穴、足三里、阳陵泉、丘墟、太冲，艾炷直接灸方法。疗程：10 天为 1 个疗程，根据疾病的缓急病程长短而决定治疗时间。治疗 3 个疗程后病情好转。

按　胆囊穴、足三里、阳陵泉灸有补益脾胃，调和气血，扶正培元，祛邪防病之功效。肝俞、胆俞灸有解表通阳、疏风散寒、清脑醒神之功效。丘墟、太冲灸有宁神开窍、补肾益精、舒调肝气之作用。[郑金艳．黑龙江医药科学，2011，3（34）]

【验方验法】

张立群报道，退黄药灸灸神阙穴治疗黄疸 30 例，对照组采用甘利欣注射 150mg，静脉滴注（静滴），每天 1 次；谷胱甘肽 1.2g，静滴，每天 1 次。治疗组在对照组治疗基础上加用退黄药灸（传统艾灸灸绒中加入姜黄、黄柏等药物粉末）灸神阙穴，每天 1 次。平均 45 天为 1 个疗程。结果治疗组与对照组比较 $P < 0.05$。治疗组疗效优于对照组。[张立群．中国中西医结合消化杂志，2007，15（3）]

【名家论坛】

张奇文名医认为，胆石症属于中医学的"黄疸"，其病因病机为湿热蕴结，肝胆蕴热，脾胃虚寒。辨证主要分为：阳黄、阴黄。阳黄治疗取穴为：至阳、阴陵泉、阳陵泉、胆俞、太冲。采用艾炷灸，每穴 3 壮，每日 1~2 次，10 天为 1 个疗程。阴黄治疗取穴为：脾俞、至阳、中脘，关元、足三里、三阴交，采用艾炷灸：每穴 3～5 壮，每日 1 次，10 次为 1 个疗程。

（五）注意事项

本病治疗期间，忌食生冷油腻，注意休息，同时可配合服用中西药治疗。

十九、泌尿系结石

人体肾盂、输尿管、膀胱、尿道出现的结石，统称为泌尿系结石。泌尿系结石又称尿路结石，是最常见的泌尿外科疾病之一。尿石症是全球性的常见病，在我国的发病率也较高，且多发于青壮年，男性多于女性。本病与长期卧床、梗阻和感染等有关。

（一）病因病机

病因：禀赋不足，或房劳过度、久病致肾虚；或感受外来湿热之邪，或饮食不节，嗜食辛辣肥甘醇酒之品。

病机：膀胱气化不利，或湿热内生，蕴结膀胱，煎熬尿液，炼结为石。

病位：肾，膀胱。

病性：实证，日久可成虚证。

（二）辨证

		气滞血淤	湿热蕴结	脾肾两虚
症状	主症	尿涩痛不畅或突然中断，疼痛加剧，上连腰腹，石出后痛减	腰痛，少腹急满，或向阴部放射	结石久停，小便不畅
	兼症	腰部隐痛而胀，小腹胀满隐痛，血尿或见血块	小便浑赤，尿急频涩热痛，尿中带血，有时杂有砂石	腰背酸重疼痛，两腿酸软无力，夜尿多，神疲乏力，饮食欠佳，脘腹胀满，大便溏薄
	舌脉	舌暗红或有瘀斑、苔黄，脉弦紧	舌红苔黄腻，脉弦数或滑数	舌淡苔白，脉沉细
治法	治则	行气活血，通淋排石	清热利湿，通淋排石	温补脾肾，利尿排石
	取经	足少阴肾经、足太阳膀胱经为主	足少阴肾经，督脉为主	足太阴脾经，任脉为主

（三）治疗

【取穴】

主穴	配穴	
	分型	取穴
肾俞、膀胱俞、关元、中极、三焦俞	气滞血瘀	膈俞、中脘
	湿热蕴结	阴陵泉、三阴交
	脾肾两虚	脾俞、太溪

【方法】

（1）艾条温和灸　每次取穴2~3个，轮流取用。一般每穴灸5~7分钟，以局部出现红晕为度。每日1次，7天为1个疗程。

（2）隔姜灸　每次灸3~5壮，每日1~2次，7天为1个疗程。

（3）隔蒜灸　每次灸7~9壮，每日1~2次，7次为1个疗程。

（四）临床荟萃

【医案精选】

杜某，女，69岁，于1993年10月4日因左输尿管结石并肾绞痛在急诊科肌内注射哌替啶100mg、阿托品1mg，2小时后疼痛仍不能缓解而入院，查体：痛苦面容，剧烈疼痛，大汗、血压16/12kPa，脉搏100次/分，体温37℃。取气海俞、水分、三阴交，加膀胱俞，先灸前两穴5分钟，再灸后两穴5分钟，经此处理15分钟后疼痛开始减轻，1小时后疼痛明显减轻，能安静平卧。嘱其饮水，当日夜睡前配合使用一般止痛药及安定药物，睡眠较好，次日疼痛已基本缓解，再按前法治疗并嘱其多饮水，第3日，疼痛完全消失，于下午排出结石1枚，直径6mm，呈椭圆形桑葚状。经排泄性尿路造影检查，结石消失，双肾、输尿管正常，继续治疗7天出院，嘱其门诊定期复查。

按　灸法治疗泌尿系结石，在灸治后大部分患者能很快缓解疼痛，说明灸治后能减轻或缓解因结石刺激所引起的痉挛，而痉挛解除后又有利于结石的排出。选用穴位主要选肾经、膀胱经、任脉穴，所选穴位大部分为结石病变的相同神经节段，相同神经节段取穴进行灸治，对于缓解疼痛有较好的效果。其治疗机制可能是灸法治疗刺激后。通过传入神经传入大脑皮层，一方面是传入过程中，抑制了结石刺激所产生疼痛的传入，另一方面通过大脑高级中枢的调节，

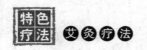

缓解了结石刺激所引起的痉挛，从而结石顺利排出。[郭燕铭．针灸临床杂志，1997，12（13）]

【验方验法】

胡志学报道，体外碎石配合灸法治疗 66 例泌尿系结石，两组体外碎石均采用 MZ．SWL－V 型体外冲击波碎石机，冲击次数 2000～2500 次左右。两组患者碎石后常规给予止血、消炎、解痉，西药治疗 3 天。对照组 34 例患者口服中药排石方汤剂，排石方组成：金钱草 30g，滑石 20g，冬葵子 20g，石苇、车前子、延胡索、海金沙、川牛膝各 15g，鸡内金 10g，甘草 6g。加减运用：有血尿者加仙鹤草 15g 或小蓟 15g；气虚者加黄芪 15g，党参 30g；肾虚者加补骨脂、杜仲各 15g。每日 2 次，每剂水煎至 200ml，顿服。治疗组 66 例患者运用太乙神针法治疗。取肾俞、关元、三阴交、委阳、然谷穴，急痛者取阴陵泉。施灸将太乙神针一端点燃，在施灸穴位上辅垫 6～7 层棉纸或棉布（化纤类针织品禁用），或以 6～7 层棉布包裹住艾火将艾火直接用力点按在施灸穴位上。若火熄，再点再按，每次每穴点按 5～7 次，每日 1 次。操作时，为了保持火力连续，可由助手点燃数根艾条，交替使用。两组患者均治疗半个月后作疗效观察。结果治疗组 66 例，治愈 57 例，好转 8 例，未愈 1 例，治愈率 86.4%；对照组 34 例，治愈 23 例，好转 9 例，未愈 2 例，治愈率为 67.6%；两组治愈率比较，治疗组明显高于对照组。[胡志学．中国中医药杂志，2008，6（5）]

【名家论坛】

郭燕铭认为，灸法治疗泌尿系结石，在灸治后大部分患者能很快缓解疼痛，说明灸治后能减轻或缓解因结石刺激所引起的痉挛，而痉挛解除后又有利于结石的排出。选用穴位主要选肾经、膀胱经、任脉穴，所选穴位大部分为结石病变的相同神经节段，相同神经节段取穴进行灸治，对于缓解疼痛有较好的效果。其治疗机制可能是灸法治疗刺激后。通过传入神经传入大脑皮层，一方面是传入过程中，抑制了结石刺激所产生疼痛的传入，另一方面通过大脑高级中枢的调节，缓解了结石刺激所引起的痉挛，从而结石顺利排出。

（五）注意事项

本病治疗期间要求患者多饮水以增加尿量及多做跑跳运动。

第五节 骨科疾病

一、落枕

落枕是指睡起后颈项部强痛，活动受限的一种病证。又称"失枕"

（一）病因病机

病因：睡姿不当，筋脉拘急或风寒侵袭。

病机：气血凝滞，经络痹阻。

病位：颈项部。

病性：实证或表实证。

（二）辨证

		气血不和	风寒袭络
症状	主症	晨起后突感一侧颈项强痛，活动转侧不利	颈项强痛，活动受限
	兼症	头常歪向患侧，疼痛可向同侧肩背及上肢扩散。局部肌肉痉挛，压痛明显，但无红肿	可伴恶风、身微有热、头痛等表证。往往起病较快，病程较短。若恢复不彻底，易于复发
	舌脉	舌暗苔白，脉弦或涩	舌淡红，苔白，脉浮紧
治法	治则	舒筋活络、行气止痛	
	取穴	以局部和邻近取穴为主	

（三）治疗

【取穴】

主穴	配穴	
	分型	取穴
阿是穴、大椎、肩井、悬钟、落枕穴	气血不和	膈俞、气海
	风寒袭络	风池

【方法】

（1）艾条温和灸 每穴可灸 15~20 分钟，每日灸 1 次，3 次 1 个疗程。

（2）隔姜灸　艾炷如麦粒大，每穴可灸 15～20 分钟，每日灸 1 次，3 次 1 个疗程。

（3）温针灸　每穴可灸 15～20 分钟，每日灸 1 次，3 次 1 个疗程。

（4）壮医药线点灸　采用经过中药泡制的药线，点燃后甩动手腕，去除火焰，将呈珠状炭火的线头对准应灸部位或经穴，快速点灸，如雀啄食，一触即起，此为 1 壮，一般 1 穴灸 1～3 壮，每日灸 1 次，3 次 1 个疗程。

（四）临床荟萃

【医案精选】

张某，女，10 岁，1994 年 5 月 10 日其父随诊。自述颈部歪斜、活动受限 1 个月，经间断服药、按摩治疗不效。查体：一般情况可，营养发育正常，左侧胸锁乳突肌处有条索状结节，压痛明显，头歪向左侧，颈部旋转明显受限。诊为"顽固性落枕"。详细询问患者发病前有运动后汗出感寒史，并且得温歪斜程度减轻，并时有如常人状。乃遵《针灸问对》："应者灸之，使火气以助元气……寒者灸之使其气复温也……"用艾条温和灸左侧风池、翳风、阿是穴 30 分钟后，患者颈部活动如常，第 2 天又歪向左侧，复重灸风池、翳风、阿是穴 2 小时，咳吐大量白粘痰后，头颈活动正常，第 3 天复查左侧胸锁乳突肌柔软无压痛。一年后遇患者父，称未复发。

按　患者因晨起汗出当风，风寒侵袭经络"寒性收引"，筋脉拘急而致病。根据"寒者灸之"的原则，选用艾条温和灸风池、阿是穴可温经散寒、祛风通络、疏筋利节以达通则不痛之目的。且风寒瘀久化热，故用翳风穴以清热化痰。落枕经月不愈，非重剂而不能取效，故诸穴合用，重灸 2 小时痰出而愈。[杨荣建．按摩与导引，2001，17（3）]

【验方验法】

田新发报道，应用新型艾灸按摩器治疗落枕，从患侧颈项部斜方肌上头沿肌肉行走缓慢有力地滚动艾灸按摩器至肩峰，滚动按摩 3～5 次放松肌肉，然后滚动按摩肩胛提肌及项韧带 3～5 次，再以轻手法滚动按摩胸锁乳突肌 3～5 次；接着用艾灸按摩器头部顶端点按风池、风府、风门、肩井、肩中俞、天宗，每穴 5～10 次，手法轻而快；再滚动按摩斜方肌、肩胛提肌、胸锁乳突肌各 1～3 次。治疗过程中，嘱患者配合轻缓的头部前屈、后伸及左右旋转活动。艾灸按摩至皮肤温热潮红为宜，每天治疗 1 次，每次治疗 10～15 分钟，连续治疗 1～3 次。63 例患者全部治愈，其中 1 次治愈 38 例（60.3%），2 次治愈 18 例（28.6%），3 次治愈 7 例（11.1%）。［田新发. 中国针灸，2010，30（12）］

【名家论坛】

蒲英儒认为本病多由风寒客于皮部，促成经气运行不畅所致，治宜祛风散寒，温阳活络，可取后溪用平补平泻手法，加大椎、风池艾灸。后溪属手太阳小肠经穴，交汇于大椎，通于督脉，故可治项背强痛；大椎、风池加灸不仅有散寒镇痛之功，而且能巩固治疗的成效。（王雪苔.《中国当代针灸名家医案》）

（五）注意事项

（1）患者治疗后需进行活动，并注意保暖以防受凉。

（2）注意睡眠姿势，枕头的高低暖硬要适宜，养成良好的睡眠习惯。

二、颈椎病

颈椎病是指颈椎骨质增生、颈项韧带钙化、颈椎间盘萎缩退化等改变，刺激或压迫颈部神经、脊髓、血管而产生的一系列综合症候群。其相关症状散见于中医学的"项强"、"痹证"、"头痛"、"眩晕"等病证中。

（一）病因病机

病因：感受外邪、客于经脉；扭挫损伤、气血瘀滞；久坐耗气、劳损筋肉；年老体衰、肝肾不足。

病机：经脉痹阻，或筋骨失养。

病位：颈椎。

病性：虚实夹杂。

（二）辨证

		风寒痹阻	劳伤血瘀	肝肾亏虚
症状	主症	颈强脊痛，肩臂酸楚，颈部活动受限，甚则手臂麻木发冷，遇寒加重	颈项、肩臂疼痛，甚则放射至前臂，手指麻木，劳累后加重	颈项、肩臂疼痛，四肢麻木乏力

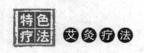

续表

症状		风寒痹阻	劳伤血瘀	肝肾亏虚
症状	兼症	或伴形寒怕冷、全身酸楚	项部僵直或肿胀，活动不利，肩胛冈上下窝及肩峰有压痛	伴头晕眼花、耳鸣、腰膝酸软、遗精、月经不调
	舌脉	舌苔薄白或白腻，脉弦紧	舌质紫暗有瘀点，脉涩	舌红、少苔，脉细弱
治法	治则	祛风散寒、舒筋活络、补益肝肾		
	取经	以督脉、手足太阳和颈项局部取穴为主		

（三）治疗

【取穴】

主穴	配穴	
	分型	取穴
风池、颈夹脊、天宗、肩井	风寒痹阻	风门、大杼、风府
	劳伤血瘀	膈俞、血海、太冲
	肝肾亏虚	肝俞、肾俞

【方法】

（1）艾条温和灸　每次每穴可灸5~10分钟，每日灸1~2次，10次1个疗程，疗程间隔3~5天。

（2）隔姜灸　每次每穴可灸3~6壮，艾炷如枣核大，每日灸1次，7~10次1个疗程。

（3）温针灸　每次每穴可灸2~3壮，每日或隔日灸1次，7~10次1个疗程，疗程间隔3~5天。

（4）温盒灸　用于颈夹脊穴处，每次施灸10~20分钟，每日灸1~2次，10次1个疗程，疗程间隔3~5天。

（5）鹅透膏敷灸　用于颈夹脊穴处。每日1次，每次敷灸2~3小时，3天更换药末1次，6次为1个疗程，疗程间隔3~5天。

（四）临床荟萃

【医案精选】

陈某，男，61岁，退休工人，于2006年6月20日就诊。主诉：头晕1周，严重时伴恶心、呕吐。曾在外院检查治疗，因效果不佳而来我院针灸科治疗。查体见：神清，转动颈部时头晕加重。按压双侧风池穴患者有舒适感。X 线片显示：椎体骨质增生，C_3、C_4 椎体轻度滑移。颅脑多普勒检查提示双侧椎动脉供血不足。按以上方法治疗 2 个疗程后症状消失，颅脑多普勒复查显示基本正常，半年后随访未复发。

按　椎动脉型颈椎病属中医学"眩晕"范畴，其病位在清窍。头为诸阳之会，气血不能上营头目则清阳上升受阻，头脑得不到充养则发为眩晕。风池为足少阳胆经穴位，为手足少阳、阳维之会，功擅活血通经、祛风通络。艾灸风池穴能够温通经脉、振奋阳气。西医学认为，艾灸的温热作用能解除或缓解局部肌肉痉挛，使局部组织张力下降，减轻局部无菌性炎症反应，从而减轻椎间盘突出物等对椎动脉、神经根及颈部交感神经的直接或间接的压迫刺激，改善或解除椎动脉的血管痉挛状态，调节血流速度，从而改善脑供血状况和临床症状。[潘亚英.中国针灸，2009，29（4）]

【验方验法】

李爱荣报道，采用隔姜灸治疗颈椎病，取风府、天柱、大椎、陶道及痛点。以白胡椒 50g、栀子 100g、川芎 25g、草乌 25g、元胡 80g、红花 10g、桃仁 5g 研成细末，用 1 斤食醋浸泡 10 天，过滤去药渣，用上清液适量。另将洗净、切成 0.2～0.3cm 厚的姜片，每隔 0.3cm 扎一个小孔，放入上清液中浸泡一周即可使用。灸使一次选穴 2～3 个，放好经药液浸泡的姜片，采用隔姜雀啄式灸法，以有轻微疼痛为度。每次灸 30 分钟左右，以泻法为主（将艾条点燃后，不断地吹其火，以助艾火尽快燃烧，灸后不要按压施灸的穴位），每日治疗 1 次，交替使用穴位，连续 7 次为 1 个疗程。62 例患者经 2 个疗程治疗后，临床治愈 44 例，好转 15 例，总有效率达 95.2%。[李爱荣.中国针灸，2004，（1）]

【名家论坛】

甘肃省名中医何天有在继承传统长蛇灸疗法的基础上，加以改进而创制出何氏铺灸疗法。铺灸材料中，艾绒可祛风散寒，温经通络；生姜味辛温，可温经散寒，解肌止痉，同时生姜含有挥发性姜油酮和姜油酚，具有活血、祛寒、除湿的作用；羌活、独活等中药粉能够祛风散寒，理气活血，消肿止痛。本疗法以艾绒、姜泥将药物覆盖，使药物不易向外挥发，药效可直接作用于病所；将药物与姜泥用胶布固定，可使药物及灸疗作用更持久。近年来被广泛应用于颈椎病、腰椎间盘突出、肩周炎、骨关节炎、类风湿关节炎等疾病的治疗中，均取得较好的疗效［范娥. 中医研究，2010，23（2）］

（五）注意事项

（1）避免长时间低头屈颈工作。

（2）经常作肩颈部活动，注意肩颈部保暖，避免感受风寒。枕头高低应适中。

（3）治疗过程中，应加强颈肩部的功能锻炼。

三、肩关节周围炎

肩关节周围炎是一种以肩部酸重疼痛及肩关节活动障碍为主要特征的临床综合征，简称"肩周炎"。属于中医学"肩痹"的范畴。

（一）病因病机

病因：外伤劳损、风寒湿邪；肝肾渐衰、气血亏虚。

病机：气血阻滞，筋脉痹阻；气血虚弱，血不荣筋。

病位：经脉和经筋。

病性：初期为实证，后期病情迁延为虚实夹杂。

（二）辨证

<table>
<tr><td colspan="2"></td><td>初病</td><td>久病</td></tr>
<tr><td rowspan="4">症状</td><td rowspan="2">主症</td><td rowspan="2">单侧或双侧肩部酸痛，日轻夜重，肩关节呈不同程度僵直</td><td rowspan="2">病变组织产生黏连，功能障碍随之加重</td></tr>
<tr></tr>
<tr><td rowspan="2">兼症</td><td rowspan="2">疼痛可向颈部和整个上肢放射，患肢畏风寒，手指麻胀。手臂上举、前伸、外旋、后伸等动作均受限制。局部按压有广泛性疼痛</td><td rowspan="2">肩部肌肉萎缩，疼痛程度反而减轻</td></tr>
<tr></tr>
<tr><td rowspan="2">治法</td><td>治则</td><td colspan="2">舒筋通络、行气活血</td></tr>
<tr><td>取经</td><td colspan="2">以肩关节局部取穴为主</td></tr>
</table>

（三）治疗

【取穴】

<table>
<tr><td rowspan="2">主穴</td><td colspan="2">配穴</td></tr>
<tr><td>分型</td><td>取穴</td></tr>
<tr><td rowspan="2">天宗、肩髃、肩髎、肩贞、阿是穴</td><td>初病</td><td>曲池、外关</td></tr>
<tr><td>久病</td><td>大椎、足三里</td></tr>
</table>

【方法】

（1）隔药饼灸　每穴每次施灸 20 ~ 30 分钟，每日 1 次，10 次为 1 个疗程。

（2）隔姜灸　每穴每次灸 5 ~ 7 壮，每日灸 1 次，7 次为 1 个疗程。

（3）热敏灸　依次按照回旋、雀啄、往返、温和灸 4 步法进行操作：先行回旋灸 2 分钟温热局部气血，继以雀啄灸 2 分钟加强敏化，循经往返 2 分钟激发经气，在以温和灸发动感传、开通经络。每天 1 次，连续治疗 14 天。

（4）悬灸　每穴每次灸 15 ~ 20 分钟，每日 1 次，10 次为 1 个疗程，疗程间隔 3 ~ 4 天。

（5）艾炷灸　每穴每次灸 3 ~ 5 壮，隔日 1 次，20 天为 1 个疗程。

（四）临床荟萃

【医案精选】

陈某，女，57 岁。右肩酸困痛，反复发作 2 年。加重半月，活动受限，尤以夜间痛甚，局部无红肿，口服芬必得 3 天无效。诊为肩周炎，证属风寒阻络，施以肩髃穴化脓灸。1 次连灸 9 壮，灸后 1 周有化脓迹象前来更换敷料，诉右肩活动范围加大，疼痛明显减轻，经换敷料四次后，脓液基本消失。1 月许，结痂脱落，患者诉右肩疼痛基本消失，无压痛，肩关节活动自如，无需第 2 个疗程治疗，2 年后随访未再复发。

按　肩髃穴系手阳明大肠经之经穴，亦属治疗本症之要穴。李文宪著《新编实用针灸学》对肩髃穴论述中曰："此穴宜针深，著针者 1 寸 2 分以外，方能收效，且此穴最宜施行重刺激手术"。由此说明肩髃穴针灸对肩臂有特殊功效，而本法以艾炷的灸治，直到灸疮的化脓、结痂、脱落约需一个多月时间。在这段时间里，穴位一直受到化脓的较强刺激，这种刺激比一般针灸疗法作用时间长，刺激量大。临床观察灸后疗效大小的关键是化脓否，《针灸大成》云："凡著艾，得灸发所患即瘥，不得疮发其疾不愈"。《小品方》曰："灸得脓坏风寒乃出，不坏则病不除也"。吴谦等更明确指出："灸后疮发时，脓水稠多其病易愈"。灸治后，穴位必须化脓才能疗效满意，一般灸后穴位化脓时间不宜超过 1 个月。用本法治疗肩周炎，具有疗效确切，无药物性副作用、经济，就诊次数少等优点，且寒证、虚证疗效最佳。若病程短、功能障碍少，则恢复快；反之，若病程长，功能障碍严重，并伴有肩部肌肉萎缩者，则疗程长，恢复慢。此法对肩周红、肿、热、痛者忌用。 ［连文超．陕西中医，2006，27（11）］

【验方验法】

章进报道，采用天灸治疗肩周炎，取太渊穴。以白芥子 18 g、川乌 7.5 g、细辛 4.5 g、桂枝 6 g、肉桂、白芷、山奈各 3 g，上药碾碎后拌和均匀，分成 3 等分，将其中 1/3 药物用生姜汁调成稠膏状，用手搓成圆球，压成直径约 3 cm 的药饼。使用时，先将患肩侧太渊穴消毒，再把药饼覆盖于太渊穴处，用透气医用胶布固定。每次固定 2～3 小时，皮肤敏感者不超过 2 小时。太渊穴天灸方一贴分 3 次使用，20 天使用 1 次，3 次为 1 个疗程。一般使用 1 个疗程获效。54 例患者经治疗后治愈 35 例，好转 14 例，总有效率达 90.7%。[章进．中国针灸，2004，24（9）]

【名家论坛】

江苏省名中医杨兆民教授指出本病早期由于邪阻经脉、气血凝滞，症见肩部疼痛或酸重，可向颈部及肩部放射，疼痛昼轻夜重，得热则舒，遇寒加剧，肩部活动轻度受限。总的治疗原则是要理气通络，根据疼痛的情况，确定病位、病性，从而采用不同的针灸方法。对寒湿盛者可选用温针治疗，杨老认为，寒湿之邪当温化，宜用橄榄大小的艾绒置于针柄上灸之，以达温化寒湿、疏通经络的目的。由于艾段置针柄上施灸火力太强反而达不到温化的目的，故而不用。[刘农虞．江苏中医，1999，20（6）]

（五）注意事项

（1）灸疗法对治疗肩周炎有较好的疗效。

（2）治疗期间要加强肩背部的功能锻炼，也要注意肩背部的保暖，避免过度劳累。

四、肘劳

肘劳是以肘部疼痛、关节活动障碍为主症的疾病，俗称"网球肘"。相当于西医学的"肱骨外上髁炎"。

（一）病因病机

病因：反复劳伤，寒湿侵袭。

病机：气血阻滞不畅，肘部经气不通，不通则痛。

病位：肘部的经脉和经筋。

病性：虚实夹杂。

（二）辨证

临床表现	起病缓慢，初起时在劳累后偶感肘外侧疼痛，延久逐渐加重，疼痛甚至可向上臂及前臂放散，影响肢体活动。作拧毛巾、扫地、端壶倒水等动作时疼痛加剧，前臂无力，甚至持物落地。肘关节局部红肿不明显，在肘关节外侧有明显压痛点。患侧肘伸直，腕部屈曲，作前臂旋前时，外上髁出现疼痛
治法 治则	舒筋活血、通络止痛
治法 取经	以肘关节局部手阳明经腧穴为主

（三）治疗

【取穴】 阿是穴、曲池、尺泽。

【方法】

（1）隔姜灸　每穴每次灸 5 ~ 7 壮，每日 1 次，7 次为 1 个疗程。

（2）温针灸　每穴每次灸 15 ~ 20 分钟，每日 1 次，6 次为 1 个疗程。

（3）麦粒灸　每穴每次灸 7 壮，后用 75% 酒精消毒灸处，无须包扎。一般 1 星期后即痊愈。若 1 星期后仍有痛感，再灸之。

（4）隔药饼灸　每穴每次 2 ~ 3 壮，每日或隔日 1 次，5 次为 1 个疗程。

（5）壮医药点线灸　每次每穴灸 1 ~ 2 壮，每天 1 次，10 次为 1 个疗程，间隔日期 3 ~ 4 天。

（四）临床荟萃

【医案精选】

段某，女，50 岁，农民，于 2000 年 5 月 18 日就诊。病史：患者以右肘关节外侧疼痛无力，右手握物困难 3 个月来我院理疗科就诊，曾在院外服用消炎止痛药，外贴麝香虎骨膏无效，就诊时右肘关节肿胀不明显，肘关节活动时关节局部疼痛明显并向前臂放射，

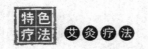

肱骨外上髁处明显压痛，采用隔姜灸方法治疗 2 次后疼痛消失，半年后随访未复发。

按 肱骨外上髁炎属"伤筋"范畴，一般起病缓慢，常反复发作，无明显外伤史，多见于从事旋转前臂和屈伸肘关节的劳动者，肘外部主要归手三阳经所主，肘关节长期劳作，以致劳伤气血，血不荣筋，筋骨失于濡养，风寒之邪乘虚侵袭肘关节，手三阳经筋受损导致本病，若肘关节外上方（肱骨外上髁周围）有明显的压痛点，属手阳明经筋病证。临床治疗本症以疏经通络、止痛为主。采用灸法取其温经散寒、祛风除湿、通络止痛之功。艾叶具有温煦气血、透达经络作用；生姜取其发散风寒、温经止痛之功，两药共同作用，相得益彰，起到良好的疏经通络、散寒止痛作用，故临床取得较好疗效。[李洪清．中国针灸，2009，（11）]

【验方验法】

钟国城报道，采用艾条温和灸治疗顽固性网球肘 68 例，取肘部痛点为阿是穴。用 20cm 的艾条（直径约 1.5cm）一端点燃，对准穴位距离皮肤约 2～3cm 进行悬灸，以患部有温热感而无灼痛为宜，一般每处灸 5～7 分钟，至皮肤红晕为度，每天 1 次，15 天为 1 个疗程。68 例患者经治疗后，治愈 38 例，好转 7 例，总有效率为66.2%，治疗时间最短 1 个疗程，最长 3 个疗程。[钟国城．新中医，2001，33（9）]

【名家论坛】

北京名中医贺普仁指出，本病乃由体质较弱，筋脉受损，气血亏虚，血不养筋所致。以疏经通络，活血止痛为治则，取冲阳和阿是穴。贺老认为，冲阳穴为足阳明胃经之原穴，脾胃为后天之本，气血生化之源，又主筋肉，胃经多气多血，故刺胃经原气所聚之处，可生气血濡筋肌利关节止疼痛。（王雪苔．《中国当代针灸名家医案》）

（五）注意事项

（1）灸疗法对网球肘有着较好的疗效。

（2）治疗期间应尽量减少肘部活动，勿提取重物。

五、足跟痛

足跟痛是指由急性或者慢性损伤引起的足跟部周围疼痛。

（一）病因病机

病因：肝肾亏虚；风寒湿邪侵袭，外伤劳损。

病机：气血失和，筋脉失养；气血阻滞。

病位：足跟部。

病性：虚实夹杂。

（二）辨证

临床表现	患者多在中年以上，有急性或慢性足跟部损伤史。晨起后站立或走路时足跟及足底疼痛，疼痛可向前扩散到前脚掌，运动及行走后疼痛加重，休息减轻。足跟部微肿，压痛明显，可根据压痛点确定病变部位

治法	治则	疏经通络、化瘀止痛
	取经	以足跟局部和足少阴经、足太阴经为主

（三）治疗

【取穴】患侧涌泉、昆仑、太溪、照海、承山穴，或小腿下段后侧压痛点。

【方法】

（1）雀啄灸 每穴每次灸 5~15 分钟，隔日 1 次，14 次为 1 个疗程。

（2）温针灸 每穴每次灸 5~15 分钟，每日 1 次，6 次为 1 个疗程。

（3）隔姜灸 每穴每次灸 3~5 壮，每日 1 次或早晚各灸 1 次，7 次为 1 个疗程。

（4）药饼灸 每穴每次灸 10~15 分钟，每日 1 次，10 次为 1 个疗程，疗程间隔 7 天。

（5）药条灸 取穴干燥的伸筋草 80 g，红花 60 g，制马钱子 50 g，川芎 100 g，丹参 100 g，桂枝 60 g，研成细末，混匀备用，每次取 30 g 加入适量的艾绒，外用 3 层厚棉纸包裹紧，制成长 20 cm，直径约 1.5 cm 左右的药条，每穴灸 1~2 分钟，隔日灸穴 1 次，3 次为 1 个疗程，疗程间隔 2 天。

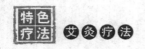

（四）临床荟萃

【医案精选】

张某，男，60岁，2002年7月12号初诊，患者半年前突然出现足跟痛，经过多方治疗没有缓解，而且还进行性的加重，故来诊，经骨科推荐来针灸科就诊，就诊时跛行进屋，足跟不能够落地，准备为患者针灸但患者惧怕，坚决要求不针刺，故选择雀啄灸足底最痛点，1个疗程后患者痛大减，后巩固1个疗程，随访半年没有复发。

按 足跟痛临床多见，病因复杂多样。过去一般认为骨刺是引起疼痛的主要原因，其次是筋膜炎、跟骨骨髓炎等引起常采取去骨刺，局部封闭，中药熏洗、理疗，口服消炎止痛药等，但是疗效并不理想，足跟痛中医认为是由于人体气血不足，肾经气虚，肌腠不固，导致寒湿之邪乘虚而入筋脉，造成经脉痹阻不通，而引起疼痛。而雀啄灸具有温经散寒，通经活血，使气血运行通畅，筋脉充盈，起到了通则不痛的作用，而且由于此病多为老年人，其他的疗法老年人不容易接受，而此法则乐于接受，它可以在感觉舒服的同时把病治疗好，值得推广。［宋宇．上海针灸杂志，2007，26（3）］

【验方验法】

韩露霞报道，采用艾灸治疗足跟痛，将艾条点燃，置于足跟底疼痛点下方，让艾灸燃烟熏过疼痛点。开始可距皮肤近些，以能耐受热为度并且让皮肤被熏黄。时间45分钟，每15日1次，10次为1个疗程。46例患者经治疗后，痊愈22例，有效24例，总有效率达100%，治疗次数最短8次，最长20次。10年后随访其中20例，无1例复发。［韩露霞．中国针灸，1996，16（2）］

【名家论坛】

陕西省名中医章逢润认为本病多因气血亏虚，肾气不足，虚邪贼风趁势而入，客于少阴之脉，以致络脉痹阻，气血凝滞不通所致。治宜补益肾气，疏经活络。取足少阴经穴为主，如太溪、大陵，针灸并用，能达运行气血，补益肾气，活络止痛之效。太溪位于足跟，能激发局部经气，补益肾气；大陵治疗本病是按《内经》"并在下者高取之"之意，亦是依其与患处相对应部位的取穴法，对一些疼痛之疾确有良效。（王雪苔.《中国当代针灸名家医案》）

（五）注意事项

本病在治疗的同时，可配服补肾的药物，如六味地黄丸。宜穿软底鞋或在患侧的鞋内放置海绵垫。局部每天可热敷或用温水浸足。

第六节 五官科疾病

一、目赤肿痛

目赤肿痛又称"赤眼"、"风火眼"、"天行赤眼"，俗称"红眼病"。往往双眼同时发病，春夏两季多见。常见于西医学的流行性（出血性）结膜炎。其临床表现以结膜充血、分泌物增多和目内异物感为特征。

（一）病因病机

病因：风热外袭，热毒炽盛。

病机：经气阻滞，火郁不宣；脏腑积热，复感疫毒，内外合邪。

病位：目，与肝、胆关系密切。

病性：初发多属实证，病久常见虚证，亦虚有实夹杂者。

（二）辨证

		实证		虚证
		风热外袭	热毒炽盛	阴虚火旺
症状	主症	白睛红赤，沙涩灼热，怕光流泪，分泌物多且清稀	白睛红赤，胞睑肿胀，怕光刺痛，热泪如汤，分泌物多且胶结。重者白睛点状或片状溢血，黑睛生翳	目赤肿痛，干燥瘙痒，怕光流泪
	兼症	发热，头痛，喷嚏，流涕，咽痒，咽痛	头痛心烦，口渴喜饮，小尿黄，大便便结	口干鼻燥，咽喉干痛，或舌鼻生疮
	舌脉	舌红、苔薄白或薄黄，脉浮数	舌红、苔黄，脉数	舌质红赤或绛，舌苔薄白，脉弦细数
治法	治则	疏风解表清热	清热凉血解毒	滋阴清热
	取穴	足太阳膀胱经，手阳明大肠经	督脉，足太阳膀胱经，足厥阴肝经	足太阳膀胱经，足少阴肾经

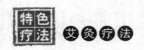

（三）治疗
【取穴】

主穴	配穴	
	分型	取穴
大椎、风池、印堂、太阳	风热外袭	曲池
	热毒炽盛	侠溪、行间
	阴虚火旺	肝俞、膈俞

【方法】

（1）悬灸　　每次每穴 5～15 分钟，每日灸 1 次，3 次为 1 个疗程。

（2）温和灸　　每次每穴灸 5～15 分钟，每日灸治 1 次，3 次为 1 个疗程。

（3）雀啄灸　　每次每穴灸 5～15 分钟，每日灸治 1 次，3 次为 1 个疗程。

（4）隔蒜灸　　艾炷如枣核大，每穴每次灸 5～10 壮，3 次为 1 个疗程。

（5）毛茛敷灸　　左眼患病敷右侧，右眼患病敷左侧，双眼患病双侧穴位均取。每次每穴 5～15 分钟，每日灸 1 次，3 次为 1 个疗程。

（四）临床荟萃
【医案精选】

孙某，男，36 岁，干部，病例号为 0270 号。双眼红肿、疼痛、畏光、流泪、异物感 2 天。眼科诊断为急性结膜炎，经用考地松眼药水和红霉素眼药膏，收效很慢，来针灸治疗。双眼睑红肿，结膜充血及小片出血，分泌物多。诊断双眼急性结膜炎。采用隔核桃皮壳灸法治疗灸治，施灸 1 次症状明显减轻，历时两天施灸 3 次，双眼肿痛充血均消失而痊愈。

按　　隔核桃皮壳灸法在清代有关医学书籍如顾世澄《疡医大全》中就有记载，是古代的一种灸法，应用于外科疮、疡、肿、痛的治疗。此法散热均匀，加上菊花水浸泡核桃皮壳，有清头明目，清热解毒之功，艾卷灸有温热走窜十四经的作用，能疏通经气，有消炎

止痛之功。[石信箴.针灸临床杂志，1985，（1）]

【验方验法】

黄贵华报道，采用壮医药线点灸治疗急性出血性结膜炎，取大椎，双侧攒竹、鱼腰、睛明、曲池、手三里、合谷、风池、耳尖，以及双侧耳穴神门、眼。采用标准Ⅱ号线施灸，医者以右手拇指、食指夹持药线的一端，并露出线头 1~2 cm，在酒精灯火上点燃，然后吹灭明火，使之成圆珠状炭火，随即将此火星对准穴位，顺应腕和拇指的屈曲动作，拇指指腹稳重而敏捷地将有火星线头点压于穴位上，一按压即为 1 壮，一穴灸 1~2 壮，采用中等力度，时间 1 秒。初诊连续点灸 2 次（间隔 10~15 分钟），以后每天 1 次，5 次（即 4 天）为 1 个疗程。60 例患者（120 只眼）经 1 个疗程治疗后，治愈 94 眼，好转 24 眼，总有效率为 98.3%。[黄贵华.广西中医药，2011，34（3）]

【名家论坛】

江苏省名中医杨兆民教授曾以清肝明目，泄邪解毒的毫针刺法治疗 1 例目赤肿痛患者，然而并无起色，后即改用小艾炷化脓灸大小骨空穴各 3 壮，竟一次告愈。究其原因，杨老认为经云："针所不为，灸之所宜"具有重要的临床意义，患者虽用针泻刺络法，未能应手，改用灸大、小骨空穴，效如反掌，其机制前贤早有明示，如《红炉点雪》云："实病得火而解者，犹火能消物，有实则泻之之义也，热病得火而解者，犹暑极反凉，有火郁发之之义也"，与《黄帝内经》"火郁发之"的治则吻合。艾灸具有宣通发散，以灸引热邪。选灸奇穴大、小骨空，出自《针灸玉龙歌》"风眩烂眼可怜人，泪出汪汪实苦辛；大小骨空真妙穴，灸之七壮病根除"之句。（赵建新.《针灸名家医案精选导读》）

（五）注意事项

（1）本病具有传染性、流行性，患者用过的器具要严格消毒，防止交互感染。

（2）饮食宜清淡，忌辛辣、发物等，多饮水，注意休息。

二、近视

近视是以看近物清晰、视远物模糊为主要特征的一种眼病。

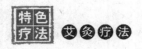

（一）病因病机

病因：肝肾亏虚，脾气虚弱，心阳不足。

病机：先天禀赋不足，后天发育不良，用眼不当，目络瘀阻，目失所养。

病位：目，与心、肝、肾、脾关系密切。

病性：多属虚证。

（二）辨证

		虚证		
		肝肾亏虚	脾气虚弱	心阳不足
症状	主症	视物昏暗，眼前黑花飞舞	视物模糊，双目疲劳	视力减退，瞳仁无神
	兼症	头昏耳鸣，多梦，腰膝酸软	食欲不振，腹胀腹泻，肢体乏力	神疲乏力，畏寒肢冷，心烦，失眠健忘
	舌脉	舌偏红、少苔，脉细	舌淡、苔白，脉弱	舌红、苔薄，脉弱
治法	治则	滋补肝肾，益气明目	补中益气，养血明目	温补心阳、安神明目
	取经	足厥阴肝经、足少阴肾经、足少阳胆经	足太阳膀胱经、足太阴脾经	足太阳膀胱经、手厥阴心包经、手少阴心经

（三）治疗

【取穴】

主穴	配穴	
	分型	取穴
大椎、肝俞、脾俞、肾俞	肝肾亏虚	太冲、太溪
	脾气虚弱	胃俞、足三里、三阴交
	心阳不足	心俞、膈俞、内关

【方法】

（1）温和灸　每穴每次 5～10 分钟，隔日灸 1 次，10 次 1 个疗程。

（2）隔核桃皮眼镜灸　灸眼区 3～9 壮，隔日灸 1 次，10 次 1 个疗程。

（四）临床荟萃

【医案精选】

干某，15 岁，学生，2000 年 9 月来我科治疗。检查视力，左眼 4.5，右眼 4.6，病程 1 年。采用灸法加耳穴贴压法（①灸法：制做一个眼镜架，眼架上放置用"野菊花"、"石决明"浸泡 2 日后的核桃皮，艾条在距核桃皮约 3cm 处施灸，治疗时闭眼，每次 20 分钟，每天 1 次，2 周为 1 个疗程。②耳穴贴压取穴：目$_1$、目$_2$、心、肝、肾、眼、皮质下；脑干、交感、脾、胆、枕、目$_1$、目$_2$。操作方法：用 75% 酒精棉球将患者耳廓擦拭干净，然后将带有王不留行籽的胶布贴于耳穴上，隔日 1 次，每次选 1 组穴位，1 周换 1 耳，贴压后嘱患者用手每日按压 5 次以上，以穴位处有胀痛并有灼热感为度。）经过 3 个疗程治疗后，左眼视力恢复到 5.0，右眼视力恢复到 5.1 而告愈。以后坚持做眼保健操，保持用眼卫生，至今仍保持治疗效果。

按 野菊花、石决明具有清热解毒，养肝明目的作用，通过施灸，使药物直达眼部经络。耳穴眼、目$_1$、目$_2$能通经活络；肝藏血，开窍于目，肝胆互为表里，脾主统血，心主血脉，肾主生长发育，生精化血，补血养目，诸穴相配能疏肝明目，补肾养心；交感、神门能调机体阴阳；脑干、皮质下能调人脑功能而改善视力；枕为治疗近视之验穴。以上各穴均针对病因治疗，从而提高视力。另外，单侧耳贴压法优于双侧耳贴压法。［张卫英. 甘肃中医，2006，19（2）］

【验方验法】

刘红娣报道，采用赵氏雷火灸治疗青少年近视。患者取坐位，头直立稍后仰，医师先让患者双眼闭目灸，取穴睛明、四白、承泣、阳白、丝竹空，使眼部皮肤发热微红，然后另灸风池、耳心、耳垂、臀风，4～5 分钟后睁眼灸 1 分钟。灸后嘱患者闭目休息 3 分钟。每日 1 次，15～20 分钟，每次用药半支，3 周为 1 个疗程，一般患者至少须坚持个疗程，复查视力，以此作为疗效判定依据之一，个别近视度数深的则增加到 30 分钟，视力明显提高，疗效满意者，可停止治疗，或坚持每周至少治疗 1 次，以巩固疗效，然后随访 2～3 个月后复查视力。视力不良 412 眼经治疗后显效 55 眼，有效 245 眼，总有效率为 72.8%。其中对显效、有效的 300 眼，2～4 月后随访观察，

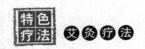
视力仍保持正常的有 156 眼，巩固率达 52.0% 。［刘红娣．中国针灸，2002，（1）］

【名家论坛】

四川省名中医黄迪君教授认为，小儿近视的主要原因是由于过度耗用眼力，损伤肝血，导致目中经络涩滞，筋失所养，失去正常的舒张功能。因此，在治疗上，并不是把重点放在两颗眼球上，而是强调脏腑与全身性调节，通过运用杵针、代锟针、拔罐以及麦粒灸等综合疗法，使患儿无痛苦，易于接受和坚持，达到了脏腑、器官、功能的整体调节。攒竹、睛明、球后、承泣等穴均为近部取穴，与胆经循行路线的推法结合，能疏通经气，使经通而络活，气血得以上注于目。肝开窍于目，肝与胆相表里，肝胆经与目的密切关系。因此脾俞、肝俞穴的拔罐、光明穴和三阴交穴的麦粒灸，均能起到调节、疏通肝胆经气，调补肝脾，益气明目等远治作用。而头针颞前线、及枕上旁线的运用则是通过大脑视区在外的投射对应部位而发挥作用。［刁灿阳．中华中医药学刊，2007，25（2）］

（五）注意事项

（1）注意用眼卫生，不要在光线太强或太弱的环境下看书写字，不躺着、走着、坐车是看书，经常眺望远方，以减轻视疲劳。

（2）灸疗法对预防近视，减轻视疲劳有明显效果，可定期进行灸疗，也可经常做眼部保健操。

三、耳鸣耳聋

耳鸣是自觉耳内鸣响，妨碍听觉的症状；耳聋是听力不同程度的减退，甚至完全丧失，其轻者又称为"重听"，重者则称为"耳聋"。

（一）病因病机

病因：外感六淫、七情郁结、饮食不节及劳损、先天禀赋不足、肾精亏虚、脾胃虚弱引起。

病机：实多为恼怒、惊恐，肝胆风火上逆，以致少阳经气闭阻；虚为肾虚气弱，肝肾亏虚，精气不能上濡于耳而成。

病位：肝、胆、肾。

病性：实热证，虚证。

（二）辨证

		实证			虚证	
		风邪外袭	肝胆火盛	痰火郁结	肾精亏虚	脾胃虚弱
症状	主症	开始多有感冒症状，继之卒然耳鸣，耳聋，耳闷胀	耳鸣、耳聋每于郁怒之后突发或加重，耳胀痛	耳鸣如蝉，闭塞如聋	耳聋渐至，耳鸣夜间尤甚	耳鸣、耳聋时轻时重，遇劳加重，休息则减
	兼症	头痛，发热，恶风，口干	头痛面赤，烦躁易怒，口苦咽干，大便秘结	头晕目眩，胸闷痰多	失眠，头晕，腰膝酸软	神疲乏力，食少腹胀，大便易溏
	舌脉	舌红，苔薄白或薄黄,脉浮数	舌红，苔黄厚，脉弦数	舌红，苔黄滑，脉弦滑	舌红，苔少或无，脉细弦或细弱	舌淡，苔薄白或微腻，脉细弱
治法	治则	疏风泻火	清热泻火	化痰开窍	补肾填精	健脾益气
	取穴	手少阳三焦经，足少阳胆经	手少阳三焦经、足少阳、足厥阴肝经为主	手少阳三焦经、足少阳胆经、足阳明胃经为主	手少阳三焦经、足少阳胆经、足少阴肾经为主	手少阳三焦经、足少阳胆经、足太阴脾经为主

（三）治疗
【取穴】

主穴	配穴	
	分型	取穴
太阳、耳门、听宫、肝俞	风邪外袭	风池、外关、合谷
	肝胆火盛	行间、丘墟
	痰火郁结	丰隆、内庭
	肾精亏虚	肾俞、太溪、关元
	脾胃虚弱	足三里、脾俞

【方法】

（1）非化脓灸　灸翳风、听宫、大椎、中渚1～3壮，阳陵泉、太溪3～7壮，每日1次，10次为1个疗程。疗程间隔5～7天。

（2）温和灸　每次每穴灸 5～10 分钟，每日 1 次，10 次为 1 个疗程。疗程间隔 5～7 天。

（3）隔姜灸　每次每穴施灸 5～7 壮，每日或隔日灸治 1 次，10 次为 1 个疗程，疗程间隔 3～5 天。

（4）隔苍术灸　每次每穴施灸 5～7 壮，每日或隔日灸治 1 次，10 次为 1 个疗程，疗程间隔 5～7 天。

（四）临床荟萃

【医案精选】

岳某，女，55 岁，于 2007 年 4 月 10 日就诊。主诉：双侧耳鸣 8 年。病史：耳鸣 8 年，间断服用中西药（药物不详），疗效不佳。现耳中如蝉鸣，时作时止，休息不好症状加重，伴腰酸怕冷，头晕，舌淡、苔白，脉细弱。辨证为脾肾阳虚耳鸣。治法：①艾炷灸：患者俯卧位，取脾俞、肾俞，把艾绒做成蚕豆大小的艾炷，在穴位上涂万花油，将艾炷置于穴位处，从上端点燃，当患者感觉很烫时，用镊子将艾炷移去，换炷再灸，每穴灸 5 壮。②电针：穴取患侧听宫、听会、翳风、外关、中诸、足三里、足临泣、太溪。经治疗 23 次后症状消失，继续治疗 7 次，随访半年未复发。

按　本病的发病机制目前尚不完全清楚，多认为是内耳动脉痉挛，局部组织缺血缺氧或病毒感染损伤内耳听神经、耳蜗毛细胞所致。西医一般采用营养神经、扩张血管的方法，疗效多不理想。中医认为虚证耳鸣多由肾精亏损、气血亏虚所致。艾炷灸脾俞、肾俞能补益肾精，健脾益气生血；手足少阳经脉循行入耳，取少阳经穴位能疏通少阳经气，使气血上注于耳，达到通窍聪耳之效；足三里为强壮要穴，能补益气血；太溪为肾经原穴，有滋补肾精之功。诸穴合用，故取得较好疗效。在治疗中发现，部分显效和有效患者再经讨 1～3 个疗程治疗后达到了痊愈效果。〔杨春光. 中国针灸，2010，30（8）〕

【验方验法】

谢雍宁报道，采用择时温灸外耳道治疗肾虚耳鸣，用白纸卷成一直径约 0.5 cm，长 4～5 cm 的小纸筒，一端插入外耳道，于下午 5～7 时点燃一根艾条，对准小纸筒施灸，以外耳道感觉温热感为宜，每只耳朵每次灸约 10 分钟；并依次温灸"肾俞"、"命门"、"三阴交"、"太溪"穴，每穴各灸 10 分钟，每日 1 次，连续温灸 1 个月为

1 个疗程。36 例患者经 1 个月治疗后，治愈 30 例，有效 4 例，总有效率为 94.44%。[谢雍宁．蛇志，2011，23（2）]

【名家论坛】

名老中医田从豁教授指出，耳鸣耳聋虽然各有各的病因病机，治疗上也差异较大，但在病机和治疗方面是有一定的共性的。其一为局部经络的阻滞，局部经气的不畅。若局部经气通畅则病邪可以及时通过经络的运行而得到清除，故而不能罹患疾病。反观之即可知，一旦病邪聚集则局部气血郁滞是必然的。所以均需要进行疏通局部经络的治疗。另外，对于肝肾亏虚的患者，在滋补肝肾的同时，也需要针刺耳窍局部腧穴，以使局部经络通畅，水谷精微能够濡养耳窍。所以，疏通经络可以起到既能驱邪又能扶正的功效。其二为疏散局部风热。除了肝肾亏虚不能濡养耳窍的患者外（这样的患者一般均为老年，病程较长，病情逐渐进展，全身状态较差），其余的各种病因，从西医的角度看多会导致局部的炎性反应，从中医的角度看就是局部的风热之邪聚集。治疗上应该疏散局部风热。这一散一清，是多数耳鸣耳聋患者应该采用的共同治法。[林海．中华中医药学刊，2010，28（7）]

（五）注意事项

（1）引起耳鸣、耳聋的原因十分复杂，在治疗中应明确诊断，配合原发病的治疗。

（2）生活规律和精神调节对耳鸣、耳聋患者的健康具有重要意义。应避免劳倦，节制房事，调适情绪，保持耳道清洁。

四、牙痛

牙痛时口腔疾患中最常见的症状。西医学中的龋齿、牙髓炎、牙周炎、牙槽或牙周脓肿、冠周炎及牙本质过敏等均可引起牙痛。

（一）病因病机

病因：总因火热所致。

病机：多因风火邪毒侵及牙体或牙龈，邪聚不散，气血滞留，瘀阻脉络而为病；亦有恣酒嗜辛，肠胃积热，郁久化火，火毒循胃经上攻于齿所致。肾阴不足，虚火上炎亦可引起牙痛。

病位：牙痛主要与手足阳明经和肾经有关。

病性：实火、虚火。

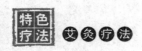
（二）辨证

		实证		虚证
		风火外袭	胃火炽盛	虚火上炎
症状	主症	发作急骤，牙痛剧烈，牙龈红肿，喜凉恶热	牙痛剧烈，牙龈红肿甚至出血，遇热更甚	牙齿隐隐作痛，时作时止，午后或夜晚加重，日久不愈可见牙龈萎缩，甚至牙根松动
	兼症	发热，口渴，腮颊肿胀	口臭，尿赤，便秘	头晕眼花，腰膝酸软
	舌脉	舌红，苔薄黄，脉浮数	舌红，苔黄，脉洪数	舌质红嫩，少苔或无苔，脉细数
治法	治则	清热泻火，消肿止痛	清热降火止痛	养阴清热，止痛
	取经	手、足阳明经为主	手、足阳明、足少阴经为主	足少阴肾经，足太阳膀胱经为主

（三）治疗
【取穴】

主穴	配穴	
	分型	取穴
阿是穴、颊车、合谷、下关	风火外袭	曲池、大椎
	胃火炽盛	内庭、胃俞
	虚火上炎	太溪、肾俞

【方法】

（1）非化脓灸　每穴每次灸3～9壮，每日或隔日1次，3次为1个疗程。

（2）隔附子灸　每穴每次灸7～9壮，每日或隔日1次，3次为1个疗程。

（3）灯火灸　每穴每次灸1次，多于牙痛发作时施灸。

（4）隔蒜灸　每穴每次灸5～7壮，艾炷如枣核或黄豆大，每日1～2次，多于牙痛发作时施灸。

（5）隔姜灸　每穴每次灸5～7壮，艾炷如枣核或黄豆大，每日1～2次，多于牙痛发作时施灸。

（四）临床荟萃

【医案精选】

赵某，女，46 岁，工人，1996 年 5 月 10 日就诊。自述右下牙疼痛 4 天，曾在我院口腔科诊治诊断为"牙周炎"，经给予消炎止痛等西药后，牙痛未见明显减轻，遂来我科就诊。刻诊：右下牙疼痛，牙龈红肿较甚，肿连腮颊，头痛，口渴喜饮，口气臭秽，大便秘结，舌苔黄垢，脉滑数。中医诊断：牙痛（胃火牙痛型）、给予壮医药线点灸，取患侧颊车、地仓、下关、合谷、解溪、二间，每穴施灸 2 次，配合中药萹蓄 100mg，水煎当茶饮。第 2 天来诊诉诸症明显减轻，守以上方法继续治疗第 3 天来诊诉诸症已缓解，为巩固疗效，再施灸 2 次及口服萹蓄煎剂。

按 牙痛是口齿科疾病常见症状之一，无论是牙齿或牙周的疾病都可发生牙痛。壮医药线点灸疗渊源远流长，是采用经过药物泡制好的宁麻线点燃后取其珠火，直接点灸于患者体表的一定穴位或部位，通过经络传导调整气血功能，具有通痹、止痛、祛风止痒、消炎、活血化瘀、消肿散结等功效。手足阳明经脉分别入上下齿，大肠、胃腑积热，或风邪外袭经络，郁于阳明而化火，火邪循经上炎而发为牙痛，肾主骨，齿为骨之余，肾阴不足，虚火上升亦可引起牙痛，亦有多食甘酸之物，口齿不洁，垢秽蚀齿而作痛取合谷清手阳明经之热。颊车、下关、地仓、解溪疏泄足阳明经气。外关、风池疏解表邪，有祛风热作用。太溪补肾阴，故能治阴虚牙痛萹蓄具有清热利湿通淋、杀虫止痒之功效，使热随小便去。对于龋齿之疼痛，又可补充灸法的不足。故 20 例患者均获得满意疗效。对于龋齿感染、坏死性齿髓炎、智齿难生等牙痛好转后应进行原因治疗。患者应忌食刺激性食物如生冷、辛辣酸性食物等，平时应注意口腔卫生，养成良好卫生习惯，发现龋齿应及早治疗。[韦立新．针灸临床杂志，1999，15（9）]

【验方验法】

1. 李贵报道，应用家传药烟灸疗法治疗牙痛等病，疗效较佳。用百药祖根 15g，神蛙腿叶 10g，蟾蜍 5g 共研细末，制成药烟 20 支，以其灸大椎、至阳、心俞、肝俞、脾俞、承扶、委中等穴，每日 2 次，每次每穴灸 5～10 分钟，1～7 日即可获效，无任何副作用。[李贵．中国民间疗法，2003，11（3）]

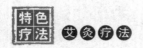

2. 胡晓敏报道，采用针刺配合雀啄灸治疗牙疼，上牙痛取颧髎、内庭；下牙痛取颊车、合谷，虚火加太溪。针刺得气后留针30分钟，每10分钟捻转1次，同时用艾条在疼痛局部或穴位处做雀啄灸，至痛止即可。每日治疗2次。57例患者经治疗后，痊愈49例，好转6例，总有效率为96.49%。［胡晓敏. 上海针灸杂志，1987，(3)］

【名家论坛】

田从豁教授指出，手阳明之脉入下齿，风邪外袭经络，郁于阳明化火，火邪循经上炎，引起牙痛。针灸治疗牙痛简单方便，止痛作用快，疗效好，作用时间长，并有加强药物的消炎、消肿等作用。急诊患者常可立即止痛，使患者安定后再做其他处理。对应用止痛药、止痛针无效的患者，针灸往往可以单独奏效，缓解疼痛，或促使止痛药见效，如在发作剧烈时施术，奏效最速。（赵建新.《针灸名家医案精选导读》）

（五）注意事项

（1）平时要讲究口腔卫生，早晚刷牙，饭后漱口，睡前不吃甜食，少食辛辣。

（2）在牙痛缓解后，查找根治可能会引发牙痛的其他疾病。

第七节　急性疾病

一、昏厥

以突然昏倒、不省人事、颜面苍白、汗出肢冷为主要特点的病证。

（一）病因病机

病因：外感寒、暑热、疫疠之邪，内伤情志、饮食等。

病机：阴阳失调，气机逆乱，气血运行悖逆。

病位：脑。

病性：以实证为主，兼有虚证。

（二）辩证

		气厥	血厥	痰厥	寒厥	热厥
症状	主症	实证：暴怒气逆，突然昏仆，不省人事； 虚证：眩晕昏仆，面色苍白	实证：暴怒气逆，血随气升，突然昏倒； 虚证：突然昏厥，面色苍白	突然昏厥，喉中痰鸣	四肢厥逆，意识模糊	初病身热头痛，胸腹灼热，继则神志昏愦
	兼症	实证：口噤握拳，呼吸气粗； 虚证：呼吸微弱，汗出肢冷	实证：牙关紧闭，面赤唇紫； 虚证：口唇无华，目陷口张	偶呕吐痰涎，呼吸气粗	面青身冷，下利清谷	渴欲饮水，便秘尿赤，烦躁不安，继则手足厥冷
	舌脉	实证：脉沉弦； 虚证：脉沉微	实证：舌红，脉沉弦； 虚证：舌淡，脉细数无力	舌苔白腻，脉沉滑	舌淡，苔白，脉沉细	脉沉伏而数
治法	治则	实证：顺气开郁； 虚证：温阳益气	实证：平肝熄风、理气通瘀； 虚证：补养气血	行气豁痰	温中散寒	清心开窍
	取经	实证：足厥阴经穴为主； 虚证：任脉，督脉为主	实证：十二井穴，督脉，足厥阴经穴为主； 虚证：任脉，督脉，足太阴经为主	足厥阴经，足阳明经为主	任脉为主	督脉，手厥阴经为主

（三）治疗
【取穴】

主穴	配穴		
	分型		取穴
以督脉腧穴为主。水沟、百会、内关	气厥	实证	太冲、行间
		虚证	足三里、气海
	血厥	实证	行间、涌泉
		虚证	关元、膈俞、足三里

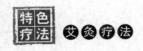

续表

主穴	配穴	
	分型	取穴
以督脉腧穴为主。水沟、百会、内关	痰厥	中脘、丰隆
	热厥	大椎、中冲
	寒厥	神阙、关元

【方法】

（1）雀啄灸　每穴灸3~5分钟，灸至苏醒为止。

（2）直接灸　艾炷如黄豆大，每穴灸3~5壮（或10~15分钟），灸至苏醒为止。

（四）临床荟萃

【医案精选】

陈某，女，45岁，1992年10月6日急诊。因劳碌过度，午膳前突然昏倒，不省人事，前医抢救50分钟尚未清醒，邀余急诊。诊见患者面色苍白，汗出肢冷，呼吸微弱，诊断为昏厥（气厥虚证）。即取百会、足三里2穴熏灸，5分钟后见病者有蹙眉，挪手动作，10分钟后发出呻吟之声，20分钟后苏醒，30分钟后诸症消失，脉象正常。

按　昏厥属中医"厥证"范畴，本文观察35例均为虚证，多由元气素虚，加之上述诱因，造成气机逆乱，阳气消乏，气陷于下，清阳不升，气不运血，清窍失养而致昏厥。故《类经·厥逆》张介宾按语："厥者，逆也，气逆则乱，故忽为眩仆脱绝，是名为厥。"百会穴为督脉经穴，位于全身之巅，督脉入络于脑，又总督诸阳，故艾灸百会穴有升阳醒脑、回阳救脱的功用。《类经图翼》云："百会……治尸厥卒倒气脱。"《针灸大成》载："虢太子尸厥，扁鹊取三阳五会，有间太子苏。"从古代文献考证，百会确有救治厥证之殊功。足三里为多气多血的阳明经穴，艾灸该穴能调畅气机、益气升阳、回阳救逆。《针灸大成》载"不省人事，三里、大敦。"可见古人早已采用足三里急救厥证，本文采用两穴相配灸治晕厥，获效如鼓应桴。［林凌·天津中医，2001，18（6）］

【验方验法】

林凌报道，采用艾灸救治晕厥，取百会、足三里（双）。扶患者平卧，呈头低脚高位置。然后点燃艾条，艾条与穴位距离 0.5 ～ 1.0cm，一直灸至患者苏醒，神态恢复正常为度。35 例患者经上述方法灸治后，均晕厥症状缓解，即神志清醒，伴随症状消失，脉象正常。其中灸治 5 ～ 10 分钟 6 例，11 ～ 15 分钟 8 例，16 ～ 20 分钟 15 例，21 ～ 30 分钟 6 例。［林凌．浙江中医杂志，2001，36（7）］

【名家论坛】

云南省名中医杨柏如教授认为，针灸治疗厥证与针灸治疗其他疾病一样，必须辨证论治方能有的放矢，从而达到针灸治疗危急症的目的。厥证的常规分型较复杂，过细过杂的分型有碍对厥证的及时抢救，杨教授把厥证辨证分型简化为虚实二证，以执简驭繁。从症状看：实证多见气壅急粗，牙前紧闭，四肢厥冷，脉多沉实或沉伏；虚证多见气息微弱，张口自汗，肤冷肢凉，脉沉微细。从病因病机看：实证多因情绪郁怒，肝气上逆、气机逆乱，神魂失守，蒙蔽清窍所致；虚证或为中气下陷，气血不足，清阳不展，或血虚不能上承，气随血脱至气机升降失常，神明失于濡养所致。［李惠芳．针灸临床杂志，1994，10（3）］

（五）注意事项

（1）引起昏厥的原因十分复杂，在治疗中应明确诊断，配合原发病的治疗。

（2）生活有规律，处事达观，不要过度熬夜、不要一日三餐不规律。

二、心绞痛

以左侧胸部心前区突然发生的压榨性疼痛，伴心悸，胸闷、气短为特征。

（一）病因病机

病因：阴寒、气滞、血瘀、痰浊闭阻心络，营血亏耗，心脉失养。

病机：心脏气血失调，心脉痹阻不畅。

病位：心，与肝、脾、肾有一定关联。

病性：虚实夹杂。

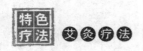

（二）辨证

			气滞血瘀	寒邪凝滞	痰湿痹阻	阳气虚衰
症状		主症	胸部刺痛，固定不移，心慌汗出	心痛彻背，喘不得卧，遇寒加重，得热痛减	胸闷痞满而痛，喘不得卧，喉中痰鸣	胸闷气短，心悸汗出，喘不得卧
		兼症	面色晦暗，唇甲青紫	面色苍白，四肢不温	形体肥胖，肢体沉重，口黏乏味，纳呆脘胀	形寒肢厥，腰酸乏力，或虚烦不寐，面色淡白
		舌脉	舌紫暗或有瘀斑，脉涩或结代	舌淡红，苔薄白，脉弦紧或沉迟	舌紫暗，苔浊腻，脉沉滑	舌淡红有齿痕，苔白滑，脉沉细或沉微欲绝
治法		治则	行气活血	温通胸阳	豁痰开结	温阳益气
		取经	手厥阴经，血会，任脉穴为主	手厥阴经，背俞穴，募穴为主	任脉，手厥阴经，手太阴经穴为主	督脉，任脉，背俞穴为主

（三）治疗

【取穴】

主穴	配穴	
	分型	取穴
内关、心俞、膻中、至阳	气滞血瘀	膈俞、郄门、气海
	寒邪凝滞	厥阴俞、郄门
	痰湿痹阻	巨阙、丰隆、中脘、足三里
	阳气虚衰	肾俞、气海、关元

【方法】

（1）温和灸　每穴灸 10～20 分钟，以局部皮肤红润为度，每日 1 次，5 次为 1 个疗程。

（2）温针灸　每次取 4～5 穴，每穴灸 5 壮（或 20～30 分钟），每日或隔日 1 次，7～10 次为 1 个疗程。每疗程间隔 3 日，再行下 1 个疗程。

（3）隔附子饼灸　附子适量研末，用黄酒调匀，制成如 5 分硬币大的药饼，分部贴敷主穴和内关、膻中，其上放艾炷如枣核大，每次灸 5 ~ 7 壮，每日 1 次，10 次为 1 个疗程。

（四）临床荟萃

【医案精选】

张某，男，62 岁，工人，就诊日期：1983 年 9 月 14 日。自诉患高血压病 20 多年，心慌、胸闷 2 年余。近年经常出现胸前胀痛，有时每日发作 2 ~ 3 次，每次 3 ~ 8 分钟。多于情绪激动或饭后发作。诊得舌质暗苔薄、脉细涩。心电图示冠心病、心绞痛，证属胸阳不振、心脉瘀阻。治宜益气通络，活血化瘀，施膻中灸，针刺内关，施平补平泻手法。灸至 20 分钟，灸区潮红，胸部温热感，胸闷渐消。嘱每日施灸 2 次，10 天为 1 个疗程，1 个疗程后心前区胀痛减少，3 个疗程后，诸症悉减，复查心电图正常。

按　本病属中医学"胸痹"、"胸痛"、"真心痛"等范畴。《千金方》："胸心痛、灸膻中百壮。"又"膻中、华盖主短气、不得言；膻中、天井主胸心痛"。针灸治疗冠心病可缓解或解除心绞痛，改善心肌缺血状态，但一般应与药物结合治疗。现代研究发现针灸能使冠心病心绞痛患者的射血时间延长、心输出量增加，降低心肌耗氧量，加强心收缩性、降低前负荷、改善左心室顺应性、增加心血搏出量，提高左心室后壁搏幅等。[单永华. 针灸临床杂志，1996，12 (7)]

【验方验法】

谢云报道，采用温针灸治疗胸痹，取膻中、中脘、关元。患者平卧，毫针直刺膻中 0.3 寸，行捻转提插补法；中脘直刺 1 ~ 1.5 寸。行捻转提插泻法；关元直刺 1.5 ~ 2 寸，行补法。行补泻手法 2 ~ 3 分钟后，在以上 3 穴针柄上套置 1 ~ 2cm 艾条，温针灸 15 ~ 20 分钟。10 天为 1 个疗程。32 例患者经 3 个疗程治疗后，痊愈 13 例，有效 17 例，总有效率为 87.5%。　[谢云. 四川中医，2000，18 (9)]

【名家论坛】

上海名中医孙吉山教授指出，凡人年逾四旬，气分日衰，鼓动驾驭之力逊怯，导致血行日渐缓慢，心脉痹阻不畅而成心痛；又因气虚不司造化，五谷水气不能化生精微，而酿成滋腻败浊，稽留于内，沉积于脉道，也使心脉瘀阻不畅而发生心痛。心绞痛反复发作，反过来更促使气机的消亡，所谓"痛则气耗"，而造成恶性循环，使病情不断加重，直至气机衰竭而死亡。孙教授认为，认为冠心病的成因主要为气虚，所以治疗当以补气为先，取气海、足三里、闷畅（曲泽前2～3寸，找压痛点）、内关为主穴。这是因为气海为生气之海，能峻补振奋一身之生气；足三里为胃经合穴，能栽培土德，扶助中气，胃有生气，则心气当蒸蒸而自充。若喉间气塞加天突；头昏加太冲、风池、百会；心悸加郄门；胸胁气胀加蠡沟、膻中；失眠加安眠、神门；痰湿壅盛加中脘、丰隆；冲任失调加公孙、列缺。[齐丽珍.上海针灸杂志，1996，15（2）]

（五）注意事项

（1）灸法对减少心绞痛发作有明显疗效，但心绞痛如频繁发作及病情加重，应配合中西药物治疗。

（2）发病治疗期间应注意休息，避免劳累和情绪波动，饮食宜清淡并忌烟酒，避免食用肥甘厚味之品。

（3）选择一种适合自己的锻炼方式进行科学的锻炼，对增强体质，预防心脑血管疾病有很大的帮助。

三、胆绞痛

以右上腹胁肋区绞痛、阵发性加剧或痛无休止为主要特征。

（一）病因病机

病因：情志不遂，饮食不节，痰湿内生，蛔虫妄动而误入胆道。

病机：不通则痛。

病位：肝、胆，涉及脾、胃及肠道。

病性：实证。

（二）辨证

		肝胆气滞	肝胆湿热	蛔虫妄动
症状	主症	绞痛常随情志波动而发作	并见寒战发热，口苦咽干，恶心呕吐	右上腹及剑突下钻顶样剧痛，拒按，辗转不安
	兼症	伴胸闷、嗳气、恶心呕吐、心烦易怒	甚则目黄，身黄，小便黄，大便秘结，冷汗淋漓	伴寒战发热、恶心呕吐、吐蛔、纳差
	舌脉	舌苔薄白，脉弦紧	舌苔黄腻，脉弦数	舌苔薄白，脉弦紧

		肝胆气滞	肝胆湿热	蛔虫妄动
治法	治则	疏肝理气	清热利湿	安蛔止痛
	取经	足厥阴经，足少阳经穴为主	足厥阴经，足少阳经穴为主	足阳明经，足少阳经穴为主

（三）治疗

【取穴】

主穴	配穴	
	分型	取穴
肝俞、胆俞、胆囊穴、章门、期门	肝胆气滞	太冲、侠溪
	肝胆湿热	三阴交、阴陵泉
	蛔虫妄动	阳陵泉、百虫窝、足三里

【方法】

（1）无瘢痕灸　每次取 3～5 穴，各灸 3～5 壮，每日灸 1 次，灸至疼痛缓解为度，5 次为 1 个疗程。

（2）温和灸　每穴各灸 3～5 壮（或 15～20 分钟），灸至疼痛缓解为度，每日 1～2 次，5～10 次为 1 个疗程。

（3）灯火灸　每穴灼灸 1 次，每日或隔日灸 1 次，灸至疼痛缓解为度。

（4）艾炷隔蒜灸　在肝俞穴或疼痛处灸 3～5 壮，每日 1 次，10 次为 1 个疗程。

（四）临床荟萃

【医案精选】

陈某，女，38 岁，营业员。胆道结石，肝内胆管结石曾 3 次手术取石。1992 年 11 月 26 日，因右上腹剧痛反复发作 3 天，西药解痉止痛，时间短暂即发作，建议手术治疗。患者拒绝手术，来门诊针灸治疗。B 超提示右肝内胆管结石伴总胆管扩张。右上腹压痛明显，腹肌紧张，口苦咽干，不思饮食，大便秘结，小便浓茶样，脉数，舌质红苔黄腻。证属湿热型，治拟清热利湿，行气止痛，利胆排石。针刺大椎、曲池、合谷、内关、中脘（针后加灸 20 分钟）、阳陵泉、太冲。耳压：肝、胰、胆、脾、胃、胸、神门、交感。针

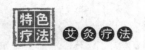
灸10分钟后，痛止。用上法治疗，隔日1次，20次后胆绞痛及临床症状全部消失，B超复查肝内胆管结石消失，随访至今未发作。

按 中医学认为，胆为中清之腑，藏汁而助运化，可因情志不舒，致肝胆之气郁结，疏泄失常；或因过食油腻，致脾胃运化失健，继而生湿蕴热，使肝胆之气瘀阻；或因虫积上扰，致肝胆气滞血瘀，不通则痛。取肝俞、胆俞可疏泄肝胆之湿热，达到疏肝理气止痛；内关为八脉交会穴之一，配合谷可镇痛；大椎、曲池、合谷可清热；阳陵泉是胆经合穴，可疏肝利胆，疏通经络气血，使蕴积的湿热或血瘀得到宣通，配丘墟可使总胆管出现规律性收缩以利排石；太冲为肝经原穴，可缓解胆管口括约肌痉挛，疏肝行气，解除胆绞痛助排石。中脘为八会穴之一，针后加灸可通腑气、止痛。胆绞痛的病机与肝、胆、胰、脾、胃息息相关，故耳穴多选用肝、胰、胆、脾、胃、交感、神门等以止痛，利胆排石。［汪邦英．安徽中医学院学报，1995，14（4）］

【验方验法】

喻峰报道，采用艾灸治疗胆囊炎、胆石症腹痛，取神阙穴。患者侧卧，点燃艾条后距神阙穴1～2寸，不断旋转，使患者有温热感，以能耐受为度。21例患者经治疗后，痊愈15例，好转4例，总有效率为90.48%。［喻峰．湖南中医杂志，1987，（6）］

【名家论坛】

江西省名中医林鹤和指出，胆绞痛的病因为寒热之邪，病邪入侵，直趋中道潜入募原，久郁化火，横犯肝胆，造成肝失条达，胆失升发，从而引起胆汁流行不畅，淤结于内，热盛燥结，气机闭塞，腑气不通，少阳与阳明合病，是一种寒热错杂之症。林老认为，治疗胆绞痛时，泻下通腑实为必不可少之大法，腹泄一次，痛减一分，如能畅泻，痛可大减，如不腹泄，疼痛难减。除此之外，本病的治疗须胆胃同顾，胆病之后，失却通行下降之功，胃气壅滞，食积胃脘，湿热蕴结更剧。胆囊炎、胆石症患者，呈现胃脘饱胀，大便不畅或数日不便时，此乃将要发生急性发作的先兆症状，须及时清泄肝胆，导滞通降，可起到预防发作的积极作用。［张志勇．内蒙古中医药，2010，29（12）］

（五）注意事项

（1）胆绞痛急性发作期应采用中西医结合方法治疗，缓解期宜适用灸法治疗。

（2）日常饮食注意调理，忌食油腻和高脂肪的食物。

四、中暑

中暑是盛夏季节突发于高温环境中的一种急性外感热病，以高热、汗出、心慌、头晕、烦躁、甚则神昏、抽搐等为主症。

（一）病因病机

病因：感受暑湿，暑热秽浊之邪。

病机：暑湿暑热郁于肌表，阻遏气机，重者蒙闭清窍，或耗气伤津，导致气阴两虚或两脱之危候。

（二）辨证

		轻症		重症
症状	主症	高热汗出或无汗，心慌头晕		高热汗出或无汗，烦躁不安
	兼症	阳证	阴证	
		胸闷恶心，心烦口渴，身热多汗，疲乏无力	胸闷气短，纳少便溏，恶心呕吐，渴不欲饮，面色垢腻	胸闷呕恶，口唇干燥，甚则猝然昏倒，神志不清，手足抽搐或冷汗自出，汗出如珠，肢厥息促，不省人事
	舌脉	舌红，苔黄，少津，脉洪大	舌淡，苔薄白，脉洪缓	舌红绛少津，脉洪数或微细欲绝
治法	治则	清解暑热，解暑宁心		清泻暑热，回阳固脱
	取经	督脉，手厥阴经为主		督脉，手厥阴经，奇穴为主

（三）治疗

【取穴】

主穴	配穴	
	分型	取穴
曲池、委中、大椎	轻症	曲泽、中冲、脊椎两侧
	重症	十宣、人中、关冲

【方法】

（1）艾条温和灸　每穴 20~30 分钟，每日 1~2 次，3 日为 1 个疗程。并以温水擦拭身体，直至症状缓解，微微出汗出为止。

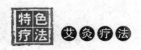

（2）艾炷隔姜灸　每穴 5 ~ 7 壮，每日 2 ~ 3 次，或以苏醒为度。

（3）艾炷隔盐灸　取神阙穴，壮数不限，同时以温水或 30% 酒精擦身，以苏醒为度。

（4）人丹敷灸　以人丹 15g，研细末敷于脐内并用胶布固定。

（5）田螺敷灸　取大田螺三只去壳，加青盐 2g 捣烂敷于气海穴。

（四）临床荟萃
【医案精选】

何某，男，36 岁，工人，于 2007 年 8 月 3 日因中暑急诊入院留观。主诉：低热、头痛、烦躁不安半小时。病史：中午因在高温环境下劳作后，患者始感大汗淋漓，继而头痛、头昏、乏力、皮肤干燥灼热、四肢痉挛，同时伴恶心、呕吐、眼花。刻下症见：体温 38.2℃，血压 80/60mmHg，呼吸 26 次/分钟，脉搏 92 次/分钟；口唇发绀，皮肤干燥，步态不稳，瞳孔等大等圆，角膜反射正常，腱反射亢进，双肺未闻及干湿啰音，心律齐、舌红、苔黄腻，脉细滑数而弱。入院后急诊科予 0.9% 氯化钠 1000ml，10% 葡萄糖 500ml 补液，调整电解质紊乱，以补充血容量，同时予盐酸林可霉素 1.2g 静脉点注，控制继发感染。待血容量充足后，予甘露醇快速静脉点注，降低颅内压，肢体痉挛抽搐时，同时予苯巴比妥肌注及予 10% 葡萄糖酸钙 20ml 配 50% 葡萄糖 60ml 静脉滴注。经上述措施处理后，患者仍伴有四肢肌肉阵发痉挛，时有抽搐，故邀余前往诊治。针刺取足三里、阳陵泉、阴陵泉、外关、合谷、曲池、三阴交、巨阙；足三里、合谷穴附近热敏灸。先针后热敏灸之。经 1 次治疗后，肢体挛缩抽搐症状控制而未有复发。患者第 2 年夏季又发中暑，肢体肌肉拘急，挛缩不停，随即电话邀余针灸，依上法治疗后临床症状即告痊愈。

按　依据治暑之法"清疏中焦为主"，针灸处方中采用针刺足三里、阴陵泉、合谷、巨阙等穴，并配合热敏灸足三里、合谷。足三里为阳明胃经合穴，阴陵泉为足太阴脾经合穴，"合治内腑"，故两穴合用，能清疏中焦，调理脾胃功能；阳陵泉既是合穴，又为筋会，配曲池，能清暑热，舒筋止痉；外关为八脉交会穴，通阳维脉，又属络穴，其病变"实证为肘部拘挛"，配合谷，能疏风清热止痉。热敏灸借艾的温热刺激及药物作用，刺激经络腧穴，调节脏腑，激发经气，扶助正气，增强体质。其中热敏灸足三里可健脾胃，益气血，扶正培元，善治胃气虚弱之证，为治中暑之源。《针灸集成》云："补合谷，泻三阴交，巨阙针，留七呼，灸七壮至七七壮。"故热敏灸合谷，以清心养营，扶正而祛暑。诸穴合用，共奏清热益气、健脾除湿、清心养营，止痉熄风之功，改善了中暑临床症状，达到了止痉之目的。[陈兴华．中国针灸，2011，31（6）]

【验方验法】

陈兴华报道，采用针刺合并热敏灸治疗中暑，先针刺足三里、阳陵泉、阴陵泉、外关、合谷、曲池、三阴交、巨阙等穴，其中足三里、阴陵泉用补法，余穴用泻法，每隔10分钟捻转针1次，留针30分钟，出针后加艾条热敏灸；患者选择舒适体位，医者手持2支点燃的清艾条，在足三里、合谷附近用悬灸及雀啄灸探查热敏点，当出现扩热、透热、传热现象时则为热敏点，随即在该点距离皮肤3cm左右高度施以温和灸，灸到扩热、透热、传热现象消散为止。每穴灸约20～50分钟。以上治疗均每天2次，治疗1～4次。22例患者经治疗后，显效：治疗1次后中暑症状消失，四肢骨骼肌游走性痉挛症状控制，计15例，占68.2%；有效：治疗2～4次所有中暑症状均消失，机体肌肉痉挛症状控制，计6例，占27.3%，总有效率达95.5%。[陈兴华．中国针灸，2011，31（6）]

【名家论坛】

江苏省名中医徐迪华指出，本病由于人体感受暑热，热不得宣泄，郁阴于内，出现无汗、心烦、气促、发烧、面垢、脉洪实等热郁现象；如进一步发展，热毒入内与五脏相并，阴气卒绝，阳气暴壅，经络不通，则奄然闷绝（这是中暑阴证）。热越攻心则昏迷，热极攻肝则抽搐。昏迷伴有抽搐的闭证，谓之暑风（属实证）。如继续恶化，可出现热深厥深，四肢厥惊等内闭外脱之象。又有卫虚腠理不固之人，受热则易于疏泄出汗，汗出不止，汗多亡阳，出现面色㿠白，四肢厥冷，脉搏细数，意识模糊等，中医一般称此为暑厥（属脱证），与上述内闭外脱之厥应加区别。持续出汗，水液困竭，木失滋涵，亦可动肝风而抽搐，中医亦称此谓暑风（属虚证）。与古人所说的热逼伤阴，过汗致痉的机转同出一源。徐老认为中医针灸治疗中暑，积累了丰富经验，对昏迷、抽搐、厥脱都有明显疗效。例如，暑厥脱症的治疗可以针灸气海、尺泽或配中脘、肝俞、肾俞

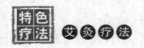

等穴；不好转再艾灸涌泉、隔盐灸神阙。　［徐迪华．江苏中医，1963，（8）］

（五）注意事项

（1）中暑发病急骤，变化快，需及时抢救。首先是离开高温环境，将患者移到阴凉通风处，再施以急救。

（2）夏季应做好防暑降温工作，备用清凉饮料，保持室内通风，注意劳逸结合。

参 考 文 献

1. 吴焕淦. 中国灸法学. 上海：上海科学技术出版社，2006.

2. 王启才. 针灸治疗学. 北京：中国中医药出版社，2003.

3. 肖少卿，陶航. 中国灸法治疗学. 银川：宁夏人民出版社，1996.

4. 张奇文. 中国灸法大全. 天津：天津科学技术出版社，1993.

5. 章逢润，耿俊英. 中国灸疗学. 北京：人民卫生出版社，1989.

6. 严洁，常小荣. 人体经络穴位挂图. 长沙：湖南科学技术出版社，2010.

7. 马瑞寅. 名医针灸精华. 上海：上海中医药大学社出版，1994.

8. 王雪苔，刘冠军. 中国当代针灸名家医案. 吉林：吉林科学技术出版社，1993.

9. 赵建. 新针灸名家医案精选导读. 北京：人民军医出版社，2007.